Nブックス

四訂 栄養学総論

編著 林 淳三

執筆協力 倉沢新一・阿左美章治

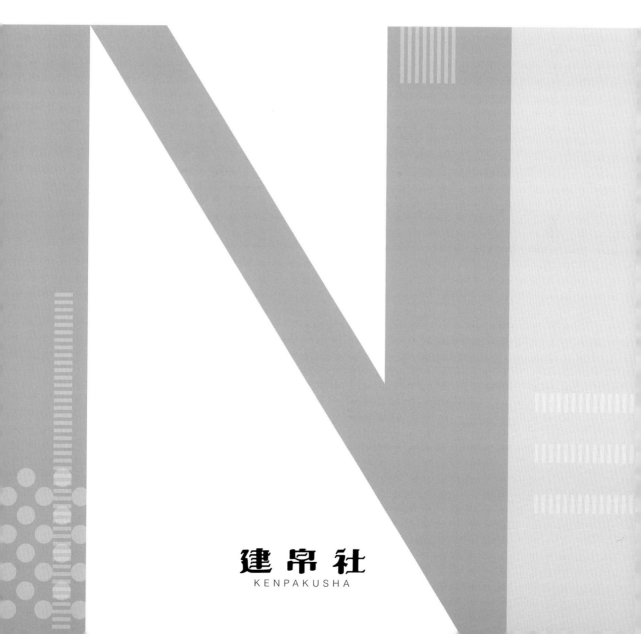

建帛社
KENPAKUSHA

はじめに

　栄養学は二十世紀に発生した学問である。その世紀の前半は，脚気や壊血病などの疾病の原因が，ある種のいわゆる栄養素欠乏に起因することが判明すると，他の栄養素の探究が行われ，つぎつぎにあたらしい栄養素が発見された。そして，二十世紀後半はエネルギー量を含め，各栄養素の摂取適正量の策定研究へと発展した。こうしてわが国では1949年に初めて「栄養所要量」が政府により発表された。また，その栄養の実践指導者である栄養士・管理栄養士養成が盛んに行われるようになった。さらに栄養素の生体内代謝研究により栄養学が進歩し，独立した学問化の道を歩んできた。特にその実験研究は動物対象から人間の臨床に進み，そのエビデンスによる研究が重視されてきた。こうして栄養学は人間の健康になくてはならない実践学問になりつつある。

　最近の栄養学は，その学術知識の進歩拡大化とともに分化してきた。基礎栄養学・臨床栄養学・公衆栄養学・母性栄養学・小児栄養学・高齢者栄養学・スポーツ栄養学などがその例である。これらはその必要に応じて栄養士・管理栄養士養成校や医療または保育・体育などの教育の一科目として講じられている。本書は「栄養学総論」と銘打っているが，これは現在の厚生労働省指定の栄養士養成課程カリキュラムに適合させたものである。その内容は基礎栄養学をもとにして，栄養学の歴史，各栄養素とエネルギーの知識と食物とのかかわり，栄養評価・食事摂取基準とその補給，そして栄養と健康を総括したものである。このうちの食事摂取基準は2005年より，従来の「栄養所要量」から「日本人の食事摂取基準」に替えられた。そして，毎年の世界の新しい研究報告を加味して5年ごとに改定されている。

　このたび2014年（平成26年）3月に厚生労働省から「日本人の食事摂取基準（2015年版）」が出され，2015年4月から5年間適用することになった。その内容は近年，高血圧・脂質異常症・糖尿病・慢性腎臓病などの生活習慣病が，脳卒中・心不全・腎不全を多発することから，その重症化を予防することを重視している。その結果，エネルギーの基準値は摂取量と消費量のバランスで変化するBMI（body mass index）を指標とすることになった。また，摂取エネルギーの産生栄養素の割合を決め，飽和脂肪酸の過剰摂取を抑えることなど，新しい研究成果が盛り込まれている。

　本書『栄養学総論』は，高橋徹三先生との共著で出版していたが，高橋先生が逝去されて後は，林淳三が改訂・修正を行ってきた。

　今回出版される『栄養学総論』には，従来の林淳三の編著のもとに，先

端の研究知識を有する権威ある二人の学部長，関東学院大学倉沢新一教授，東京聖栄大学阿左美章治教授に執筆協力をお願いした。したがって新しいこの『栄養学総論』には，最新の研究知見とともに，今回改定された「日本人の食事摂取基準」がわかりやすく解説されている。また初版出版以来長く多くの読者に読まれた歴史を持つことから，学生の皆さんには栄養学の学習に得がたい書籍であると自認している。どうかこの本で勉学され，優秀な栄養士・管理栄養士になり，国民の健康維持増進のため社会で活躍されることを願う次第である。

2015年2月

編著者　林　　淳　三

四訂にあたって

2019年12月，「日本人の食事摂取基準（2020年版）」が，厚生労働省より公表された。ついては，第11章を新しい食事摂取基準に沿い見直した。また，三訂版以降の法令改正等，必要な改訂を行い「四訂版」とした。これまでにもまして，活用いただけることを願う。

2020年3月

倉沢　新一
阿左美章治

第 1 章

栄養の意義

1. 栄養とは

　生物が無生物と異なるところは，生命現象を営み，かつ種族を維持していくことである。この場合の生物の生命現象の営みは栄養（nutrition）により行われる。したがって，ここでいう栄養とは，生物が体外から適当な物質を取り込み，これを同化して生命現象を営むことである。

　生物はその種類により，物質の取り込み方法に違いがある。単細胞の生物，たとえばバクテリアなどは細胞膜によって直接物質を取り込む。この場合，細胞膜は通過物質を選択する。したがって，単細胞の細胞膜は高等動物やヒトの消化器に相当することになる。ヒトや高等動物の物質取り込み法は，まず，食欲がはたらき，次に物質を消化器内に入れ，体内で利用しうる状態に消化してから吸収，取り込みを行う。

　ヒトにおける栄養とは，食物を摂取して，その成分を代謝*して，体成分やエネルギーとして利用し，生活活動，成長，生殖を続けることである。なお，食物摂取には生産，流通，加工・調理や食習慣などが関係し，これらが間接的に栄養にかかわりをもつ。

　　＊代謝（metabolism）　物質代謝または新陳代謝ともいい，生体内における物質の化学反
　　　応をいう。代謝の生体内化学反応には，合成（anabolism，同化）と分解（catabo-
　　　lism，異化）がある。

2. 栄　養　素

　生物が生命現象を営むために取り込む物質は，生体内で代謝できるものでなければならない。これが栄養素（nutrient）である。ヒトの場合には，食物に含まれ，生命現象を営む材料が栄養素である。栄養素の取り込みについて単細胞生物と，ヒトおよび高等動物との比較を表1-1に示す。

表1-1　栄養素取り込みの相違と栄養

単細胞生物 （バクテリアなど）	物　質　→　細胞膜の選択的通過　→　生体内代謝 （栄養素）
ヒトおよび 高等動物	食　物　→　消化器による消化吸収　→　生体内代謝 （栄養素）

　栄養素には次の5つがあり，これを五大栄養素という。

> 炭水化物（糖質）；carbohydrate
> 脂　質；lipid
> たんぱく質；protein
> 無機質（無機塩類，無機物ともいう）またはミネラル*；mineral
> ビタミン；vitamin
>
> ＊日本食品標準成分表では「無機質」，日本人の食事摂取基準では「ミネラル」としている。本書では主として無機質と表す。

　五大栄養素は体内での作用により，エネルギー源となる熱量素，体構成材になる構成素，代謝調節物質の調節素に分けられる（図1-1）。それぞれのはたらきをする栄養素，および具体的作用は，次に示すとおりである。

> ① 熱量素（エネルギー源）
> 　a. 炭水化物　　摂取炭水化物は体内でグリコーゲン，血糖になり，代謝分解されてエネルギーとなる。
> 　b. 脂　質　　摂取脂質は体内で貯蔵され，分解されてエネルギーとなる。
> 　c. たんぱく質　　古い体たんぱく質の分解に由来するアミノ酸と，吸収アミノ酸の一部が分解され，エネルギーとなる。
> ② 構成素（体構成材）
> 　a. たんぱく質　　筋肉など組織成分の合成，酵素などの合成の材料になる。
> 　b. 無機質　　骨などの構成成分の材料となる。
> 　c. 脂　質　　細胞膜成分のリン脂質をつくる。
> ③ 調節素（代謝調節物質）
> 　a. 無機質　　体内でイオンとなり，代謝調節を行う。
> 　b. ビタミン　　体内では補酵素などとして代謝調節に携わる。

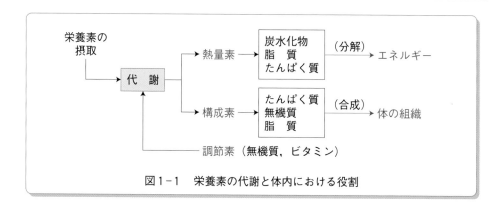

図1-1　栄養素の代謝と体内における役割

3．栄 養 学

　栄養に関することを研究する学問を**栄養学**（nutritional　science）という。すなわち，栄養学とは，ヒトまたは生物が栄養素を摂取して，代謝を営む状態を学問的に研究することである。そして，ヒトの場合は疾病を予防し，健康の維持増進を図ることを目的にする。

　最初に栄養学を学問として成立させるためには，科学として体系づける必要があった。そこで自然科学に属する生物学，化学，医学，生理学，生化学，農学，薬学などが基礎となり，応用科学の一つとして構成された。特に，生命現象を化学的に解明する生化学に助けを得ることが多かった。そのために，栄養学と生化学は，生体内代謝にかかわる事項について重複した。しかし，栄養学が生化学と異なる点は，次の2つである。

①　栄養学は食物栄養素とその摂取に比重をおき，代謝を研究する。

②　栄養学は栄養素の代謝を原理として，最終的には健康増進の実践，すなわち栄養改善を行う。

　栄養改善の実践面を学理化するには，社会科学や人文科学の助けが必要である。特に，食物栄養素の供給を受ける場合には，政治，経済，食習慣などの，食生活環境を考察する必要がある。さらに，国や地域などの社会集団を対象とする場合もある。

　そこに栄養学が学問として体系化される困難性が存在した。しかし，先進的諸国の研究者の努力により，20世紀に栄養学は完成した。

　栄養学は，今後さらに分科して発展するであろう。たとえば，

　　　栄養学総論　　　栄養学の基礎理論を総括する。

　　　栄養学各論　　　乳幼児栄養，母性栄養，高齢者栄養，臨床栄養，労働・スポーツ栄養など。

　また，栄養学の知識に基づいた専門職，管理栄養士，栄養士などを教育するため，教育科目として，

　　　基礎栄養学　　　栄養素を体内に取り込み，その代謝により健康の維持・増進，疾病の予防・治療の栄養的役割の修得。

　　　応用栄養学　　　妊娠・加齢・老化など各身体状態に応じた応用的な栄養学理に関する知識の修得。

　さらに，実践面を教育する科目として，**公衆栄養学，栄養指導論，栄養教育論，給食経営管理論**などが設けられている。

第 2 章

栄養学の歴史

1. 栄養学の歩み

1.1 古代・中世の栄養知識

　栄養学は，紀元前400年，ギリシャの医師ヒポクラテス（Hippocrates）が，健康に食物が関係すると述べたことより始まるという。当時の学者は哲学者で，観念論が多かったが，ヒポクラテスの説は実証にせまる食事療法を重くみたものであった。ま

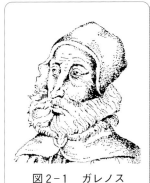

図2-1　ガレノス

た，ギリシャ時代にはヒポクラテス以外にも栄養知識をもつ者がいた。たとえば，ギリシャの歴史家ヘロドッス（Herodotus）は，紀元前525年に日光の当たり具合によって頭蓋骨の発育に差のあることを見出している。

　ローマ時代には，ヒポクラテスと並ぶ古代西洋医学の祖のガレノス（Galenos）（図2-1）が，西暦170年に人体機能はプネウマ（精気）によるとし，ギリシャ時代の医学を系統化した。そして彼は食物の消化を論じ，食事療法に重きをおいた。ヨーロッパの中世はキリスト教支配の暗黒時代であったので，このガレノスの医学が長い間信じられた。

1.2 ルネサンスと栄養学の芽ばえ

　16世紀に入ると，ようやく科学のルネサンスが起こり，ヨーロッパ諸国の自然科学や医学が著しく進歩した。それとともに，栄養学の基となる生理学的実験が次第に行われるようになった。

　スイスの医学者・哲学者パラケルスス（Paracelsus）は身体機能を科学的に説明し，物質代謝は想定したアルケウスという物質が調節するという説をたてた。生理的な実証科学実験を試みたのはイタリアのサントリオ（Santorius）であった。彼は1614年，摂取する飲食物と排泄物のすべてを秤量して摂取量に比べ，排泄物が少ないことを知り，不足分を不感蒸泄*と名付けた（図2-2）。

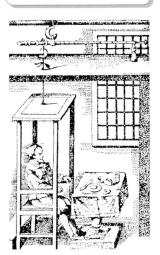

図2-2　サントリオの不感蒸泄の実験

　また，当時のヨーロッパ諸国では，アフリカを回り，インド・東洋への航海が盛んに行われたが，船の乗組員の壊血病の多発に悩ん

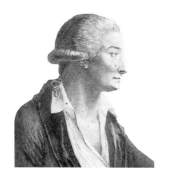

図2-3　ラボアジエ

でいた。そこで，その治療が研究されていたが，1753年，イギリスのリンド（Lind）はレモン汁が壊血病に有効なことを発見した。

やがてラボアジエ（Lavoisier）（図2-3）により，本格的な近代化学の幕が開けられることになった。彼は物質の燃焼が，酸素による酸化分解であることを確かめたが，1777年，ヒトの呼吸も同じであると提唱した。すなわち，呼吸は酸素を吸い，二酸化炭素を出すことであり，食物成分も体内で酸化分解し，二酸化炭素と水になり，熱が生ずることを発見した。このことは栄養学上重要な，エネルギー代謝の研究として発展した。

1780年，イタリアのスパランツァニ（Spallanzani）は，自分の体を使って消化実験を行い，消化の原理を明らかにした。彼は麻の袋に肉とパンを入れて飲み込み，消化させた後，袋につけておいた糸でこれを引き出した。中身がかゆ状に変化したことから，彼は胃液の消化作用を確認した。

＊不感蒸泄（insensible perspiration）　400余年後の現在でも生理学や栄養学に使われることがある。発汗の水分ではなく，皮膚の表面または呼気で失われる水分である。快適な気温で安静時には，成人の場合1時間に16 mL，1日600 mLの水分を蒸散する。これに呼気水分1日当たり400 mLと合わせて1,000 mLが，不感蒸泄によって失われる。

1.3　栄養素の発見

栄養素は化学分析の進歩とともに，19世紀初め～20世紀前半にかけ，次々に発見された（表2-1）。

18世紀末～19世紀初頭にかけ，油状物質および石けん，糖の研究が行われ始めた。たとえば，ロシアのキルヒホフ（Kirchhoff）はでんぷんからグルコース（ブドウ糖）の結晶を得ているし，同じ頃シェバリール（Chevereul）は脂肪の分離を行った。

また，フランスの生理学者マジャンディ（Magendie）は，食品成分のうち，窒素を含有する物質の重要性を提唱した。すなわち，1816年，イヌに糖と油のみを与えると死ぬが，これに含窒素化合物を同時に与えると，生き続けることを見出した。イギリスのプラウト（Prout）は，1827年ロンドンの英国学士院において，食品の単純構成成分について講演し，各種食品から糖，油状および卵白様物質を分離し，これが栄養素として重要なことを指摘した。これは後に命名された炭水化物（糖質），脂質，たんぱく質の三大栄養素の概念の確立である。

糖は1836年，ロシアのシュミット（Schmidt）により炭水化物と命名することが提案された。これはでんぷん，砂糖，乳糖などの糖が，元素分析により水素と酸素が水の組成と同じ割合で炭素に結びついていることがわかったからである。次いで，含窒素化合物はオランダの化学者ムルダー（Mulder）により1838年にプロテイン（protein，たんぱく質）と命名された。これは，ギリシャ語のproteios（第一のもの）からとったものであり，生命成分で最も重要であることを表している。たんぱく質の構

表2-1　栄養学のきざしと栄養素の発見史

古 代	紀元前 525年	ヘロドツス（ギリシャ）：頭蓋骨の発育は日光照射で変わると提唱
	紀元前 400年頃	ヒポクラテス（ギリシャ）：健康が食物に重要な関係をもつと説く
	170年	ガレノス（ローマ）：人体機能はプネウマ（精気）によるとした（図2-4）
中 世	1530年頃	パラケルスス（スイス）：身体機能の化学的説明
	1614年	サントリオ（イタリア）：不感蒸泄の説
	1753年	リンド（イギリス）：壊血病にレモン汁の有効性発見
	1777年	ラボアジエ（フランス）：呼吸および燃焼熱の研究
	1780年	スパランツァニ（イタリア）：胃液の消化作用発表
近 世	1814年	キルヒホフ（ロシア）：でんぷんよりグルコース糖結晶を得る
		シェバリール（フランス）：脂肪の分離
	1816年	マジャンディ（フランス）：食品窒素化合物の重要性提唱
	1827年	プラウト（イギリス）：炭水化物(糖質)，脂肪，たんぱく質を三大栄養素とする
	1836年	シュミット（ロシア）：炭水化物の命名
	1838年	ムルダー（オランダ）：たんぱく質をプロテインと命名
	1873年	フォルスター（ドイツ）：無機質の重要性（四大栄養素）
	1888年	ルーニン（ドイツ）：生命維持に未知物質想定
	1890年	エイクマン（オランダ）：米糠に脚気予防因子の存在
現 代	1910年	鈴木梅太郎（日本）：米糠より脚気有効物質アベリ酸分離
	1911年	フンク（ポーランド）：ビタミン命名
	1913年	鈴木梅太郎（日本）：脚気有効因子をオリザニンと命名
	1915年	マッカラム（アメリカ）：ビタミンを脂溶性A，水溶性Bに分ける
	1949年	ローズ（アメリカ）：成人必須アミノ酸の決定

成成分であるアミノ酸の発見は，1820年，ブラコノ（Braconnot）が，ゼラチンの加水分解物からグリシンを分離したのが最初である。

　無機質のうち，食塩が食物成分として必要なことは，すでに19世紀初めから述べられていた。また，骨の成分は大部分がカルシウムで，これにリンも含まれることは，古く18世紀から知られていた。しかし，栄養素として明らかにしたのは，1873年フォルスター（Forster）である。彼は塩類をほとんど含まない飼料でイヌを飼い，短日時で死亡を確認して，無機質（ミネラル）が生命維持に必須であることを知った。これが四大栄養素の概念の成立である。

　炭水化物，脂質，たんぱく質の三大栄養素に加えて無機質の発見は，栄養素として完成した感があった。しかし，脚気や壊血病など

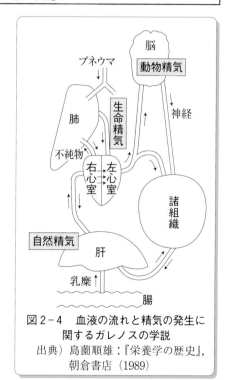

図2-4　血液の流れと精気の発生に関するガレノスの学説
出典）島薗順雄：『栄養学の歴史』，朝倉書店（1989）

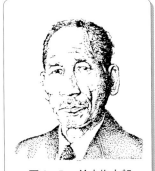

図2-5　鈴木梅太郎

の経験的治療から，四大栄養素のほか，健康保持や成長に不可欠な因子の存在が考えられた。これがビタミンの研究，発見になったのである。

1888年，ルーニン（Lunin）は，ハツカネズミにたんぱく質，脂質，炭水化物および無機質で調製した人工飼料を与えて飼育したが，生命を保持できなかった。しかしミルクでは成長することから，従来知られている成分以外に，生命維持に不可欠な未知物質の存在を想定した。

オランダのエイクマン（Eijkman）は，1890年ジャカルタの病院に派遣された際，ニワトリに白米の残飯を与えると脚気に似た多発性神経炎（白米病）が起こり，飼料を玄米に変えるか，または白米に米糠を加えると治ることを知った。そして彼の弟子により，米糠に予防因子の存在が証明された。わが国の鈴木梅太郎（図2-5）はエイクマンの研究報告に刺激され，米糠から脚気有効物質の抽出研究を行い，1910年これを分離してアベリ酸と命名した。しかし，これは酸性でニコチン酸を含有していたことから，これを除去した残りの塩基性物質を1913年，オリザニンと命名した。ほとんど同じ頃，ポーランド人のフンク（Funk）がアメリカで米糠の有効成分をとり出し，生命（vita）のアミン（amine）であるとして，ビタミン（vitamin）と命名した。

1912年，マッカラム（McCollum）によって脂溶性Aが発見され，次いで1915年には，乳糖の不純物から水溶性Bを見つけた。そして，1919年，イギリスのドラモンド（Drummond）は，マッカラムの脂溶性AをビタミンA，水溶性BをビタミンBとし，さらに抗壊血病因子をビタミンCと呼ぶことを提案した。こうして，次々に微量で有効なビタミンが発見され，世界のビタミン欠乏症で悩む人々を救った。

1.4　必須アミノ酸の発見

たんぱく質が生体成分として重要であることは，発見当初から知られていた。その加水分解物から各種アミノ酸の分離は，19～20世紀の初めにかけて行われたが，最後のアミノ酸のスレオニンは，1935年マッコイ（McCoy）により，フィブリン加水分解物から発見された（表2-2）。

たんぱく質の栄養価についての動物実験は，1914年，アメリカのオスボーン（Osborne）とメンデル（Mendel）によって行われ，たんぱく質の種類により成長に差があることが明らかになった。次いでメンデルらは，たんぱく質栄養価の差の原因は，その構成アミノ酸にあることを実験で確かめた。メンデルの弟子ローズ（Rose）は，たんぱく質の代わりにアミノ酸混合物を与えたシロネズミの飼育に成功した。そして，10種のアミノ酸が，シロネズミの生存と成育に必須であることを知った。次いでローズは，1949年，ヒトについての必須アミノ酸（不可欠アミノ酸）8種を決定した。

表2-2　アミノ酸の発見

アミノ酸名	発見年	発　　見　　者
グリシン	1820	} ブラコノ（M. H. Braconnot）
ロイシン	1820	
チロシン	1849	ボップ（F. Bopp．リービッヒ門下）
セリン	1865	クラメル（E. Cramer）
グルタミン酸	1866	} リタウゼン（H. Ritthausen）
アスパラギン酸	1868	
フェニルアラニン	1881	シュルツ（E. Schulze） バービヤー（J. Barbiere）
アラニン	1888	ホイル（T. Weyl）
リシン	1889	ドレッセル（E. Drechsel）
アルギニン	1895	ヘディン（S. G. Hedin） コーセル（A. Kossel）
ヒスチジン	1896	ヘディン
シスチン	1896	メルネル（K. A. H. Mörner）
バリン	1901	} フィッシャー（E. Fischer）
プロリン	1901	
トリプトファン	1901	ホプキンス（F. G. Hopkins ロンドン） コール（S. W. Cole）
オキシプロリン	1902	フィッシャー
イソロイシン	1903	エーリッヒ（F. Ehrlich）
チロシン	1915	ケンダール（E. C. Kendall）
メチオニン	1922	ミューラー（J. H. Müller）
トレオニン	1935	ローズ（C. Rose） マッコイ（R. H. McCoy）

出典）1）Thomas K, Rubner M : *Physiol Abst*, Ⅱ 503（1917〜18）
2）Osborne T B, Mendel L B : Feeding experiment with isolated food - substances, Carnegie Inst, Washington Pub. 156（1911）
文献集録：高木和男（1981）

２．エネルギー代謝の研究史

　18世紀にラボアジエにより提唱された，物質の燃焼が体内の酸化と同一であるという理論は，その後，エネルギー代謝として栄養学上重要な研究に発展した。

　1849年，フランスのルニョー（Regnault）とレゼ（Reiset）は，呼吸した酸素の量に対する排出二酸化炭素の量は，動物の種類が違っても同一であるが，食物が変わると異なることを知った。これをボン大学のプフリューゲル（Pflüger）は呼吸商（RQ=CO_2の体積／O_2の体積）と呼んだ。

　ドイツのペッテンコーフェル（Pettenkoffer）は，ヒトが入ることのできる大型の呼吸計装置（図2-6）をつくり，弟子のフォイト（Voit）とともに，1849年に，たんぱく質，炭水化物，脂肪がヒトや動物の体内で燃焼するときの呼吸商を，正確に求めた。これは後に，エネルギー消費量の間接測定法の基礎になった。こうした研究報告をまとめて，ドイツのリービッヒ（Liebig）は物質を定量的に分析し（図2-7），1851年に"体内で燃焼するものは，炭水化物と脂肪だけでなく，たんぱく質も燃焼する。しかし，たんぱく質の分解は筋肉運動によって発生する。尿の中の窒素は，体たんぱく質の分解によるものである"という，呼吸についての新解釈を行った。

　フォイトの弟子，ドイツのルブナー（Rubner）（図2-8）は，1891年，動物の体表

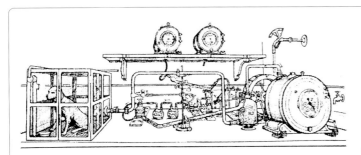

出典）高木和男：『社会栄養学』，
労働科学研究所（1976）

図2-6　室式カロリーメーター（ペッテンコーフェル，フォイト）

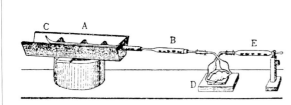

図2-7　リービッヒの有機元素分析装置
出典）（図2-6と同じ）

A：燃焼管
B：塩化カルシウムを入れた乾燥管
C：燃焼が終わってから燃焼管の尻がとがっ
　　ている部分を切って空気を入れ，管内に
　　残った燃焼生成ガスを吸収管のほうへ送り
　　出す
D：カリ球（炭酸ガス吸収用，リービッヒの
　　考案）
E：乾燥管：カリ球を気体が通ったときに吸
　　収した水分をとる。窒素測定が必要なとき
　　はE管の右末端をガスビュレットにつなぐ

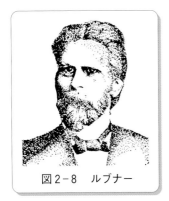

図2-8　ルブナー

面積と代謝熱量が比例することを知った。すなわちブタ，ヒト，
イヌ，ガチョウ，ニワトリ，ハツカネズミは，体重当たりの消費
エネルギーが19.1～654 kcalまで大きな差があるが，体表面積
1 m²当たりの計算によれば，947～1,188 kcalで，その差の少な
いことを発表した。彼はまた1902年に，1 g当たりの消費熱量
は，たんぱく質4.1 kcal，脂肪9.3 kcal，炭水化物4.1 kcalと定
めた。体表面積の測定法は，その後いろいろな研究が行われた
が，1916年，アメリカのデュボア（DuBois）が，身長・体重から
算出する式を発表した。

　ドイツからアメリカに移住したアトウォーター（Atwater）は，ドイツに留学し，
フォイトのもとでエネルギー代謝の研究を行った。そして，1903年にボンブ熱量計
（bomb calorimeter，爆発熱量計）を考案し，食品の成分および消化吸収率から食品含有
熱量を測定し，カロリー価算定係数を，たんぱく質4 kcal，脂肪9 kcal，炭水化物4
kcalとした。この値は，アトウォーター係数と呼ばれ，現在も使われている。

　日常生活におけるエネルギー消費量についても多くの研究がなされた。アトウォー
ターとベネディクト（Benedict）は眠っているとき，起きているとき，精神活動時，
筋肉運動時のエネルギー消費量を，体熱発生量によって測定した。

3．消化と代謝の研究史

　ヒトが食物を摂取したのち，それが消化され，どのように変化するかという問題は，自然科学の発達とともに興味がもたれた。

3.1　消化管での変化

　フランスのレオミュール（Réaumur）は1752年，両端を開いた金属管に肉片を入れ，トビに飲み込ませると，胃で肉が消化されたという論文を出している。また，スパランツァニも1780年，食物の一部が胃で化学変化を受けると述べた。これらはいずれも，18世紀後半に，胃に消化作用のあることを知った論文である。19世紀に入ると，より具体的に消化力が調べられた。アメリカのボーモント（Beaumont）は1825年，誤って散弾銃を暴発させた患者の協力を得て，長期間胃の中を観察する実験を行い，ヒトの胃の消化力を確認している。

　胃の消化を化学的作用として解明した最初は，1823年，プラウト（Prout）による胃液中に含まれる胃酸（塩酸）の検出である。さらに，消化酵素の発見は，ドイツの生理学者シュワン（Schwan）によるペプシンが最初である。彼は1836年，胃液は胃の胃腺から分泌されること，またこの胃液からたんぱく質消化作用のある強い物質を分離した。そして，この消化力のある物質を，彼はペプシンと命名した。たんぱく質のペプシン分解物を，レーマン（Leman）は1853年にペプトンと名付けた。膵液のたんぱく質消化作用については，すでに1827年，ティーデマン（Tiedeman）により認められていた。しかし，消化酵素の発見はそれより半世紀後の1876年で，キューネ（Kühne）によってトリプシンが分離された。

　炭水化物の消化については，唾液がでんぷんを糖に消化することが，1831年ロイヒ（Leuch）により報告されている。一方，麦芽にでんぷんを分解する作用のあることを，デュブランフォー（Dubrunfault）が1830年に知り，これをジアスターゼと命名した。また，フランスのペイヤン（Payen）とペルソー（Persoz）は，1832年このジアスターゼを分離した。さらに，膵液（すいえき）のでんぷん分解作用については1844年，バレンティン（Valentin）による報告がある。

　脂肪の消化については1843年，フランスのベルナール（Bernard）が，脂肪が脂肪酸とグリセリンに消化されることを報告し，次いで1844年に彼は，膵液に脂肪の強力な消化酵素リパーゼが存在することを指摘している。

3.2　物質代謝の研究史

　消化吸収された栄養素が体内で変化する状態は，1839年，シュワンにより物質代謝と呼ばれた。その物質代謝は酵素の触媒作用によって行われる。

　酵素がその存在を認められたのは，19世紀における麦芽や消化液についてである。また19世紀末〜20世紀初めにかけ，酵母汁などによる酵素作用の実験が行われた。し

かし，酵素本体の確認は，長い間明らかではなかった。それが1926年，アメリカのサムナー（Sumner）が，ナタマメから酵素ウレアーゼの結晶を分離し，その本体がたんぱく質であることを初めて明らかにした。その後，1930年代にはペプシンをはじめ多くの酵素が結晶化された。

　栄養素の体内代謝については，19世紀半ばにその研究の一部が存在するが，大部分の解明は20世紀に入ってからである。

　まず，炭水化物については，血液中に糖が存在することを，シュミット（Schmidt）が1844年に報告している。フランスのベルナールは1864年，動物の肝臓に多糖類のグリコーゲンが蓄えられていること，さらに，このグリコーゲンが筋内にも含まれていることを発見した。そして，ドイツのフォイト（Voit）は1891年，摂取したグルコース（ブドウ糖），フルクトース（果糖），マルトース（麦芽糖），スクロース（ショ糖）が体内でグリコーゲンになることを，ニワトリの実験により明らかにしている。

　代謝分解については1908年，ハーデン（Harden）とヤング（Young）による六炭糖リン酸の発見から始まる。彼らは酵母汁の発酵において，無機リン酸の添加により，これが果糖リン酸化合物に変化することを知った。

　動物体内では，まず糖の嫌気的分解として，グリコーゲンを分解し，グルコースリン酸化合物になることが1936年コリ（Cori）により明らかになった。さらに，グルコースリン酸がフルクトースリン酸になり，これが開裂して三炭糖リン酸化合物を生成し乳酸まで進むことは，1930年代のエムデン（Embden）とマイヤーホフ（Meyerhof）などの研究で明らかになり，解糖経路が示された。ドイツのクレブス（Krebs，図2-9）は，ピルビン酸が脱炭酸され活性酢酸となり，これが完全分解されて二酸

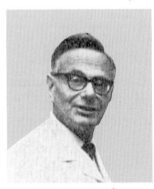

化炭素と水になる経路の仮説をたてた。これをクレブスのトリカルボン酸サイクル（TCAサイクル，クレブスサイクル）という。1950年，リップマン（Lipmann）によりパントテン酸を含むCoAが発見され，1952年，活性酢酸はアセチルCoAであることが明らかになった。

　脂肪の代謝はドイツのクヌープ（Knoop）が，脂肪酸のβ-酸化により分解される説を提唱した。彼は脂肪酸の炭素原子に体内で変化しない標識をつけ，イヌに食べさせたのち，尿を調べた結果から，炭素原子が2個ずつ切断されているものと推定した。1952年，ドイツのリーネン（Lynen）は，脂肪酸のβ-酸化分解物がアセチルCoA

図2-9　クレブス

となり，TCAサイクルに入ることを解明している。また，リーネンらのその後の研究で，脂肪酸合成経路も明らかになった。

　1905年，フォリン（Folin）はたんぱく質の代謝について，吸収アミノ酸のうち体たんぱく質の再合成を行う内因性代謝と，利用されず酸化分解される外因性代謝があることを認めた。また1939年，ショウエンハイマー（Schönheimer）とリテンベルグ（Rittenberg）はシロネズミの実験で，投与アミノ酸の50％以上が体たんぱく質になる

ことを明らかにしている。1932年，クレブスはアミノ酸のアミノ基が代謝され，毒性のアンモニアになるが，これは直ちに無毒の尿素に変わり，排泄されるという，尿素サイクルを発表している。

4．わが国の栄養学の歴史

栄養学は栄養疾患の治療から始まる。わが国の栄養学の発展は，明治以来，欧米の自然科学，特に医学の積極的輸入により起こった。明治以来のわが国栄養学史年表を表2-3に示した。そのうち特記される項目については以下に説明する。

表2-3　わが国の栄養学史年表

1878(明治11)年	明治政府が東京本郷弥生町に脚気病院開設
1884(明治17)年	高木兼寛：海軍の兵食改善実験
1887(明治20)年	大沢謙二ら：日本食品多数の消化吸収試験
1891(明治24)年	吉川　栄：慶應義塾大学など各層の食物調査
1900(明治33)年	高峰譲吉：アドレナリン分離
1908(明治41)年	陸軍に脚気予防調査会発足〔会長森林太郎（森鴎外）〕
1910(明治43)年	鈴木梅太郎：抗脚気成分を米糠から抽出，アベリ酸と命名
1913(大正2)年	鈴木梅太郎：抗脚気物質をオリザニンと命名
	佐伯　矩：私立栄養研究所設立
1919(大正8)年	内務省所管栄養研究所設立
1925(大正14)年	佐伯　矩：私立栄養学校開設
	高比良英雄：日本人体表面積算出式を出す
1926(大正15)年	慶應義塾大学医学部に食養研究所発足
1932(昭和7)年	島薗順次郎：脚気人体実験によりビタミンB_1効果確認
1933(昭和8)年	中原和郎・犬飼文人：催乳性因子ビタミンLの存在提唱
1944(昭和19)年	藤田秋治：ビタミンB_1分解酵素アノイリナーゼ発見
1947(昭和22)年	栄養士法公布，日本栄養・食糧学会発足
1948(昭和23)年	日本ビタミン学会発足
1949(昭和24)年	経済安定本部日本人栄養所要量発表
1950(昭和25)年	経済安定本部第一回日本食品標準成分表発表
1951(昭和26)年	藤原元典：ビタミンB_1誘導体アリチアミンの発見
1960(昭和35)年	中川一郎：児童の必須アミノ酸必要量決定

4.1　脚気の研究

わが国の栄養学は明治以来，脚気（かっけ）の治療から始まる。脚気は江戸時代には，"江戸わずらい"といわれ，大流行し，多くの人命を奪った。明治維新後も，年々多くの患者が出たので，政府は1878年，東京の本郷弥生町に脚気病院をつくり，漢方医と西洋

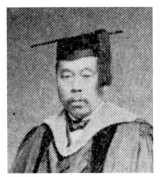

図2-10　高木兼寛

医によって治療にあたらせたが，いずれもその効果はなかった。

　明治の初期には，陸海軍総兵員の1/3近くが脚気にかかり，兵力に重大な影響を及ぼした。そこで海軍軍医高木兼寛（図2-10）は，欧米各国の軍艦乗組員が脚気にかからないのに，わが国の水兵のみが発病するのは，食事以外に原因は考えられないとして，その原因究明を行った。1882年，軍艦竜驤では乗組員376名を乗せ，東京からニュージーランド往復の，272日間にわたる遠洋航海を行い，その結果，169名が脚気になり，そのうち25名が死亡した。そこで，高木兼寛は1884年，軍艦筑波が同様な航海を行うとき，乗組員の食事を洋食に近いたんぱく質と野菜を多くしたところ，287日の航海で14名の脚気患者を出すのみとなった（図2-11）。以来，わが国海軍の兵食は米飯を減らし，パンと牛乳を加え，たんぱく質と野菜を増加させたので，脚気発病抑制に成功した。

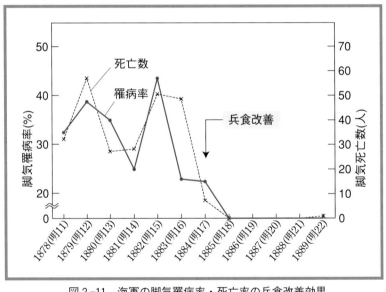

図2-11　海軍の脚気罹病率・死亡率の兵食改善効果

　なお，脚気の原因が不明であったので，1908年には森林太郎を会長とした臨時脚気調査会が発足し，検討された。その後，1911年にはビタミンB1の発見があったが，わが国の脚気による死亡者はなお続き，1923年には26,796名（人口10万人対死亡率46）に達した。しかし，大正末期から起こった食生活改善運動は，脚気原因解明と相まって，次第に脚気患者を減少させていった。

4.2　アベリ酸，オリザニンの発見
　鈴木梅太郎によるアベリ酸，オリザニンの発見（1910年，1913年）は，栄養素の発見ですでに述べた（p.8）。

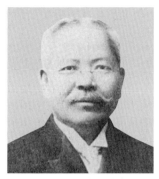

図2-12　高峰譲吉

4.3　アドレナリンの分離

　高峰譲吉（図2-12）はアメリカにおいて，副腎髄質ホルモンのアドレナリンを取り出した（1900年）。これはホルモン命名以前のことで，ホルモンを純粋な化合物として分離した最初である。なお，彼はそれより前にわが国において，タカジアスターゼを分離している。

4.4　栄養研究所の設立

　佐伯矩はアメリカにおいて，栄養学者のチッテンデン，メンデル両教授に学び帰国，1913年には私立の栄養研究所を設立した。1919年に，内務省所管の栄養研究所が設立され，佐伯矩が所長に就任した（図2-13）。この研究所では，エネルギー代謝，食品の消化吸収率などの研究が行われ，多数の栄養専門家が育成された。特に1925年には，私立栄養研究所跡に栄養学校を建て，初めてここから栄養士を送った。

4.5　食養研究所の設立

　三井，三菱など，財界有志は1924年，食養研究会をつくり，代表者を益田孝とした。1926年，この食養研究会をもとに，慶應義塾大学医学部内に食養研究所がつくられ，大森憲太が所長になった。そして，治療食の研究が行われた。

4.6　基礎代謝の研究

　国立栄養研究所の最初の大きな研究は，高比良英雄による日本人の基礎代謝の研究である。デュボアは，体表面積が基礎代謝量に比例することから，体表面積を求める公式を作成した。しかし，この公式は日本人に適用しにくいことから，1925年，高比良は日本人の身長，体重から体表面積を算出する公式を考案した。

4.7　アノイリナーゼの発見

　北里研究所の藤田秋治は，貝や魚の内臓からビタミンB_1を分解する酵素を発見（1944）し，これにアノイリナーゼと命名した。その後，アノイリナーゼは腸内細菌などに存在することが，わが国の学者により発見された。

4.8　アリチアミンの発見

　1951年，藤原元典らは，ビタミンB_1がニンニク成分と反応して，アリチアミンという生理作用のすぐれたビ

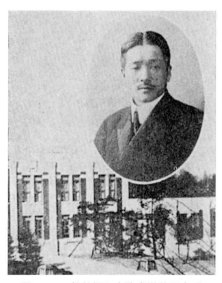

図2-13　佐伯矩と内務省栄養研究所
出典）（図2-4と同じ）

タミン B_1 誘導体になることを発見した。後に，このアリチアミンは構造が決定され，合成された。

4.9　戦後の栄養学研究の発展

わが国は第二次世界大戦後，食料の不足から栄養失調者が続出した。そこで食料増産と栄養不足に関する研究が盛んに行われ，これに伴って日本ビタミン学会（1948）や日本栄養・食糧学会が発足し，大学においても従来の農学部・医学部に加え，栄養士養成を伴った女子大学などで研究が行われた。しかし，当初は栄養欠乏症の研究が中心であった。一方，政府においても国立栄養研究所などの研究機関が中心になり，栄養所要量の策定（1949），日本食品標準成分表（1950）の発表を行った。また，栄養士などにより国民栄養の改善普及に努めた。

1955年頃からわが国の経済が復興し，生活の西欧化が進むに従い，肉類など動物性たんぱく質・脂肪摂取が増加した。そして1970年前後の経済の高度成長とともに，人々は次第に飽食傾向となってきた。その結果，栄養過剰による生活習慣病患者と高齢化に対する栄養学の研究が行われるようになった。

わが国では，21世紀に入るとともに高齢化，過剰摂取などの問題が顕著になってきた。一方，栄養学の科学的根拠にもとづく研究が進歩してきた。そこで政府は2004年11月，従来の栄養所要量に変えて，日本人の食事摂取基準（2005年版）を策定し推定エネルギー必要量，推定平均必要量，推奨量，目安量，目標量，耐容上限量を定めた。

これには，その後の研究をもとに，脂質として，総脂質，飽和脂肪酸，$n-6$ 系脂肪酸，$n-3$ 系脂肪酸およびコレステロールの目標値を示している。また，ビタミンについても水溶性ビタミンのビタミン B_1，B_2，ナイアシン，ビタミン C のほか，ビタミン B_6，葉酸，ビタミン B_{12}，ビオチン，パントテン酸の推奨量または目安量を，脂溶性ビタミンについては，ビタミン A，D のほか，ビタミン E，K の目安量が定められた。さらにミネラルも従来のカルシウム，鉄，食塩のほか，マグネシウム，リン，クロム，モリブデン，マンガン，銅，亜鉛，セレン，ヨウ素，ナトリウム，カリウムのそれぞれの食事摂取基準が策定された。日本人の食事摂取基準はその後2010，2015を経て，2019年に2020年版の改定が行われている（第11章参照）。

表2-4　日本人1人1日当たり栄養所要量[8]の変遷

発表年次	1946[1] 昭和21	1952[2] 昭和27	1960[3] 昭和35	1969[3] 昭和44	1975[3] 昭和50	1979[3] 昭和54	1984[4] 昭和59	1989[5] 平成元	1994[6] 平成6	1999[7] 平成11	2005[9] 平成17	2010[10] 平成21	2015[11] 平成27	2019[12] 令和元
摘要	平均所要量	昭和25年人口による基準量	昭和45年目途基準量	昭和50年目途基準量	昭和55年推計平均所要量	昭和60年推計平均所要量	昭和65年推計平均所要量	20~29歳男女平均	(同)	18~29歳男女平均	(同)	(同)	(同)	(同)
熱量(kcal)	2,150	2,180	2,200	2,150	2,100	2,000	2,000	2,275	2,275	2,050	2,350	2,300	2,300	2,325
たんぱく質(g)	75	73*1	71	70	70	65	65	65	65	67.5	45	45	45	45
脂肪	25g	*2		48g		20~25%	20~25%	20~25%	20~25%	20~25%	20~30%	20~30%	20~30%	20~30%
カルシウム(g)	1	1.0	0.6	0.610	0.7	0.7	0.6	0.6	0.6	0.65	0.625	0.6	0.6	0.6
鉄(mg)	10	10	10	11	11	11	11	11	11	11	7.25*5	7.5*5	7.25*5	7.5*5
食塩(g)	15	13	13			*3	*3	*3	*3	*4	9未満	8.25未満	7.5未満	7未満
ビタミンA(IU)	3,000	3,700	1,900	2,000	1,800	1,800	1,800	1,850	1,900	570μg	475μg	525μg	525μg	525μg
ビタミンB₁(mg)	1	1.2	1.2	1.0	0.9	0.8	0.8	0.9	0.9	0.95	1.05	1.05	1.05	1.05
ビタミンB₂(mg)	1	1.2	1.2	1.1	1.1	1.1	1.1	1.25	1.25	1.1	1.15	1.15	1.15	1.15
ナイアシン(mg)	—	12	12		14	13	13	14.5	14.5	15.0	11.5	11	11	11
ビタミンC(mg)	45	60	63	50	50	50	50	50	50	100	85	85	85	85
ビタミンD(IU)	—	400	400		200	150	150	100	100	100	5μg	5.5μg	5.5μg	8.5μg

＊1　動物性たんぱく質は全たんぱく質の質の30%以上。
＊2　脂肪30gを目標とする。
＊3　食塩摂取量10g以下にすることが望ましい。
＊4　食塩150mg/kg/日
＊5　女性は月経有りの場合の数値

(注)
(1) 国民食糧及び栄養対策審議会資料（昭和22年4月）による。
(2) 総理府資源調査会報告「日本人の栄養基準量」（昭和29年1月）による。
(3) 厚生省公衆衛生局栄養課編 栄養審議会，公衆衛生審議会答申 による。
(4) 厚生省保健医療局健康増進栄養課編（公衆衛生審議会答申）による。
(5) 第四次改定　　(6) 第五次改定
(7) 第六次改定　ビタミン7種，ミネラル10種類追加。
(8) 平成17年より食事摂取基準に改定された。
(9) 2005年版　　(10) 2010年版
(11) 2015年版　　(12) 2020年版

第 3 章

栄養素と食物

1．人体の成分と栄養素

1.1　人体の構成元素

　　人体を構成する元素の中で，最も多いのは酸素の65％である（表3-1）。この酸素と炭素，水素，窒素を合わせると約96％を占める。これに硫黄，リンの一部を加え，化合物として水および有機物を形成している。また，カルシウム，リン，カリウム，硫黄，ナトリウム，塩素，マグネシウムは主な無機元素であるが，特にカルシウム，リン，マグネシウムは骨をつくる素材になっている。鉄，銅，マンガン，ヨウ素，フッ素，亜鉛，セレン，クロム，モリブデンは，生体には微量しか存在しないが，鉄がヘモグロビン成分として重要なように，それぞれ生体内で大切な役割を果たしている。リチウム，ストロンチウム，アルミニウム，ケイ素，鉛，ヒ素，ホウ素などは痕跡程度の存在であるがその必要度は不明である。

表3-1　人体の構成元素と含有量（％）

元　　素	含有量		元　　素	含有量	
酸　　素(O)	65	多量元素	鉄(Fe)	0.004	微量元素
炭　　素(C)	18		銅(Cu)	0.00015	
水　　素(H)	10		マンガン(Mn)	0.00013	
窒　　素(N)	3		ヨウ素(I)	0.00004	
カルシウム(Ca)	1.5		コバルト(Co)	存在	
リ　ン(P)	1.0		亜　　鉛(Zn)	〃	
カリウム(K)	0.35	少量元素	モリブデン(Mo)	〃	
硫　　黄(S)	0.25		セレン(Se)	〃	
ナトリウム(Na)	0.15		クロム(Cr)	〃	
塩　　素(Cl)	0.15		フッ素(F)	〃	
マグネシウム(Mg)	0.05		リチウム(Li)		痕跡
			ストロンチウム(Sr)		
			アルミニウム(Al)		
			ケイ素(Si)		
			鉛(Pb)		
			ヒ素(As)		
			ホウ素(B)など		
計	99.45		計	0.55	

表 3-2　人体の構成成分（%）

構成成分	男	女
水　分	61	51
たんぱく質	17	14
脂　質	16	30
灰　分	5.5	4.5
炭水化物	0.5	0.5
合計	100.0	100.0

1.2　人体の構成成分

　人体構成元素の大部分は化合物として存在し，ごく一部が体液イオンの形で存在する。特に，炭素を中心として酸素，水素，窒素，リン，硫黄の諸元素は，体の主成分であるたんぱく質，脂肪，炭水化物など複雑な有機化合物となっている。また，水素，酸素より成る水は人体構成化合物中，最大比率を有する。

　人体の構成を成分化合物別に表すと表 3-2 のようになる。このうち，水分と脂肪は，その含有率が太ったり，やせたりすることによって，大きく変化する。しかし，たんぱく質や無機質は個人による差が少ない。なお，水分含有率は女性より男性が高い。これは女性の脂肪の含有率が高いためである。

1.3　人体の構成・機能と栄養素

　人体構成成分は，いずれも高分子化合物の形で，人体の最小単位である細胞の形成にあずかる。人体の細胞数は 6×10^{13} 個といわれているが，これらの細胞はさらに同じ種類のものが集まり組織となる。この組織は，さらにいくつかが集まり，生理機能を営む器官または器官系となる。消化器や呼吸器などはその器官系である。この器官系は，体内でつくられたエネルギーにより機能し，代謝され，生命現象を営むのである。したがって，人体の筋肉や各臓器は，主に栄養素として摂取したたんぱく質からつくられ，骨格などは摂取栄養素の無機質などによりつくられている。また，生命現象を営むエネルギーは，炭水化物，脂質，たんぱく質を熱量素として，体内で酸化分解することによって得られる。さらに，これらの代謝が円滑に行われるのは，ビタミン，無機質の調節素としての働きによるものである。ビタミン，無機質は，ホルモン，酵素，神経とともに生体機能の調節を行っているのである。

2.　食 物 成 分

2.1　食品成分の分類

　食品にはいろいろな成分が含まれる。その主なものは炭水化物，脂質，たんぱく質および水分であるが，無機質やビタミンなどの栄養素も含有している。ヒトはこれらの食品栄養物質を摂取して，体をつくり，生命を営むエネルギーにして，健康の維持，増進を図っている。

　しかし，どの食品も，ただ一つではヒトが求める栄養物質を充足することは不可能である。それは食品の成分組成が偏在しているからである。たとえば，穀類はでんぷんを多く含むが，たんぱく質は十分ではない。野菜はビタミンや無機質に富むが，水分が多く，炭水化物，たんぱく質などは少ない。そこで，ヒトがこれらの食品から体に必要な栄養素を得るには，多くの種類の食品をとり，互いに不足する成分を補いあ

うことが必要である。

　食品に含まれる成分すべてが栄養成分ではない。繊維や樹脂，色素成分などのように，栄養素として効果のないものや，ジャガイモのソラニン，大豆のサポニンのように，時には有害な成分を含むことがある。

　食品は，その成分栄養素の偏在状態から，エネルギー給源食品，たんぱく質給源食品，無機質・ビタミン給源食品に分けることがある。米，小麦，ソバなどの穀類や，サツマイモ，ジャガイモなどのいも類は，でんぷんを多く含み，エネルギー給源食品である。また，バター，ゴマ，植物性油脂は，脂肪を多く含むのでエネルギー給源となる食品である。牛肉，鶏肉，魚，ダイズなどはたんぱく質給源食品といわれる。牛乳，小魚はカルシウム給源に，野菜，果物はビタミン給源になる。

　わが国で常用されている食品の標準的な成分値をまとめたものとして日本食品標準成分表がある。最新のものは，2020年に文部科学省科学技術・学術審議会資源調査分科会より発表された「日本食品標準成分表2020年版（八訂）」で，2015年版（七訂）からの変更点は主に食品成分のエネルギー算出法についてである。特に炭水化物関係成分が見直され，これまでより計算が複雑になり，新算出方法による全2,294食品の試算結果は，100g当たり平均-12.42kcalを示した。

　これまでのエネルギー算出方法と新しい算出方法は以下の通りである。

これまでの算出方法

　エネルギー（kcal）＝たんぱく質（g）×4 kcal/g

　　　　　　　　　　＋脂　　質（g）×9 kcal/g

　　　　　　　　　　＋炭水化物（g）×4 kcal/g

　　　　　　　　　　＋（アルコール（g）×7 kcal/g 等）

新しい算出方法

　エネルギー（kcal）＝アミノ酸組成によるたんぱく質（g）×4.0kcal/g

　　　　　　　　　　＋脂肪酸のトリアシルグリセロール当量（g）×9.0kcal/g

　　　　　　　　　　＋利用可能炭水化物（単糖当量）（g）×3.75kcal/g

　　　　　　　　　　＋糖アルコール（g）×2.4kcal/g*

　　　　　　　　　　＋食物繊維送料（g）×2.0kcal/g

　　　　　　　　　　＋有 機 酸（g）×3.0kcal/g*

　　　　　　　　　　＋アルコール（g）×7.0kcal/g

＊糖アルコールおよび有機酸のうち，個別のエネルギー換算係数を適用する化合物等はその係数を用いる。

　また，収載成分項目を表3-3に示す。

表 3 - 3　「日本食品標準成分表2015（七訂）」収載成分項目

エネルギー 水分 たんぱく質 　アミノ酸組成によるたんぱく質 脂質 　トリアシルグリセロール当量 　脂肪酸｜飽和／一価不飽和／多価不飽和 　コレステロール 炭水化物 　利用可能炭水化物(単糖当量) 　食物繊維｜水溶性／不溶性／総量 灰分	無機質 (13種)	ナトリウム カリウム カルシウム マグネシウム リン 鉄 亜鉛 銅 マンガン ヨウ素 セレン クロム モリブデン	A	β-カロテン当量 レチノール活性当量
			D	
			E	α-トコフェロール β-トコフェロール γ-トコフェロール δ-トコフェロール
	ビタミン (13種)	A｜レチノール／α-カロテン／β-カロテン／β-クリプトキサンチン	K B₁ B₂ ナイアシン B₆ B₁₂ 葉酸 パントテン酸 ビオチン C	

2.2　食物繊維

　西欧諸国では動脈硬化症，糖尿病や虚血性心疾患などが多く，わが国でもこれら生活習慣に起因する疾病が増加してきた。それは動物性脂肪，砂糖およびエネルギーの摂取量増加にともなう血液中のコレステロールや中性脂肪の増加によると考えられる。これらの生活習慣病発生は疫学的にも実験的にも食物繊維不足に関係あることが明らかになった。

　食物繊維（dietary fiber）とは，"人間の消化酵素で加水分解されない食物中の難消化性成分の総称"といわれている。したがって食物繊維は食品一般分析の粗繊維ではなく，ヒトの消化酵素で消化されない植物細胞壁成分や，カニ，エビの甲殻類の外皮成分などであり，粗繊維より 2 ～ 5 倍多く含まれる。食物繊維に分類される物質は多く，これを水不溶性物質の細胞膜構造物質と，水に溶ける非構造物質の天然物および添加物に大別するが，それぞれの構成物質は表 3 - 4 に示すとおりである。

表 3 - 4　食物繊維の分類と構成物質

区　　　　　　　分	植物性食品	そ　の　他
水不溶性物質 （細胞膜構造物質）	セルロース ヘミセルロース リグニン 不溶性ペクチン質	キチン
水可溶性物質 （非構造物質—天然物お よび添加物）	水溶性ペクチン質 植物ガム 粘質物（グアーガム，コンニャク粉） 海藻多糖類（アルギン酸）	CMC（カルボキシメチルセルロース） 化工でんぷん

食物繊維の生理作用は，

① 保水性と膨潤性——消化管内で水を吸収し，ふくらんで食物の消化管内の移動に影響を与える。

② 小腸内の拡散速度を抑制して小腸内でゲル化し，拡散速度を抑える。

③ 食物繊維の吸着性により吸収量を少なくする。

食物繊維の栄養効果には，次のような説がある。

① 血液コレステロール濃度を正常に維持する

② 大腸がん発生率の抑制

③ 食品添加物などの毒性を制御する作用

④ 血糖値を低下させ，糖尿病を予防する

⑤ 便秘や大腸憩室（大腸壁にできる袋状突出物，図3-1）の解消に有効である。

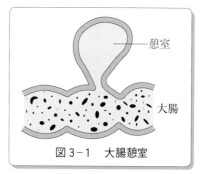

図3-1　大腸憩室

なお，でんぷんにはヒトの消化酵素アミラーゼで加水分解に強い抵抗力を示すレジスタントスターチと称する物質が存在する。ジャガイモでんぷんのアミロース老化物などに含まれる。これも食物繊維と称すべきであろう。

食物繊維は難消化性物質であるが，大腸の腸内細菌でその一部が分解される。その結果，生成した短鎖脂肪酸（酢酸，酪酸，プロピオン酸）などにより低エネルギー（約2 kcal/g）を生成する。そこで八訂日本食品標準成分表では難消化性物質を多く含む食品には，食物繊維総量（g）×2.0kcal/gを用いてエネルギー値を表示している。

3．食品の機能性とその種類

食品には栄養成分と，味や香りなどの嗜好成分があるが，そのほか前記の食物繊維のように，生体機能を調節する物質が存在する。そこで食品のもつ機能を次の3つに分ける。

一次機能……栄養成分による栄養機能

二次機能……嗜好成分による感覚心理的機能

三次機能……機能性成分による生体調節機能

このうちの食品の生体調節機能には，

① 生体防御（アレルギー低減，免疫能強化，リンパ系刺激など）

② 疾病の防止（高血圧防止，糖尿病防止，代謝異常障害防止，抗腫瘍など）

③ 疲労の回復（コレステロール制御，血小板凝固防止，造血機能調節など）

④ 体調リズムの調節（神経系調節，摂取機能調節，吸収機能調節など）

⑤ 老化防止（過酸化脂質生成抑制など）

をもつものがある。また，工業的に食品を加工して，これら機能性を高めたものもある。

天然食品中に存在する機能性をもつものの例をあげると次のようである。

① 過酸化脂質生成の抑制食品

呼吸で体内に入った酸素のうち，数%が活性酸素などのフリーラジカル*に変わる。この活性酸素などが異常に体内に生じると生体内の脂質の過酸化を促進し，老化や種々の疾病の原因になる。食品には活性酸素を防止消去する抗酸化物質が含まれる。野菜や果物に含まれるカロテノイド，ビタミンE，ビタミンCや，茶のカテキン，赤ワインのアントシアニン，コーヒーのクロロゲン酸，タマネギやソバのフラボノイド類やチョコレートおよびココアの原料のカカオマスなどに存在するポリフェノール物質（表3-5），さらにゴマのセサミノールや各種香辛料にも抗酸化物質が存在する。

　　＊フリーラジカル　不対電子をもつ原子または原子団で遊離基ともいう。化学的活性に富んでいる。

表3-5　ポリフェノールの種類と含まれる植物など

ポリフェノールの種類	含まれる植物など
カテキン	お茶，ワイン，リンゴ，ブルーベリー，レンコンなど
タンニン	お茶，カキ，バナナなど
アントシアニン	ブドウ，リンゴ，ブルーベリーなど
ケルセチン	タマネギ，ホウレンソウ，ブロッコリー，シュンギクなど
イソフラボン	豆腐，納豆など
ルチン	ソバ
クロロゲン	プルーン，ジャガイモ，シュンギクなど
カカオマスポリフェノール	ココア，チョコレートなど
ウーロンポリフェノール	ウーロン茶

出典）吉川敏一・宮嶋敬・吉田憲正：食の科学，283号（2001）

表3-6　果実の白血球活性化作用

食品の種類	活性化レベル
バナナ	＋＋＋＋
スイカ	＋＋＋
ブドウ	＋＋＋
ナシ	＋＋
パイナップル	＋
カキ	＋
リンゴ	＋
キウイフルーツ	＋
ナツミカン	±
グレープフルーツ	±

出典）山崎正利：食の科学，241号（1998）

② 免疫調節食品

免疫は血液中の白血球の働きが大きいが，バナナ，スイカ，ブドウ，ニンニク，タマネギなどの野菜・果物の成分には白血球を活性化する物質（表3-6）が存在する。そして，感染症，がん，炎症，動脈硬化，老化などの免疫効果があるという。また，乳酸菌もある程度の免疫作用をもつ。

③ その他の食品

低エネルギーでう歯になりにくいオリゴ糖*，血栓症を予防する青身魚含有のエイコサペンタエン酸，ドコサヘキサエン酸（p.51）など。

　　＊オリゴ糖　数個の単糖類が結合し，消化を受けない糖質。ラフィノース，フルクトオリゴ糖，ガラクトオリゴ糖，大豆オリゴ糖など。腸内ビフィズス菌の増殖促進因子となる。

4．保健機能食品

　国民の健康に対する関心が高まり，食品のもつ機能がま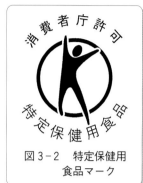
すます期待されるようになった。その結果，健康食品を利
用する人が増加し，それにともなうトラブルも増えてき
た。そこで厚生労働省は「特定保健用食品」（トクホ）制
度を設け，保健の目的が期待できることが証明されたもの
にその名称の使用を許可し，特定保健用食品マーク（図3
－2）を付けることを認めた。2009（平成21）年9月消費者
庁の設置に伴い，食品表示に関する業務は消費者庁に移管
され，特定保健用食品も消費者庁の所管となった。

図3－2　特定保健用
食品マーク

　この間，食品の機能活用が求められ，それが複雑化したことから，これまでの食品
と薬品区分を見直す必要が生じてきた。そこでこれまで医療品として使用されてきた
ビタミンや無機質（ミネラル）などが，食品のみならず，錠剤やカプセルの形状のも
のでも食品として取り扱うこととした。これらのものを適切に摂取すれば，国民の健
康維持増進に寄与することが期待される。そこで，いわゆる健康食品のうち，一定の
条件を満たすものを「保健機能食品」として，2001（平成13）年4月から厚生労働省
により正式に制度化された。さらに，食品表示法（2015年施行）に基づく食品表示基
準により，新たに「機能性表示食品」が規定された。事業者が安全性と機能性の科学
的根拠に関する情報を消費者庁に届け出ることで機能性を表示することができる。

　保健機能食品は，特定保健用食品，栄養機能食品と機能性表示食品に分けられる。

　「栄養機能食品」は栄養成分の機能を表示できる食品で，特定保健食品のように個
別の許可申請や届出などの必要はなく製造，販売することができる。ただし，次のミ
ネラル類6種，ビタミン類13種と$n-3$系脂肪酸の20成分のいずれかについて規格基
準に適合しなくてはならない。

ミネラル類	カルシウム，鉄，マグネシウム，銅，亜鉛，カリウム
ビタミン類	ナイアシン，パントテン酸，ビオチン，ビタミンA，ビタミンB_1，ビタミンB_2，ビタミンB_6，ビタミンB_{12}，ビタミンC，ビタミンD，ビタミンE，ビタミンK，葉酸

　なお，機能の表示ができるのは，1日当たりの摂取目安量に含まれる栄養成分量が
規格基準の限度を満たす場合に限られる。また，摂取上注意事項を表示しなければな
らない。保健機能食品と医薬品，一般食品との関係と，基準，表示例は図3－3のよ
うである。

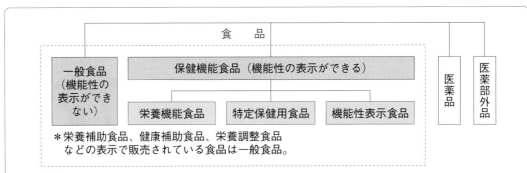

	栄養機能食品	特定保健用食品	機能性表示食品
制度	国が定めた規格基準型（自己認証）	国が有効性・安全性を審査 ①個別評価型 ②疾病リスク低減表示型 ③規格基準型 ④条件付き特定保健用食品	届出型（一定要件を満たせば事業者責任で表示）
表示	国が定めた栄養機能表示 例）カルシウムは骨や歯の形成に必要な栄養素です	構造・機能表示，疾病リスク低減表示　例）おなかの調子を整える	事業者責任で構造・機能表示 例）目の健康をサポート
対象成分	ビタミン13種，ミネラル6種，n−3系脂肪酸（p.25）	食物繊維（難消化デキストリン等），オリゴ糖，茶カテキン，ビフィズス菌，各種乳酸菌など多種類	ビタミン・ミネラルや成分特定できないものは除く，定量及び定性確認が可能で作用機序が明確なもの
対象食品	加工食品，錠剤カプセル形状食品（カリウムは除く），生鮮食品	加工食品，サプリメント形状も可能だが現状はほとんど許可されていない	生鮮食品，加工食品，サプリメント形状の加工食品
マーク	なし	あり	なし

図 3−3　保健機能食品の位置づけと制度および表示

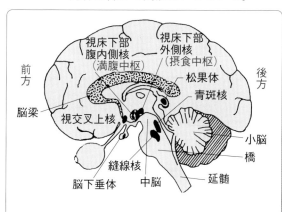

第 **4** 章

食物の摂取

1. 食　　欲

1.1　食欲の調節

　食欲（appetite）とは，食物を食べたいという欲望である。何を食べようかという意欲でもある。空腹を満たしたいという空腹感は，食物なら何でもよいのである。したがって，空腹感は生理的欲求である。目的食物のある食欲（狭義食欲という）は，空腹感により刺激はされるが，必ずしも併行ではない。満腹感があっても狭義食欲を感じることがある。しかし，空腹感と狭義食欲は厳密に区別が存在するのではなく，両者を含めて食欲といっている。

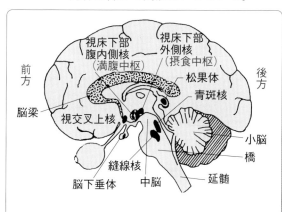

図4-1　脳の正中断面と満腹中枢，摂食中枢
出典）小池五郎：『栄養学(2)』（有斐閣新書），有斐閣（1988）

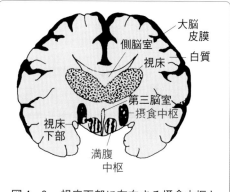

図4-2　視床下部に存在する摂食中枢と満腹中枢　出典）（図4-1と同じ）

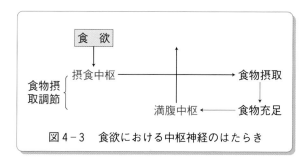

図4-3　食欲における中枢神経のはたらき

　この食欲の調節は，大脳の中央付近にある視床下部の摂食中枢と満腹中枢で行われる。摂食中枢が興奮すると食欲が起こり，これで食物摂取が行われると満腹中枢が抑制的に働く（図4-1～3）。なお，食欲は視覚，嗅覚，味覚などの感覚や精神作用，過去の経験などによって支配されるが，これには大脳の古い皮質（大脳辺縁系）が中枢となる。すなわち，狭義食欲を支配する。

1.2　食欲に関する感覚

　食物がもつ色，味，香りなどの刺激を，体の外から受けると食欲が起こる。食欲を起こさせる感覚には，味覚，嗅覚，視覚，聴覚，皮膚感覚があり，それぞれの刺激を体に備わった感覚受容器がとらえ，大脳に伝える。

　食欲に関係する聴覚として，調理する音，食物を摂取する音などがある。また，口あたり，舌ざわり，歯ごたえ，飲みものの冷たさや料理の温かさなどの皮膚感覚も，食欲を起こさせる。味覚は最も食欲に関係する感覚であるが，感覚受器は舌乳頭側面の味蕾に存在する味細胞を味物質が刺激すると感じる。しかし，味覚には個人差があり，性，年齢，人種によっても異なる。

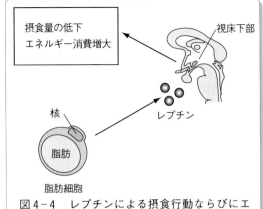

図 4 - 4　レプチンによる摂食行動ならびにエネルギー消費作用

出典）箕越靖彦：「レプチンによる糖・脂肪代謝調節作用」(斉藤昌之ほか編『脳と栄養』)，p.184，建帛社（2003）

　なお，成熟した脂肪細胞から分泌されるレプチンと称するたんぱく質が，強力な摂食抑制作用をもつという。レプチンの作用は図 4 - 4 に示したように分泌後，脳の視床下部を刺激して摂食行動を抑えるとともに，エネルギー消費を増大するなどの働きをする。

　また最近，脂肪組織から分泌されるホルモンにアディポサイトカイン（アディポネクチン）と称する物質が知られている。このホルモンは，レプチンと同様に体脂肪を燃焼させ，血糖を減らすことから，食欲にも関与するといわれる。

2．消化と吸収

2.1　消 化 器

　消化器は食物を消化および吸収する器官である。消化器は消化管と，これに付属する消化腺（消化液分泌腺）より成る（図 4 - 5）。

消化管	口腔，咽頭，食道，胃，小腸（十二指腸，空腸，回腸），大腸（盲腸，結腸，直腸），肛門
消化腺	唾液腺（唾液），胃腺（胃液），膵臓（膵液），肝臓（胆汁），腸腺（腸液）

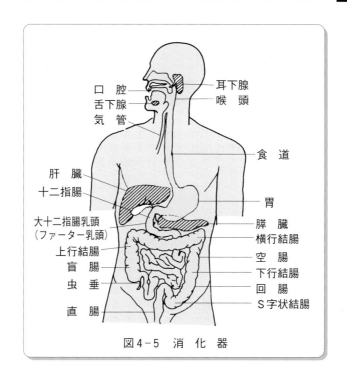

図4−5　消化器

消化管のうち，口腔には舌，歯が存在し，食物を唾液と混合して咀しゃくする。食道は食物を胃に送る管である。胃は口腔で咀しゃくした食物を一時蓄えて，胃液と混合し，胃の強力な収縮作用に助けられながら，食物を消化する。小腸では膵液，胆汁と混合した食物を消化したのち，栄養素を小腸壁から吸収する。したがって，小腸内壁は，吸収しやすいようヒダ，絨毛などが存在し，凹凸化され吸収面積を大きくしている。

大腸は未消化物の一部を，さらに腸内細菌で分解し，水分を吸収して，次第に糞便の形成を行う。

2.2　消化作用

消化（digestion）は食物栄養成分を，腸粘膜の通過吸収できる形まで分解する作用である。消化には，次の3つの作用がある。

① **機械的消化**　咀しゃくによって食物固形物を細かく破砕し，食物表面積を大きくする。さらに消化管運動により麋汁化する。また，消化液と攪拌，混合して移送し，化学的消化を助ける。

② **化学的消化**　消化液に含まれる消化酵素により，高分子の栄養素を加水分解し，腸壁を通過吸収できるように低分子化することである。化学的消化は消化の主役である。なお，胃酸，胆汁などは溶解，中和，乳化などにより，消化酵素の作用を助ける。

③ **生物学的消化**　未消化の繊維などを，大腸の腸内細菌により，その一部を分

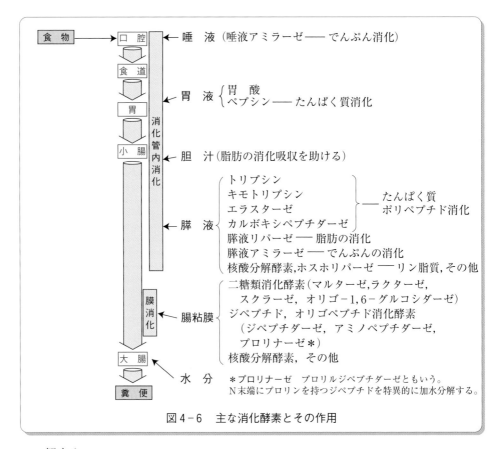

図4-6　主な消化酵素とその作用

解する。

　なお，消化液の分泌は，食欲やこれにともなう味覚，嗅覚，視覚などに関連した精神作用，食物の消化管壁接触刺激や，ガストリン，セクレチンなどの局所性消化管ホルモンの刺激によって行われる。

2.3　消化酵素

　主な消化酵素とその作用を図4-6に示した。口腔から分泌される唾液には，消化酵素の唾液アミラーゼ（プチアリン）やマルターゼが含まれる。しかし，食物の口腔にある時間が短いのであまり作用を受けず，胃で胃酸により酸性になるまで作用を受ける。唾液アミラーゼは，でんぷんなどのα-1,4-グルコシド結合を加水分解するα-アミラーゼである。

　胃液にはたんぱく質消化酵素のペプシンが含まれるが，分泌時は不活性型のペプシノーゲンである。このペプシノーゲンは最初は胃酸で，次には生成したペプシンで活性化される自家触媒作用がある（図4-7）。

　膵液は膵臓より分泌されるが，強力な作用をもつ消化酵素を多数含んでいる。トリプシンは不活性型のトリプシノーゲンとして分泌され，エンテロキナーゼ（腸粘膜上皮細胞に存在）により，自己触媒的に活性化される。そして，胃液で一部消化された

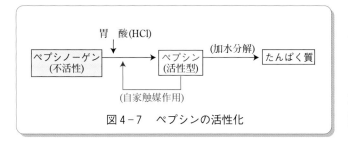

胃　酸(HCl)

ペプシノーゲン
(不活性)

(自家触媒作用)

ペプシン
(活性型)

(加水分解)

たんぱく質

図4-7　ペプシンの活性化

たんぱく質（ペプトン，プロテオース）に作用する。また，キモトリプシン，カルボキシペプチダーゼ，エラスターゼもポリペプチドを加水分解する。膵液にはでんぷん加水分解酵素の膵液アミラーゼ（アミロプシンといい，唾液アミラーゼと同様にα-アミラーゼ），脂肪を加水分解する酵素の膵液リパーゼ（ステアプシンともいう），リボヌクレアーゼ（核酸の加水分解），コレステロールエステラーゼ（コレステロールエステルの分解）などが存在する。

　胆汁は消化酵素を含有しないが，小腸内で脂肪を乳化して，脂肪の消化を助ける作用がある。また，不完全消化脂肪（モノグリセリド）に対して，胆汁成分の胆汁酸塩が結合して可溶性ミセルになる。そして，小腸粘膜の通過（吸収）に貢献する。

　二糖類の消化酵素（マルターゼ，イソマルターゼ，ラクターゼ，スクラーゼなど）と，ジペプチドを加水分解する酵素のジペプチダーゼなどは，腸粘膜細胞の微小絨毛膜外面に内在性酵素として付着する。

2.4　吸収機構

　消化された物質の大部分は，小腸粘膜から吸収される。吸収（absorption）は小腸粘膜の絨毛の中の毛細血管またはリンパ腔に入るが，その種類により次のように分かれて行われる。

　　毛細血管に吸収されるもの　　単糖類，アミノ酸，無機塩類
　　リンパ腔に吸収されるもの　　脂質消化物の大部分

なお，吸収の方法には，受動輸送（単純拡散，促進拡散），能動輸送，飲細胞現象の4種がある。

① 　単純拡散　　小腸内腔に存在する栄養素の濃度が，上皮細胞内濃度より濃い場合の吸収（濃度勾配に比例して吸収）。水溶性ビタミン，核酸消化物，脂溶性物質など。

② 　促進拡散　　栄養素が担体を介して生体膜を通過する吸収法（図4-8）で，拡散に比べて速度が速く，有効な吸収である。キシロース，フルクトース（果糖），酸性アミノ酸など。

③ 　能動輸送　　拡散とは違い，濃度勾配に逆らって小腸内腔物質濃度が薄く，濃い上皮細胞に汲み上げるように吸収する。この場合には，粘膜細胞内で合成された**ATP**（アデノシン三リン

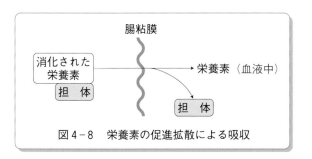

腸粘膜

消化された
栄養素
担　体

→ 栄養素　（血液中）

担　体

図4-8　栄養素の促進拡散による吸収

酸）によるエネルギーが使われる。グルコース（ブドウ糖），ガラクトース，アミノ酸，無機質，ビタミン B_{12} など。

④ **飲細胞現象** 　最も原始的な食物摂取法で，細胞膜で小胞形成の過程において粒子や液状物質を飲み込むような現象。脂肪微粒子など。

2.5　膜　消　化

小腸内では主に膵液消化酵素により栄養素が消化される。しかし，マルトース（麦芽糖），ショ糖，乳糖などの二糖類やジペプチドなどは，小腸内腔では消化されず，膜消化（membrane digestion）と呼ばれる特殊な機構で消化吸収を受ける。

すなわち，小腸粘膜細胞の微小絨毛表面には，糖たんぱく質と多糖類から成る糖衣という層が存在する（図4-9）。また，微小絨毛には二糖類消化酵素のマルターゼ，ラクターゼ，スクラーゼや，ジペプチダーゼ，アミノペプチ

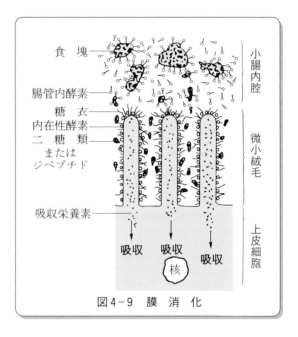

図4-9　膜　消　化

ダーゼなどのペプチダーゼが，内在性酵素として付着している。食物塊は小腸内腔の消化酵素で消化され，二糖類やジペプチドなどになると糖衣の層の中に入り，内在性酵素により接触消化を受けるとともに内部に取り込まれる。すなわち，二糖類やジペプチドは，小腸粘膜上皮細胞で，消化と吸収を同時に受けるのである。これを膜消化というが，これによって吸収速度が著しく速くなる。

二糖類，ジペプチドのほか，脂質なども膜消化を受けるといわれている。主な膜消化酵素をあげると，表4-1のとおりである。

表4-1　膜消化酵素の種類

炭水化物消化酵素	たんぱく質消化酵素
マルターゼ	エンテロキナーゼ
スクラーゼ	ジペプチダーゼ
ラクターゼ	アミノペプチダーゼ
トレハラーゼ	γ-グルタミルトランスペプチダーゼ
イソマルターゼ	ロイシンナフチラミダーゼ
脂質消化酵素	そ　の　他
コレステロールエステラーゼ	アルカリホスファターゼ
ホスホリパーゼ	
ビタミンA・エステル水解酵素	

2.6　消化吸収率

　食物に含まれる成分はすべて消化吸収されるわけではない。消化酵素や腸内細菌の分解を受けないで，糞便として排泄される物質も存在する。そこで，食物栄養素の消化吸収状態を表す方法に消化吸収率がある。消化吸収率はヒトおよび動物で求められる。

　食物の消化吸収率は摂取量に対する吸収量の比で求める。すなわち，摂取した食品の成分から糞便中に排泄した成分量を差し引いたものを体内吸収された量とし，これを摂取成分量で割り，百分率で計算したものである。これを見かけ上の消化吸収率（apparent digestibility）ともいう。

$$消化吸収率（\%）（見かけ上の消化吸収率）$$

$$= \frac{吸収成分量}{摂取食品中の成分量} \times 100$$

$$= \frac{摂取食品中の成分量 - 糞便中排泄成分量}{摂取食品中の成分量} \times 100$$

　しかし，糞便中に排泄された量は，単に未消化成分だけでなく，消化管からの分泌物，腸内細菌菌体成分，腸粘膜脱離細胞成分なども含まれている。たとえば，無たんぱく質食でも1日0.5〜0.9 gの窒素が糞便中に排泄され，また無脂肪食でも1日0.6〜1.3 gの粗脂肪が排泄されるという。したがって，見かけ上の消化吸収率は，食物成分の本当の消化吸収率とは多少相違することがある。そこで，あらかじめ体内の排泄成分（これを内因性損失量という）を，糞便中成分から差し引いておき，消化吸収率を求める方法がとられる。これを真の消化吸収率（true digestibility）という。

$$真の消化吸収率（\%）$$

$$= \frac{摂取食品中の成分量 - （糞便中排泄量 - 内因性損失量）}{摂取食品中の成分量} \times 100$$

　白米のたんぱく質，脂質，炭水化物の見かけ上の消化吸収率と真の消化吸収率は，表4-2のとおりである。

表4-2　白米の消化吸収率（ヒト）

	たんぱく質	脂　　質	炭水化物
見かけ上の消化吸収率(%)	78.57	78.63	99.66
真 の 消 化 吸 収 率(%)	97.58	99.45	—

2.7　炭水化物・脂質・たんぱく質の吸収後の代謝

　炭水化物・脂質・たんぱく質は消化され，吸収された後，体内で酸化分解されエネルギーの生成および体構成成分となる（図4-10）。

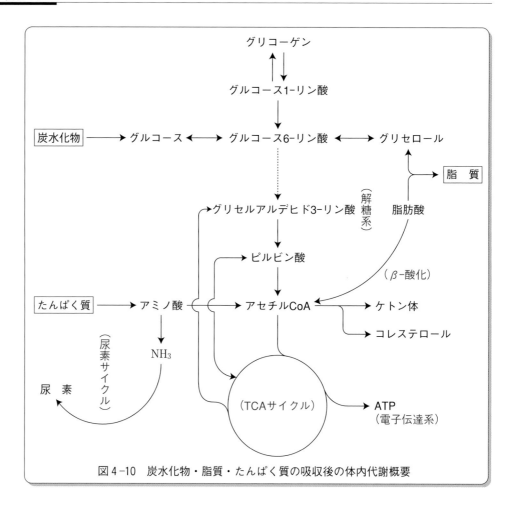

図4-10　炭水化物・脂質・たんぱく質の吸収後の体内代謝概要

第 5 章

炭水化物とその栄養

1. 炭水化物の化学

1.1 定義と分類

　炭水化物*は，炭素（C），水素（H），酸素（O）の3元素からできており，その分子式は少数の例外を除いて，一般に$C_m(H_2O)_n$で表され，炭素と水が化合した形になっているので，かつては含水炭素と呼ばれた。炭水化物とは，多価アルコールのアルデヒドまたはケトン，およびその誘導体，あるいはそれらの重合体**の総称である。

　炭水化物は単糖類，少糖類，多糖類の3群に大別される。単糖類とは，これ以上加水分解されない最も簡単な糖類である。この単糖類が2〜6個結合したものが少糖類であり，多数縮合したものが多糖類である。

> ＊炭水化物　炭水化物のことを糖質ということもあるが，四訂日本食品標準成分表では，繊維以外の炭水化物成分を糖質としていた。また，エネルギー源として利用できる炭水化物を糖質としていたこともある。
>
> ＊＊重合体　同一化合物が多数結合してできたもの。結合した数を重合度という。

1.2 単 糖 類（monosaccharide）

（1）構　　造

　単糖類は多価アルコール（1分子中に数個の−OH基をもつアルコール）の−OHの1つが脱水素されてアルデヒド（−CHO）またはケトン（>C=O）になったものである。たとえば，グリセロール（3価のアルコール）は，グリセルアルデヒドとジヒドロキシアセトンになる。これらは生体内で糖代謝の中間物質として現れる。

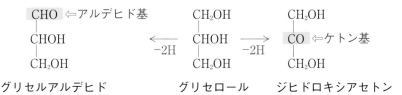

```
CHO ⇐アルデヒド基          CH₂OH              CH₂OH
|                          |                  |
CHOH          ←            CHOH      →        CO ⇐ケトン基
|            −2H           |        −2H       |
CH₂OH                      CH₂OH              CH₂OH
グリセルアルデヒド         グリセロール       ジヒドロキシアセトン
```

　単糖類は鎖状構造だけでは説明できない性質を示し，溶液中では大部分が環状構造をしている。環状構造は六角形や五角形で示されている。例として，グルコース（ブドウ糖），フルクトース（果糖）の構造を図5−1に示した。

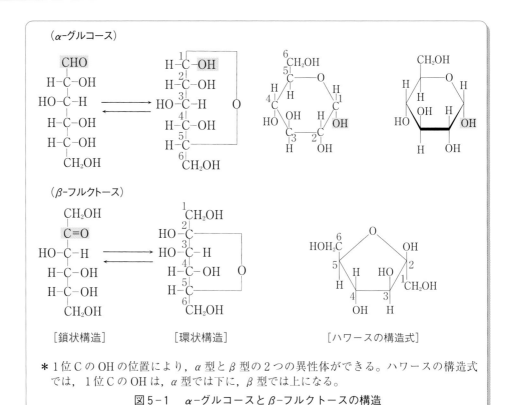

（α-グルコース）

（β-フルクトース）

[鎖状構造]　　　　　　[環状構造]　　　　　　[ハワースの構造式]

＊1位CのOHの位置により，α型とβ型の2つの異性体ができる。ハワースの構造式
では，1位CのOHは，α型では下に，β型では上になる。

図5-1　α-グルコースとβ-フルクトースの構造

（2）種　　類

　単糖類は構成する炭素の数により，三炭糖，四炭糖，五炭糖，六炭糖，七炭糖に細
分される。前記のグリセルアルデヒド，ジヒドロキシアセトンは三炭糖である。栄養
学では，六炭糖および五炭糖が重要である。

1）五　炭　糖（ペントース，pentose）

　リボース（ribose），デオキシリボース（deoxyribose）は核酸（RNA，DNA）の構成
成分として重要である。キシロースは木材やワラなどの多糖類キシランの構成単位で
ある。

2）六　炭　糖（ヘキソース，hexose）

　　グルコース（ブドウ糖，glucose）　　体内でエネルギー源として利用される主な
糖で，最も重要な糖であり，血液中に含まれている（血糖）。フルクトースなど
とともに植物界に広く分布している。ブドウに多く含まれるのでブドウ糖とも呼
ばれる。また，二糖類，多糖類などの構成成分になっている。

　　フルクトース（果糖，fructose）　　果実に多く含まれるので果糖ともいわれ
る。二糖類のショ糖や多糖類のイヌリンの構成成分になっている。

　　ガラクトース（galactose）　　乳糖の構成成分である。また，寒天や糖脂質の構
成成分にもなっている。

　　マンノース（**mannose**）　　コンニャクマンナンの構成成分である。糖たんぱ
く質の構成成分にもなっている。

（3）　誘　導　体

糖アルコール，アミノ糖，ウロン酸，硫黄糖（いおう）などがある。

　　アミノ糖　　2位Cの−OHがアミ
ノ基（−NH₂）で置換されたもので，
グルコサミンは糖脂質，糖たんぱく
質，キチンに含まれ，ガラクトサミン
は糖脂質に含まれている。

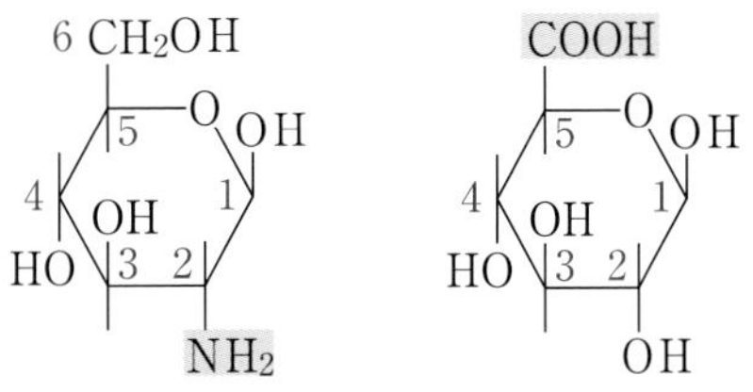

　　ウロン酸　　6位Cの−CH₂OHが
カルボキシル基（−COOH）に酸化されたもので，グルクロン酸は解毒にはたら
き，ガラクチュロン酸はペクチンの，またマンヌロン酸はコンブ，ワカメなどに
含まれるアルギン酸の構成成分である。

（図中）
$6\ CH_2OH$　　グルコサミン
NH_2

$COOH$　　グルクロン酸
OH

1.3　少　糖　類（oligosaccharide）

　　少糖類は数個の単糖類がグリコシド結合により結合したものである。グリコシド結
合には，α-1,4-結合，α-1,6-結合，β-1,4-結合がある（図5-2）。少糖類は結合する
単糖類の数により二糖類，三糖類……に分類される。二糖類が最も重要である。

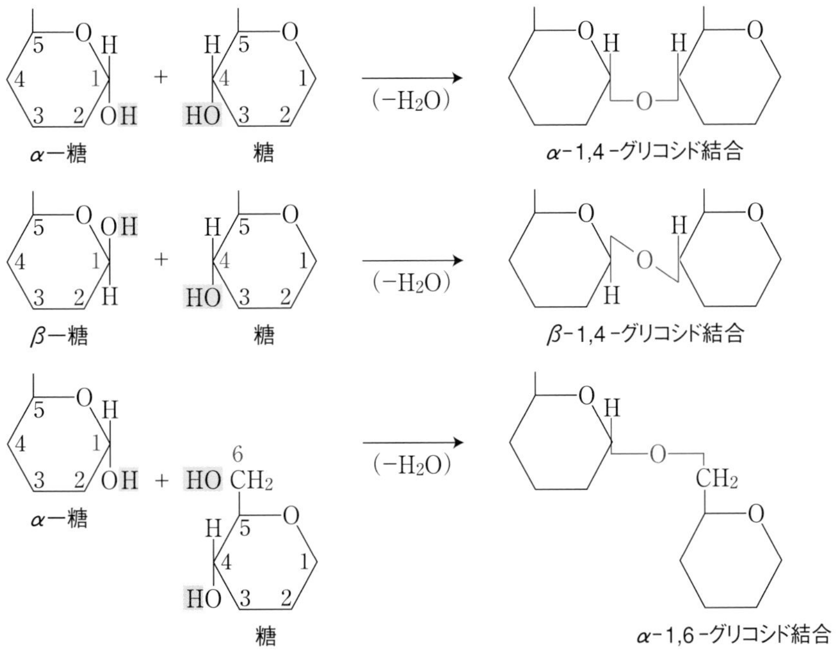

図5-2　グリコシド結合

次に二糖類の例をあげる。

1）　マルトース（麦芽糖，**maltose**）

2分子のグルコースがα-1,4-グリコシド結合で結合したもので，でんぷんやグリコーゲンの加水分解により生ずる。麦芽中に多く含まれる。麦芽を用いてでんぷんを分解するとマルトースを主成分とする水あめができる。なお，2分子のグルコースがα-1,6-結合したものはイソマルトースといい，グリコーゲンやでんぷんの枝分かれの位置にあり，これらの消化のときに生ずる。

2）　ショ　糖（スクロース，**sucrose**）

1分子のグルコースと1分子のフルクトースが結合したものである。サトウキビ（カンショ）や砂糖ダイコン（テンサイ）から工業的につくられている。一般に砂糖と呼ばれ，でんぷんに次いで多く摂取される炭水化物である。ショ糖は加水分解されやすく，分解するとグルコースとフルクトースになり，旋光性が（＋）から（－）に変わるので転化糖といわれる。これは，フルクトースの甘さが強いので，ショ糖より甘い*。

> ＊甘味度　ショ糖の甘味度を100とした場合の他の糖類の相対的な甘さは，次のとおりである（転化糖以外は Biester のデータ）。
>
> | | | | | | |
> |---|---|---|---|---|---|
> | フルクトース（果糖） | 173 | 転化糖 | 130 | ショ糖 | 100 |
> | グルコース（ブドウ糖） | 74 | マルトース（麦芽糖） | 33 | | |
> | ガラクトース | 32 | 乳糖（ラクトース） | 16 | | |

3）　乳　糖（ラクトース，**lactose**）

1分子のグルコースと1分子のガラクトースが結合したものである。牛乳に4〜5％含まれている。

1.4　多　糖　類（**polysaccharide**）

多数の単糖類あるいはその誘導体がグリコシド結合により連結したものである。主要なものを次にあげる。

1）　でんぷん（**starch**）

グルコースが多数結合したもので，植物の貯蔵物質である。アミロース（amylose）とアミロペクチン（amylopectin）より成る（図5-3）。アミロースは，グルコースがα-1,4-結合で連結したもので，でんぷんを生成する植物の種類によって異なるが，多くの天然のでんぷんに20％前後含まれる。アミロペクチンはα-1,6-結合の枝分かれをもっている。24〜30個のグルコースの鎖ごとに枝分かれがある。

2）　グリコーゲン（**glycogen**）

動物の貯蔵物質で，肝臓，筋肉などに存在する。構造はアミロペクチンに似ているが，枝分かれがより多い。

3）　デキストリン（**dextrin**）

でんぷんの加水分解の途中にできる物質であり，グルコースの重合度により種々のデキストリンがある。

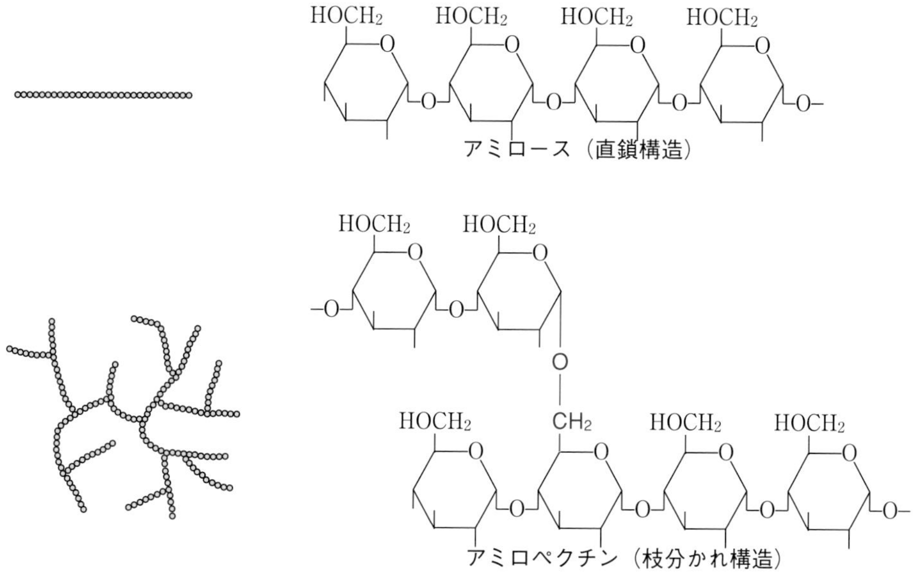

アミロース（直鎖構造）

アミロペクチン（枝分かれ構造）

図5-3　アミロースとアミロペクチン

4）　セルロース（**cellulose**）

植物の細胞壁の構成物質で，グルコースがβ-1,4-結合している。ヒトなど多くの哺乳動物は，β-1,4-結合を切る酵素をもっていないので，これを消化することができない。しかし，次に述べる他の不消化の多糖類とともに食物繊維（p.22）として重要なはたらきをしている。なお，草食動物は消化管内にβ-1,4-結合を切る微生物をもっているので，セルロースをエネルギー源にすることができる。

5）　その他の多糖類

イヌリン　　約20～30個のフルクトースが結合したもので，ダリヤ，キクイモ，ゴボウなどに含まれる。

コンニャクマンナン　　コンニャクイモの主成分で，グルコースとマンノースを1：2の割合で含む。

寒　　　天　　海藻から得られ，ガラクトースから成る。一部は硫酸エステルになっている。

キ　チ　ン　　甲殻類や昆虫の外殻の成分でアセチル化されたグルコサミンの重合体である。

ヘミセルロース　　植物の細胞成分の中でセルロース以外の多糖類の混合物をヘミセルロースという。キシロースの重合体であるキシランとマンノースの重合体であるマンナンなどがある。

ペクチン　　果実に含まれる。ガラクチュロン酸の重合体である。

アルギン酸　　褐藻類（コンブ，ワカメ，アラメ，ヒジキなどの海藻）の細胞壁構成成分である。マンヌロン酸を含む多糖類である。

　　ムコ多糖類（粘液多糖類）　　生体内には，ヒアルロン酸，コンドロイチン硫酸，ヘパリンなどのムコ多糖類がある。

2．炭水化物の消化と吸収

2.1　α-アミラーゼの作用

　食物中のでんぷん，グリコーゲンは唾液や膵液中の α-アミラーゼ（α-amylase）によって切断される。α-アミラーゼは多糖類の α-1,4-グリコシド結合に特異的に働く（二糖類であるマルトースの α-1,4結合には作用しない）。

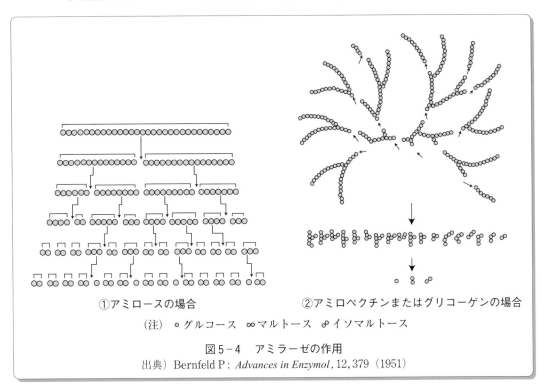

①アミロースの場合　　　　　②アミロペクチンまたはグリコーゲンの場合

（注）○グルコース　∞マルトース　♂イソマルトース

図5-4　アミラーゼの作用

出典）Bernfeld P：*Advances in Enzymol*, 12, 379（1951）

　でんぷんのアミロースが作用を受けるときは，図5-4①のように，任意の所の結合が切れてマルトースとごく少量のグルコースを生じる。でんぷんのアミロペクチンあるいはグリコーゲンが作用を受けるときは，図5-4②のように，任意の所の α-1,4-結合が切れるが，α-1,6-結合には作用しないので，マルトース（α-1,4-結合），ごく少量のグルコース以外にイソマルトース（α-1,6-結合）も生じる。

2.2　消　　　化

1）　唾液による消化

　唾液アミラーゼはでんぷん，グリコーゲン，デキストリンを分解するが，実際には口腔内では単に唾液と食物が混合される程度で停滞時間は非常に短く，その作用はわ

ずかである。

2） 胃における消化

胃液中には炭水化物消化酵素は含まれていないが，唾液アミラーゼによる作用が続けられる。しかし，唾液アミラーゼは，pH 4 以下では不活性化される。胃液は塩酸（胃酸）のため強酸性（pH 1 ～ 2 ）なので胃液にふれると唾液アミラーゼの作用は停止するが，食塊がすべて強酸性になるまでの間，普通15～30分間は作用が続くといわれる。

3） 小腸における消化

でんぷん，グリコーゲン，デキストリンは膵液アミラーゼによりマルトース，少量のグルコースおよびイソマルトースになる。マルトースは消化酵素マルターゼにより，イソマルトースはオリゴ–1,6–グリコシダーゼによりグルコースとなる。ショ糖，乳糖はそれぞれスクラーゼ，ラクターゼ*により単糖類になる。上記マルトース以下の二糖類の消化は内在性酵素で膜消化（p.32）を受ける。

＊ラクターゼ活性 ラクターゼ活性は乳児期に高く，離乳，成長が進むにつれて低下する。

2.3 吸　　収

膜消化されたすべての単糖類は小腸から吸収される。六炭糖だけでなく五炭糖も吸収される。グルコースの吸収速度を100とすると，ガラクトースは110，フルクトース43，マンノース19，キシロース15，アラビノース 9 の割合である。グルコース，ガラクトースは能動的に吸収される。

3．炭水化物の代謝と栄養

3.1 消化・吸収後の行方

食物中の炭水化物は消化されて単糖類となり吸収される。吸収後の行方を図 5-5

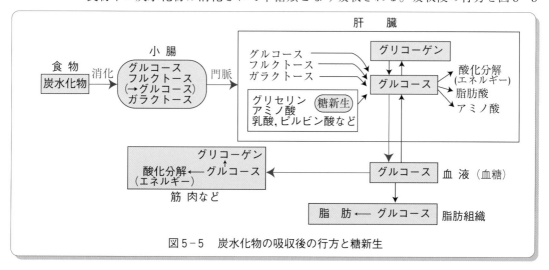

図 5-5　炭水化物の吸収後の行方と糖新生

に示した。吸収，利用される主要な単糖類はグルコースおよびフルクトース*，ガラクトース**である。これらの糖は門脈***を経て肝臓にいく。

　肝臓に取り入れられた糖は，そこで次のような変化を受ける。

　　① フルクトースの大部分はグルコースに変えられる（かなりの量のフルクトースが，門脈系に入る前に腸壁でグルコースに変換される）。

　　② ガラクトースはグルコースに変えられる。

　　③ グルコースはグリコーゲンに合成され蓄えられる。

　　④ グルコースはエネルギー源として酸化分解される。

　　⑤ グルコースから脂肪酸がつくられる。

　　⑥ グルコースからある種のアミノ酸がつくられる。

　　　　生成するのは可欠アミノ酸（p.70）である。

　しかし，吸収されたグルコースの一部はそのまま血液中に出ていく。肝臓のグリコーゲンは必要に応じて分解してグルコースとなり，血液中に出る。筋肉などの組織は血液からグルコースを取り入れ，グリコーゲンに合成して蓄えたり，エネルギー源として分解利用したりする。脂肪組織はグルコースを脂肪酸に変えることができる。

　代謝での炭水化物の主要な役割はエネルギー源になることである。生体内のグリコーゲン，グルコースの量は表 5-1 に示すように限られている。摂取する栄養素としては，通常，炭水化物が最も多いのに，体内には少量しか存在しないのは，エネルギー源として利用されやすく酸化分解されてしまったり，脂肪に転換されて利用されるためである。

表 5-1　人体内炭水化物の量（体重70 kg 男子）

肝臓グリコーゲン	肝臓重量(1,800 g)中	6 %	108 g
筋肉グリコーゲン	筋肉全重量(35 kg)中	0.7%	245 g
血液その他細胞外液のグルコース	全液量(10 L)中	0.1%	10 g
計			363 g

出典）Harper : *Review of Physiological Chemistry*（1973）

＊ショ糖の摂取が多いときにはグルコースが量的に多くなり，血糖源として重要になる。

＊＊乳（乳糖）の摂取が多いときにはグルコースが量的に多くなり，血糖源として重要になる。

＊＊＊消化管と脾臓からの静脈血を集めて，肝臓に運ぶ静脈。

3.2　血糖の維持

　血液中の糖（グルコース）を血糖という。血液中のグルコース濃度は，食物摂取などによって変動するが，消化・吸収後の状態では80〜100 mg/100 mL でほぼ一定値を示している*。このことは，生体の各組織にエネルギー源として一定の割合で絶えずグルコースを補給することが必要であることを意味している。しかし，血糖に対する依存度は組織によってかなり異なっている。脳・神経系は，正常の状態では**血液が供給するグルコースのみをエネルギー源とし，血糖を頼りに生きており，活動している。これに対して筋肉など他の多くの組織は，グルコース以外の物質（脂肪・アミノ酸など）からもエネルギーを得ており，血糖に対する依存度はそれほど強くない。

　血糖は，各組織に取り込まれて利用されるため絶えず血液から失われるが，一方絶

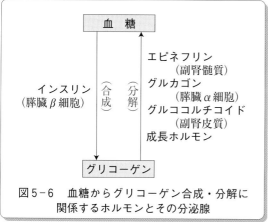

図5-6 血糖からグリコーゲン合成・分解に
関係するホルモンとその分泌腺

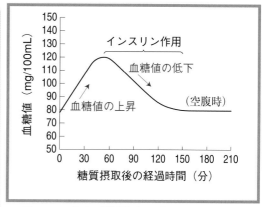

図5-7 食事（糖質）摂取後の血糖値の変化

えず供給されて，その含量はほぼ一定に維持されている。その調節には膵臓分泌ホルモンが働いている。血糖値を下げるほうに働くホルモンはインスリン（膵臓ホルモン）が唯一のものであり，上げるほうにはたらくホルモンとしてはエピネフリン（副腎髄質ホルモン），グルカゴン（膵臓ホルモン），グルココルチコイド（副腎皮質ホルモン），成長ホルモンがある（図5-6）。血糖の最も重要な供給源は肝臓グリコーゲンである。

> ＊グルコース濃度　健常者の場合，炭水化物を摂取すると，一時的に120～130 mg/100 mLにまで上昇する。2～3時間を経ると正常値まで低下する（図5-7）。絶食状態では60～70 mg/100 mL程度にまで低下することがある。
>
> ＊＊絶食時には，かなりの量のケトン体が脳によって利用されると考えられている。

3.3　肝臓グリコーゲン

　肝臓のグリコーゲン濃度は，炭水化物の摂取量や摂取後の経過時間などによって異なるが，通常は2～8％で，他の組織に比べて高い。

　肝臓グリコーゲンは血糖の最も大きな供給源で，血糖値が低下したときには分解してグルコースになり，これを血液中へ送り出す。

　肝臓ではグルコース，フルクトース，ガラクトースなどの糖からグリコーゲンが合成されるが，このほか脂肪からのグリセリン，ある種のアミノ酸，糖の中間代謝産物（乳酸，ピルビン酸など）からもグルコース，さらにグリコーゲンが合成される（図5-5）。糖以外の物質からのグルコースの合成を糖新生という。

　糖の供給がないときでも，たとえば絶食した場合でさえも，血糖値がある程度以下に下がることがないのは，体脂肪の分解によるグリセリン，体たんぱく質の分解によるアミノ酸，筋肉で生じた乳酸などから肝臓でグルコース，グリコーゲンがつくられ，血液にグルコースが供給されるからである。

3.4　筋肉グリコーゲン

　筋肉には0.5～1.0％のグリコーゲンが含まれ，これは筋肉のエネルギー源として重要である。筋肉量は多い（通常，成人で体重の約40～50％）ので，体内の炭水化物の

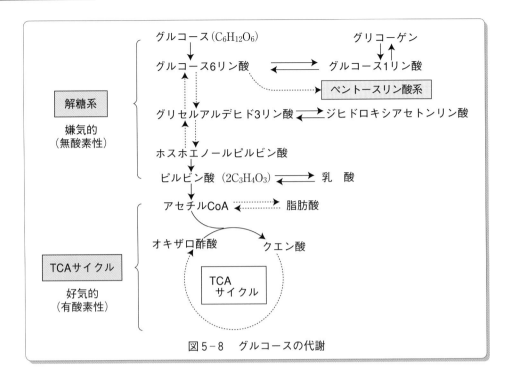

図 5-8　グルコースの代謝

うち筋肉グリコーゲンの占める割合は大きい（表 5-1）。

　筋肉グリコーゲンは血液中から取り入れられたグルコースを材料につくられたものである。筋肉では肝臓とは異なり，グルコース以外の物質からグリコーゲンは生成されない。また，筋肉グリコーゲンは肝臓グリコーゲンと異なり，グルコースとなって血液中に放出されることはなく，血糖の給源にならない。

3.5　グルコースの代謝

　グルコースが体内でエネルギー源として代謝される場合，嫌気的（無酸素性）過程の解糖系と，好気的（有酸素性）過程の TCA サイクルの 2 つの段階に分けられる（図 5-8）。このほかグルコースの重要な代謝経路としてペントース・リン酸経路がある。

（1）解　糖　系（glycolysis）

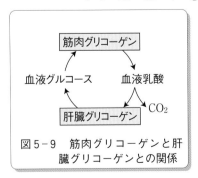

図 5-9　筋肉グリコーゲンと肝臓グリコーゲンとの関係

　グルコースは一連の変化を受け，三炭糖リン酸を経てピルビン酸になる。酸素がない状態ではピルビン酸は乳酸になる。この際，少量ではあるが，エネルギーが出る（1 分子のグルコースから 2 分子の ATP が生成する）。ここまでの反応を解糖系〔エムデン・マイヤーホフの経路（Embden-Meyerhof pathway）ともいう〕といい，酸素なしでも進行するので，激しい運動時のように，酸素の補給が間に合わない状態でのエネルギー発生にきわめて重要である。

　このようにして筋肉に生成した乳酸は血液中へ出て，一部は尿中に排泄されたり，心筋のエネルギー源として酸化分解されたりするが，大部分は，運動終了後に肝臓でグリコーゲンにつくりかえられて，再び血糖の供給源として利用される〔図5-9，コリのサイクル（Cori　cycle）という〕。この際，グリコーゲンをつくるのに必要なエネルギーは，乳酸の一部を酸化分解することによって得られる。

　激しい筋肉運動時の筋肉疲労や筋肉の硬直は，酸素が不足して乳酸が多量に発生し，その処理が間に合わず，筋肉に蓄積したために起こる。

（2）　TCA サイクル（tricarboxylic acid cycle）

　ピルビン酸は，酸素が存在すると，アセチル CoA となり，アセチル CoA はオキザロ酢酸と結合してクエン酸となり，これは TCA サイクル*といわれる一連の反応によって再びオキザロ酢酸になる。この反応において二酸化炭素（CO_2）と水（H_2O）が生じ，アセチル CoA は完全に酸化され，多くのエネルギーが発生する。

　グルコース1分子が解糖反応と TCA サイクルによって二酸化炭素と水とに完全分解すると，筋肉では38分子の ATP が生じる**。

> ＊**TCA サイクル**　クレブスサイクル（Krebs　cycle），クエン酸サイクルともいわれる。サイクルは回路とも訳される。
>
> ＊＊**ATP の生成**　サイクルが1回転するごとにアセチル CoA から12分子の ATP が生成する。ピルビン酸がアセチル CoA になるときに3分子の ATP が生成されるので，ピルビン酸がアセチル CoA を経て TCA サイクルにより完全酸化されると15分子の ATP が生成する。

3.6　エネルギーと ATP

　生体内での直接のエネルギー源としてその主役を果たしているのは，ATP（adenosine triphosphate）である。ATP は図5-10に示すように，アデノシンに3分子

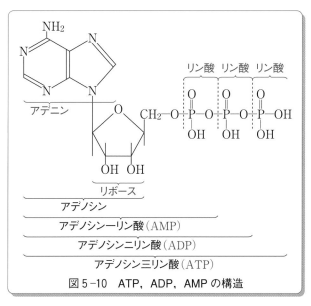

図5-10　ATP，ADP，AMP の構造

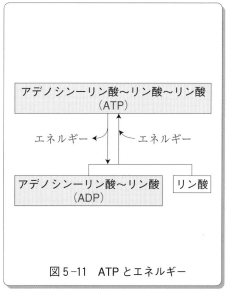

図5-11　ATP とエネルギー

のリン酸 H_3PO_4 が結合している。このリン酸同士の結合は高エネルギー結合であって，この結合が切れると 8.8 kcal（図5-11～リン酸結合部）のエネルギーが発生する。

　ATP は必要に応じて1分子のリン酸を放し，エネルギーを放出して ADP となる。放出されたエネルギーは筋肉の収縮，神経の伝導，生体成分の合成などに必要なエネルギーの直接の供給源としてはたらく。ADP は主として，食物中の炭水化物，脂肪，たんぱく質が TCA サイクルによって水と二酸化炭素へ酸化分解され，得られるエネルギーを用いて，新しくリン酸を結合して ATP になるという変化が繰り返される（図5-10, 11）。

3.7　炭水化物と脂肪の代謝上の関係

　炭水化物と脂肪の間には，次のような密接な関係がある。

　グルコース，脂肪は，最終的には，TCA サイクルという共通の経路によって酸化分解され，エネルギーを発生する。

　グルコースはアセチル CoA を経て脂肪に転換される。しかし逆に，脂肪からグルコースへの転換はできない。ピルビン酸からアセチル CoA は生成できるが逆にアセチル CoA からピルビン酸の生成はできないからである（図5-8）。

　炭水化物の貯蔵形態としてはグリコーゲンがあるが，その量は限られており（表5-1），エネルギー貯蔵という点では貯蔵脂肪のほうが重要である。炭水化物の摂取状況にもよるが，摂取した炭水化物のかなりの部分は脂肪に転換され，その結果，脂肪として代謝される。

　脂肪含量が非常に高い食事を摂取したときや，エネルギー摂取を制限したとき，あるいは糖尿病のように体内での糖の利用が障害されているときには，脂肪酸がエネルギー源として多く用いられ，ケトン体の生成も高まり，ケトーシス（ketosis）を起こす（p.57）。脂肪の円滑な燃焼のためには，ある量以上の糖を供給する必要がある。1日に最低 50～100 g の炭水化物を摂取する必要がある。

3.8　炭水化物の機能と栄養的特質

　炭水化物は生体内で，核酸，糖脂質，糖たんぱく質など重要な物質の成分となっているが，炭水化物の主要な機能はエネルギー源になることである。エネルギー発生における脂肪との関係については前述のとおりである。なお，食物繊維はエネルギー源にはなりにくいが，健康上重要なはたらきをもっている。

　食物成分としての炭水化物の栄養的特質としては，消化・吸収されやすく，エネルギー源として利用されやすいこと，ショ糖，フルクトース，グルコースなどの糖類は甘味をもち食品の味を豊かにし，穀類のようなでんぷん性の食品は，味が淡泊で主食として継続して摂取するのに適していることなどがあげられる。

　でんぷん性の食品は一般に安価であり，経済力が低いほどエネルギー源を穀類，イモ類に多く頼る傾向がある。一般に，経済的に向上するとともにでんぷんの消費が減

少し，ショ糖の消費が高くなる傾向があり，ショ糖はでんぷんに次いで消費量の多い炭水化物である。ショ糖の消費増加は肥満の助長，アテローム性動脈硬化*の促進に関連するという説がある。ショ糖は血清脂質を増加させることが知られている。また，むし歯の発生にも関係している。しかし，疲れたとき，特にエネルギー消費量が多くて低血糖の状態になったときは，ショ糖は消化・吸収が速く，急速に血糖値を高め，回復効果が大きい。

食生活の近代化とともに食物繊維の摂取量が減少する傾向がみられるが，食物繊維が健康上重要な役割を果たすことはすでに述べた（p.22）。

　　＊アテローム性動脈硬化　粥状硬化症ともいわれ，動脈血管内膜に脂質，特にコレステロールが沈着して硬化を起こす。

3.9　炭水化物の不足と過剰の影響
（1）　不足の影響

炭水化物摂取不足のときは，脂肪，たんぱく質から多くのエネルギーを発生しなくてはならない。また，総摂取エネルギーも不足しがちになる。

① 　エネルギー源として炭水化物が不足し，脂肪から多くのエネルギーを発生するとき（総摂取エネルギーが不足して体脂肪が動員されるときも含む）には体内にケトン体が蓄積し，ケトーシスを起こす（p.57）。

② 　たんぱく質から多くのエネルギーを発生すると，多くの窒素化合物を腎臓から排泄しなければならないという負担がかかる（p.79）。

（2）　過剰の影響

① 　過剰の炭水化物は体内で脂肪に変換されて，体脂肪として貯蔵されるので肥満の原因となる。また，この際生成する脂肪酸は，飽和脂肪酸と二重結合が1個の不飽和脂肪酸であって，多価不飽和脂肪酸が生成されないことは注意する必要がある（p.50）。

② 　炭水化物を多く摂取すると，他の必要な栄養素，特にたんぱく質，脂質の摂取が減少するおそれがある。

③ 　炭水化物を多く摂取すると，ビタミン B_1 の必要量が多くなる。

3.10　炭水化物の摂取状況

わが国国民の炭水化物摂取はこの20〜30年，年々減少している。たとえば平成30 (2018) 年国民健康・栄養調査結果によると，炭水化物は1人1日当たり251.2gであり，昭和50 (1975) 年の345.3 g と比較すると72.7％に減少している。これをエネルギーの栄養素別構成比でみると63.1％から56.8％に低下し，その分は脂質，たんぱく質の熱量素比率が増加している（図5-12）。これらの主原因は穀類，特に米のでんぷん摂取減と，動物性食品ならびに油脂類が増加していることによる。

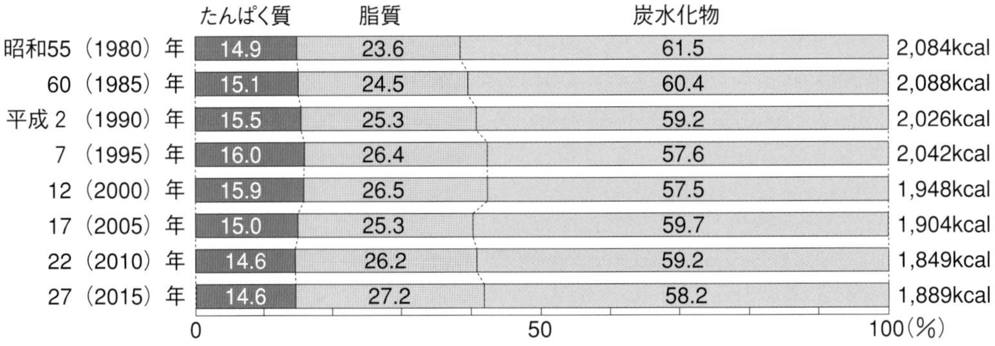

	たんぱく質	脂質	炭水化物	
昭和55（1980）年	14.9	23.6	61.5	2,084kcal
60（1985）年	15.1	24.5	60.4	2,088kcal
平成2（1990）年	15.5	25.3	59.2	2,026kcal
7（1995）年	16.0	26.4	57.6	2,042kcal
12（2000）年	15.9	26.5	57.5	1,948kcal
17（2005）年	15.0	25.3	59.7	1,904kcal
22（2010）年	14.6	26.2	59.2	1,849kcal
27（2015）年	14.6	27.2	58.2	1,889kcal

図5-12　エネルギーの栄養素別摂取構成比（年次推移）
出典）厚生労働省国民健康・栄養調査結果より

第 **6** 章

脂質とその栄養

1. 脂質の化学

1.1　定義と分類

　脂質とは，直接，間接に脂肪酸に関係のある一群の物質の総称である。水には溶けないが，エーテル，クロロホルム，ベンゼンなどの有機溶媒には溶ける。構成成分によって，通常次のように分類する。

① 　単純脂質　脂肪酸とアルコールとのエステル（脂肪，ロウ）

② 　複合脂質　脂肪酸とアルコールのほかに他の成分が結合した化合物（リン脂質，糖脂質など）

③ 　誘導脂質　上記の物質が加水分解されて生じる物質（脂肪酸，ステロイドなど）

1.2　脂　　　肪（トリグリセリド，**triglyceride**）

　グリセロール（glycerol）に脂肪酸が結合したものをグリセリド（glyceride，アシルグリセロール，acylglycerol）という。グリセロールは３価のアルコール（３個の–OH基をもつ）であり，１～３個の脂肪酸と結合することができる。グリセロールに３個の脂肪酸が結合したものがトリグリセリド（トリアシルグリセロール*）で，通常，脂肪といえばトリグリセリドを指している。しかし，脂肪を広い意味で用い，脂質と同義語として用いる場合もあり，トリグリセリドを特に中性脂肪ということがある。また油脂という言葉も用いられ，一般に常温で液状のものを油，固体状のものを脂と呼んでいるが，この区別は明白なものではない。

$$
\begin{array}{cccc}
CH_2O\,H & R-CO\,OH & CH_2-O-CO-R & \\
CHO\,H \quad + & R'-CO\,OH & \longrightarrow \quad CH-O-CO-R' \quad + & 3\,H_2O \\
CH_2O\,H & R''-CO\,OH & CH_2-O-CO-R'' & \\
\end{array}
$$

　　　　グリセロール　３個の脂肪酸　　　　　トリグリセリド（脂肪）

　グリセロールに脂肪酸が１個または２個結合したものを，それぞれ，モノグリセリド，ジグリセリドというが，これらは体内で消化や代謝により生成する。

　　＊トリアシルグリセロール　グリセロールと脂肪酸由来の３個のアシル基R–CO–を意味する。

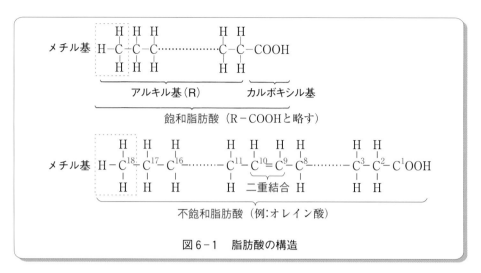

図6-1　脂肪酸の構造

1.3　脂　肪　酸（fatty acid）

　脂肪酸の構造を図6-1に示した。しばしばR-COOHと略される。飽和脂肪酸（saturated fatty acid）と不飽和脂肪酸（unsaturated fatty acid）とがある。

　飽和脂肪酸は，そのアルキル基（R）の炭素（C）にCまたはHが4個結合しており，Cは飽和している（このCの原子価は4価である）。

表6-1　飽和脂肪酸

		炭素数	融点（℃）
酢　酸	CH_3COOH	2	16.7
酪　酸	C_3H_7COOH	4	-8
カプロン酸	$C_5H_{11}COOH$	6	-3
カプリル酸	$C_7H_{15}COOH$	8	16
カプリン酸	$C_9H_{19}COOH$	10	31.5
ラウリン酸	$C_{11}H_{23}COOH$	12	44
ミリスチン酸	$C_{13}H_{27}COOH$	14	58
パルミチン酸	$C_{15}H_{31}COOH$	16	63〜64
ステアリン酸	$C_{17}H_{35}COOH$	18	71.5〜72
アラキジン酸	$C_{19}H_{39}COOH$	20	77

　これに対して，不飽和脂肪酸は二重結合（まれに三重結合をもつものもある）をもっている。

　不飽和脂肪酸のなかで，二重結合を2個以上もつものを多価不飽和脂肪酸（polyunsaturated fatty acid）という。

　主要な飽和脂肪酸，不飽和脂肪酸およびそれらの融点を表6-1，2に示した。飽和脂肪酸の最も簡単なものは酢酸であるが，酢酸は脂肪の構成成分にはならない。飽和脂肪酸は炭素数が多くなるにつれて融点は

表6-2　不飽和脂肪酸

			炭素数：二重結合の位置	融点（℃）
	オレイン酸	$C_{17}H_{33}COOH$	18：9	12
多価不飽和脂肪酸	リノール酸	$C_{17}H_{31}COOH$	18：9, 12	-5
	リノレン酸	$C_{17}H_{29}COOH$	18：9, 12, 15	-11
	アラキドン酸	$C_{19}H_{31}COOH$	20：5, 8, 11, 14	-49.5
	エイコサペンタエン酸	$C_{19}H_{29}COOH$	20：5, 8, 11, 14, 17	-54.1
	ドコサヘキサエン酸	$C_{21}H_{31}COOH$	22：5, 8, 11, 14, 17, 20	-44.3

（注）　二重結合の位置はカルボキシル基-COOHのCから数えた番号（図6-1参照）

高くなる。炭素数が10以上の脂肪酸は常温では固体である。不飽和脂肪酸は二重結合の数が多くなるに従って融点は下がる。通常すべての不飽和脂肪酸は液状である。脂肪酸の性質は脂肪にも及び，飽和脂肪酸の多い脂肪は固体で，不飽和脂肪酸の多い脂肪は液体である。

　動物は生体内で炭水化物やたんぱく質から飽和脂肪酸をつくることができ，さらに飽和脂肪酸から二重結合が1個の脂肪酸（オレイン酸，パルミトオレイン酸）をつくることができる。しかし，リノール酸（二重結合2個），リノレン酸（二重結合3個），アラキドン酸（二重結合4個）など，二重結合を2個以上もつ脂肪酸は直接つくることができない。これらの脂肪酸は体にとって必要であり，体内でつくることができないので，健康を保つためには食物から必ず摂取しなければならない。そこで必須脂肪酸と呼ばれている（p.58）。ただし，リノール酸があれば，これからγ-リノレン酸を経てアラキドン酸をつくることができる。必須脂肪酸，魚類に含まれるエイコサペンタ

表6-3　植物油の脂肪酸組成（％）

	脂肪酸	ココナッツ油	パーム核油	オリーブ油	あまに油	綿実油	大豆油	コーンオイル
飽　和	ラウリン酸（C_{12}）以下	60	61	0	0	0	0	0
	ミリスチン酸（C_{14}）	18	18	1	0	痕跡	痕跡	0
	パルミチン酸（C_{16}）	10	7	10	7	22	9	13
	ステアリン酸（C_{18}）	2	2	1	6	2	2	3
	C_{20}以上	痕跡	痕跡	0	0	痕跡	2	0
不飽和	パルミトオレイン酸（$C_{16:1}$）	痕跡	痕跡	痕跡	痕跡	痕跡	痕跡	0
	オレイン酸（$C_{18:1}$）	8	11	80	15	31	29	31
多　価不飽和	リノール酸（$C_{18:2}$）	1	1	7	16	45	51	53
	リノレン酸（$C_{18:3}$）	0	0	0	57	0	7	0

（注）（：1）は二重結合の数

表6-4　動物の体脂肪および牛乳の脂肪酸組成（％）

	脂肪酸	ウシ	ヒツジ	ウマ	ブタ	ニワトリ	クジラ	牛乳
飽　和	ミリスチン酸（C_{14}）以下	3	3	5	1	1	9	25
	パルミチン酸（C_{16}）	29	25	26	30	25	15	25
	ステアリン酸（C_{18}）	21	28	5	16	4	4	9
	C_{20}以上	1	0	痕跡	0	1	1	1
不飽和	パルミトオレイン酸（$C_{16:1}$）	3	1	7	3	7	14	4
	オレイン酸（$C_{18:1}$）	41	37	34	41	43	33	30
多　価不飽和	リノール酸（$C_{18:2}$）	2*	5	5	7	18	0	4
	リノレン酸（$C_{18:3}$）	0	0	16	0	0	4	0
	アラキドン酸（$C_{20:4}$） $\Big\}$	痕跡	1	2	2	1	$\Big\{$ 12　8	痕跡
	C_{22}以上							

（注）（：1）は二重結合の数　　＊　主としてトランス異性体
出典）（表6-3，6-4とも）Beaton and McHenry：*Nutrition*, I（1964）

エン酸；$C_{20:5}$（EPA），ドコサペンタエン酸；$C_{22:5}$（DPA），ドコサヘキサエン酸；$C_{22:6}$（DHA）など，多価不飽和脂肪酸は健康上重要視されている（p.58）。

　　いくつかの動植物脂肪の脂肪酸組成を表6-3，4に示した。

　　不飽和脂肪酸は，炭素鎖の二重結合部分にトランス型とシス型がある。トランス型の二重結合をもつ不飽和脂肪酸（トランス脂肪酸）を含む脂肪は，天然の植物油にはほとんど含まれないが，水素添加して硬化し

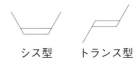

シス型　　トランス型

た油脂（マーガリン，ショートニングなど）にはまれに含まれることがある。この脂肪酸を多量摂取すると，LDL-コレステロールを増加させ，心臓疾患のリスクを高める。

1.4　複合脂質とステロイド

　　複合脂質は，生体を構成する重要な物質であるが，食物としてそのものを摂取しなくても，脂肪を摂取すれば，体内で必要に応じて生成される。

① **リン脂質**　　すべての細胞にリン酸を含む脂質が含まれている。細胞の構成成分になっている。

② **糖脂質**　　糖を含む脂質で，神経組織をはじめ体内に広く含まれ，細胞膜の構築など重要なはたらきをしている。

③ **ステロイド**　　ステロイドは図6-2のような共通の環状構造をもっている。コレステロール（cholesterol），胆汁酸，副腎皮質ホルモン，性ホルモン，ビタミンDなど重要な物質がある。

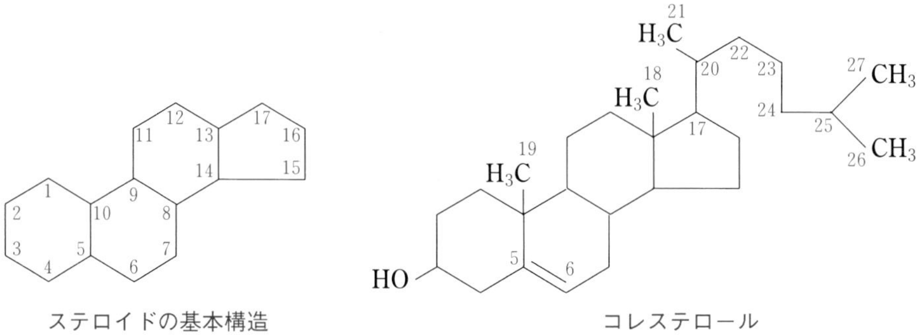

ステロイドの基本構造　　　　　　　　　　コレステロール

図6-2　ステロイドとコレステロール

2．脂質の消化と吸収

2.1　消　化

　　胃液には少量のリパーゼがあるが，強酸性の胃では作用は弱い。しかし，乳の脂肪の消化には役立っていると思われる。

　小腸では，酸性の胃内容は弱アルカリ性の膵液，胆汁により中和され，脂肪は胆汁によって乳化され，リパーゼの作用を受けやすくなる。脂肪の部分的加水分解物のモノグリセリドも胆汁酸とともに脂肪の乳化を著しく促進する*。膵液リパーゼにより脂肪（トリグリセリド）から脂肪酸が切り離されるが，グリセロールと脂肪酸にまで完全に分解されるのはイソメラーゼが少ないので1/4以下であり，大部分はモノグリセリドと脂肪酸になる（図6-3）。

　小腸で，コレステロールエステルはコレステロールエステラーゼにより加水分解され，遊離のコレステロールとなる。また，リン脂質はホスホリパーゼにより分解される。

　　＊脂肪とリパーゼ　脂肪は水に溶けないため，リパーゼの作用は脂肪との接触面で行われ
　　る。したがって，脂肪が乳化され（微粒子となり），表面積が大きくなると作用が促進
　　される。

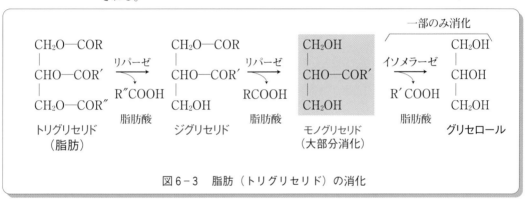

図6-3　脂肪（トリグリセリド）の消化

2.2　吸　　収

　大部分が脂肪酸，モノグリセリドとして吸収され，一部が脂肪酸とグリセロールに完全に分解されて吸収される。

　グリセロールは水溶性で容易に吸収される。炭素数が10以下の水溶性脂肪酸は大部分がそのまま吸収され，門脈を経て肝臓に送り込まれる。

　炭素数が14以上の長鎖脂肪酸やモノグリセリドは，水に不溶性なので，胆汁酸塩と結合して水溶性のミセル複合体となり，吸収される。小腸粘膜内で胆汁酸が離れ，長鎖脂肪酸，モノグリセリドは再び脂肪（トリグリセリド）に合成され，キロミクロン（chylomicron）になってリンパに入る。離れた胆汁酸は門脈を経て肝臓へいき，再び胆汁として分泌される。これを胆汁酸の腸肝循環という（図6-4）。

　中鎖脂肪酸（炭素数8〜12個の脂肪酸）は臨床的に使われることがある。この中鎖脂肪酸は膵液リパーゼで完全に消化吸収を受け，3分子の脂肪酸とグリセロールとなり，小腸粘膜から容易に吸収され，門脈を経て肝臓に運ばれ代謝される。

　コレステロールは遊離型になって吸収される。リン脂質は大部分が加水分解されてから吸収される。

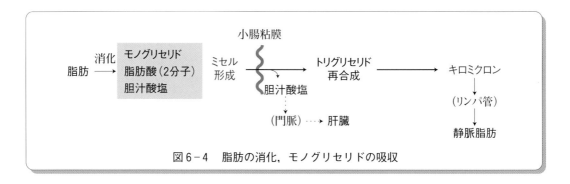

図 6-4　脂肪の消化，モノグリセリドの吸収

3．脂質の代謝と栄養

3.1　体内での脂肪の動き

　脂肪（トリグリセリド）および脂肪酸の体内での動きの概要を図 6-5 に示した。

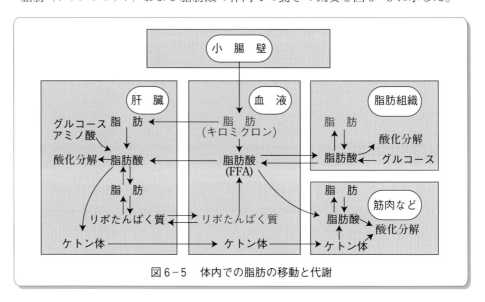

図 6-5　体内での脂肪の移動と代謝

（1）　消化・吸収後の行方

　脂肪は消化・吸収されると小腸壁で再び脂肪に合成される*。これはキロミクロン**という微粒子として，リンパ管を経て血液中に出される。この大部分は，血液が臓器を通過する間に，毛細血管壁に存在するリポたんぱく質リパーゼという酵素によって加水分解されて脂肪酸とグリセロールになる。脂肪酸は各組織に取り入れられ，そこでエネルギー源として使われたり，再び脂肪に合成されたりする。

　グリセロールは肝臓などに取り入れられ，糖代謝の解糖系の中間体である三炭糖リン酸を経て，酸化分解されたり，グルコースになったりする。

　　＊脂肪の消化・吸収　分子鎖の短い脂肪酸は脂肪に再合成されることなく，門脈を通って
　　　肝臓に運ばれ，エネルギー源として利用される。

＊＊キロミクロン　直径約1μmの微粒子で，一種のリポたんぱく質である。約83％がトリグリセリドである。

（2）　血漿の脂質

血漿中には脂質としてトリグリセリド，コレステロール，リン脂質，遊離脂肪酸*があるが，遊離脂肪酸以外のものはほとんどすべてリポたんぱく質の形で存在する（図6-6）。食後の脂肪吸収時には血漿中の脂質はキロミクロンのため増大するが，食後2～3時間で最高に達し，その後低下する。非吸収時には血漿の脂質は肝臓から送り出されたリポたんぱく質に含まれており，また，遊離脂肪酸の大部分は貯蔵脂肪が分解して血液中に送り出されたものである。

＊遊離脂肪酸　脂肪，リン脂質，エステル型コレステロールなどに結合している脂肪酸ではなく，遊離の形で存在するもので，FFA（free fatty acid）と呼ばれる。血漿中ではたんぱく質のアルブミンと結合している。

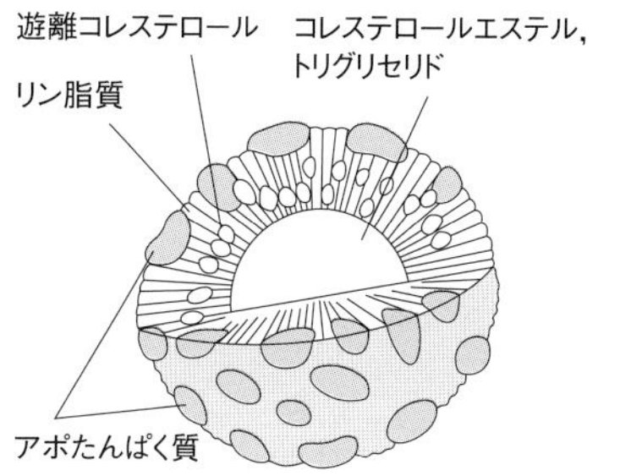

図6-6　リポたんぱく質模式図
出典）近藤和雄：『食の健康III』，関西学会出版センター（2000）

（3）　肝臓での移動と代謝

肝臓は生体内での脂質の代謝で中心的な役割を果たしている。肝臓での脂質の移動と代謝は次のとおりである。

肝臓は血液中の遊離脂肪酸を取り入れる。肝臓ではグルコースおよびアミノ酸からも脂肪酸が生成する。

これらの脂肪酸は肝臓で脂肪に合成される。肝臓は，脂肪とリン脂質，コレステロール，たんぱく質とからリポたんぱく質をつくり，これを血液中へ出す。リポたんぱく質は血液により各組織に運ばれ，キロミクロンの場合とほぼ同様に利用される。

脂肪酸の一部は肝臓のエネルギー源として酸化分解されるが，一部はケトン体となる（図6-5）。ケトン体は，肝臓ではほとんど利用されず，血液へ出ていき，筋肉などの組織によって取り入れられ，エネルギー源として利用される。

肝臓では，コレステロール，リン脂質などの生成が行われる。また，脂肪の消化・吸収に必要な胆汁酸も肝臓でコレステロールからつくられる。

（4）　脂肪組織での移動と代謝

血液から脂肪酸を取り入れ，脂肪に再合成して蓄える。この脂肪酸には，摂取した食物中の脂肪からきたものと，血液中のリポたんぱく質からきたものと，脂肪組織から送り出されたものが再循環したものとがある。血液中のリポたんぱく質は，肝臓でつくられて送り出されたもので，肝臓ではグルコースやアミノ酸からつくられた脂肪酸も含まれている。なお，炭水化物の摂取量が多いときには，脂肪組織でもグルコー

スから脂肪酸の合成が行われる。

　脂肪組織は脂肪動員リパーゼ（ホルモン感受性リパーゼともいう）という酵素によって加水分解されて脂肪酸を血液中へ送り出す。この脂肪酸は肝臓，筋肉などの組織へ運ばれ利用される。

　脂肪組織中の脂肪酸は，そこのエネルギー源としても分解，消費される。

（5）　筋肉などの組織での移動と代謝

　肝臓，脂肪組織以外の筋肉などの組織は，血液から脂肪酸を取り入れ，エネルギー源として酸化消費したり，脂肪に再合成して蓄えたりする。また，肝臓から血液中へ出されたケトン体を取り入れてエネルギー源として利用する。

3.2　脂肪酸の β-酸化

　脂肪酸は脳，神経系を除くすべての器官で，エネルギー源として酸化分解される。脂肪酸が酸化される過程はいくつかあるが，最も重要なのは β-酸化である。

　脂肪酸は化学的には比較的不活性で，まず ATP のエネルギーを用いてコエンザイム A（CoA・SH）と結合して活性化され，活性脂肪酸（脂肪酸アシル CoA）になる。これから β-位でアセチル CoA が切り離され，炭素数が 2 個少ない活性脂肪酸となる。これから β-位で同様に切断され，次々とアセチル CoA が離される（図6-7）。アセチル CoA は，グルコースの代謝でピルビン酸から生じるものと同じで，TCA サイクルによって二酸化炭素と水とに酸化分解されてエネルギーを出す（p.44，図5-8）。

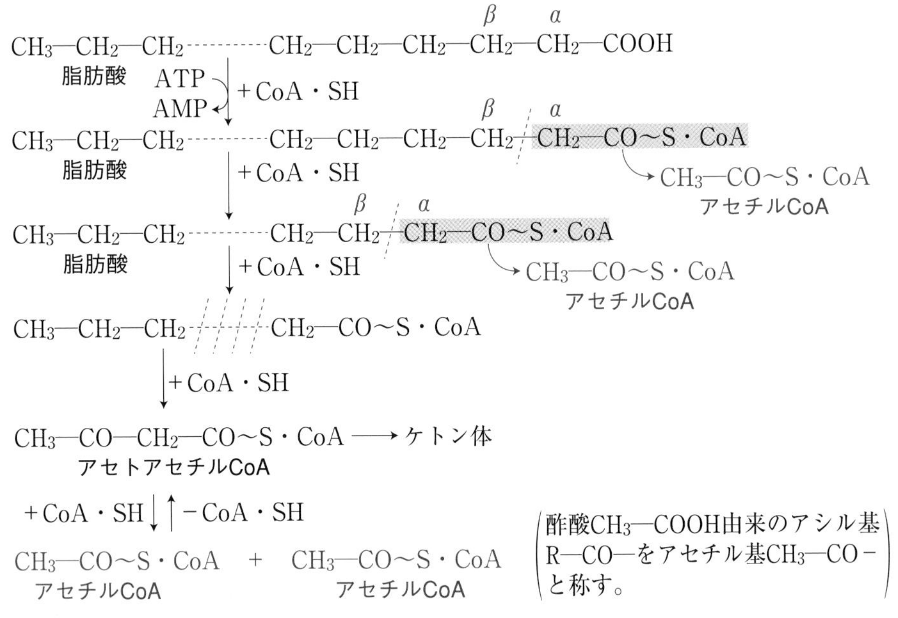

図6-7　脂肪酸の β-酸化とケトン体生成

　なお，アセチル CoA が β-酸化と逆に結合していけば長い脂肪酸ができる。糖やアミノ酸からの脂肪酸の生成はアセチル CoA とアセチル CoA から生成されるマロニルCoA との結合を経てつくられる。

3.3　ケトン体（ketone body）

　脂肪酸が β-酸化を受けた終わりの段階でアセトアセチル CoA が生成する。これは分解すれば２分子のアセチル CoA となる。逆に２分子のアセチル CoA が結合すればアセトアセチル CoA になる（図6-8）。肝臓ではアセトアセチル CoA からアセト酢酸，β-ヒドロキシ酪酸，アセトンもつくられる。これらをケトン体*といい，主な生成物はアセト酢酸である。アセトンは呼気を通して排出される。

　　＊いずれも酸性物質である。

　肝臓では脂肪酸から β-酸化によってアセチル CoA が離され，これは TCA サイクルによって酸化分解され，エネルギー源として利用されるが，ケトン体もアセトアセチル CoA から少量つくられる。ケトン体は肝臓ではほとんど利用されず，血液中に出て筋肉などの組織に運ばれ，そこでエネルギー源として消費され（⇨p.54，図6-5），正常な状態では，血液中，尿中ケトン体は微量である。

　しかしたとえば，脂肪だけを食べた場合や絶食をして体内の貯蔵脂肪が主なエネルギー源として使われている場合，あるいは糖尿病で糖の代謝が障害されているような場合には，多量のケトン体が生成され，これが体内に蓄積し，血液中ケトン体が増加し，尿中に多くのケトン体が排泄される。この状態をケトーシス（ketosis）という。ケトーシスは，原則として糖の補給が少ないか，または糖の利用が障害されているときに起こる。

　このように，脂肪酸が正常に酸化分解されるには，ある量以上の糖の補給が必要である。しばしば，脂肪は糖の炎によって燃えるとたとえられる。

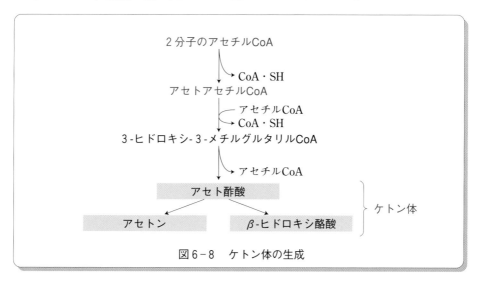

図6-8　ケトン体の生成

3.4　脂質の機能と体内の脂質

（1）　脂質の機能

　脂肪（トリグリセリド）は，エネルギー源としての機能を果たし，必須脂肪酸を供給し，また複合脂質などの材料となる。複合脂質は細胞膜の構築をはじめ重要なはたらきをし，コレステロールは細胞膜の構築，胆汁酸，ステロイドホルモンなどの生成にはたらいている。

（2）　体内の脂質

　体内の脂質は貯蔵脂肪と構成脂質（組織脂質ともいう）とに大別できる。

1）　貯　蔵　脂　肪

　貯蔵脂肪は皮下，腹腔，筋肉間結合組織などに蓄積する。貯蔵脂肪は大部分がトリグリセリドからできており，次のようなはたらきをもっている。①貯蔵脂肪はエネルギーの貯蔵所である。われわれの体をみると，たんぱく質やグリコーゲンの量は限られているが，脂肪は大量に蓄積することができる。また，脂肪1gが発生するエネルギーもたんぱく質，炭水化物の2倍以上で，容積は小さくても多くのエネルギーを貯蔵できる。②皮下に脂肪が蓄積していることは，熱が体外へ放散するのを防ぎ，外部からの熱の侵入を防ぎ，体の保温に役立っている。③外からの機械的な衝撃に対してクッションの役目をして体を保護する。

　貯蔵脂肪には，体のどの部分に蓄積するかにより，皮下脂肪と内臓脂肪に分けられる。小腸などの臓器を包んでいる腹膜の一部の腸管膜に，内臓脂肪が過剰にたまると，心疾患や糖尿病などのリスクが高まるという。そこで内臓脂肪症候群（メタボリックシンドローム）として，血圧および血液中脂質，血糖値とともに，近年，国民健康診断上重視されてきた。

2）　構　成　脂　質

　組織の構成にあずかっている構成脂質は，主にリン脂質およびコレステロールからできている。構成脂質は貯蔵脂肪と異なり，エネルギー源としては利用されず，飢餓のときにも消失しない。

3.5　必須脂肪酸

　ラットを無脂肪食で飼育すると，成長阻害，生殖能力の減退，皮膚炎などが起こる。これは脂肪の投与により予防，治癒できるが，その有効物質の本体はリノール酸，リノレン酸，アラキドン酸であることがわかった。これらの脂肪酸は，体内で重要なはたらきをしており，しかも体内で炭水化物やアミノ酸からはつくることができないので，無脂肪食では欠乏を起こすのである。これらの脂肪酸は健康を保つためには食物から必ず摂取しなければならないので，必須脂肪酸と呼ばれた。

　必須脂肪酸は細胞膜などの構成物，リン脂質の脂肪酸となり，血小板凝集や血圧調節に関係する物質，プロスタグランジンの生成にあずかる。さらに，高コレステロー

ルを予防する作用がある。必須脂肪酸の必要量は，リノール酸として摂取エネルギーの３％とされているが，日本人の普通の食生活では不足することはない。

　最近，これらの必須脂肪酸を $n-6$ 系脂肪酸と $n-3$ 系脂肪酸に分け，両者のバランスが栄養上重要なことが提唱されている。これは脂肪酸構造式のメチル基から数えて６番目，または３番目に二重結合があることによる。リノール酸は γ-リノレン酸を経てアラキドン酸となり，さらにプロスタグランジン I_2 となるが，血液凝集作用は弱い。しかし，$n-3$ 系の α-リノレン酸は魚類に含まれるエイコサペンタエン酸（EPA），ドコサヘキサエン酸（DHA）を経て血液凝固防止作用をもつプロスタグランジン I_3 となる（表6-5）。

表6-5　$n-3$ 系，$n-6$ 系脂肪酸とプロスタグランジン

	必須脂肪酸の種類	プロスタグランジンとその作用
$n-3$ 系脂肪酸	α-リノレン酸，エイコサペンタエン酸，ドコサヘキサエン酸	プロスタグランジン I_3 生成 血液凝集阻止力が強い
$n-6$ 系脂肪酸	リノール酸 アラキドン酸	プロスタグランジン I_2 生成 血液凝集阻止力が弱い

3.6　脂肪の栄養的特質

　食物構成成分としての脂肪の栄養的特質は，次のとおりである。

① 　脂肪の最も重要な役割は，エネルギー源になることである。脂肪は１ g 当たりのエネルギーが炭水化物，たんぱく質より多く，しかも食物として摂取する場合，炭水化物やたんぱく質は水分をともなうが，脂肪は水分がなくても摂取できる。したがって，同量のエネルギーをとるのに脂肪のほうが少ない量ですみ，胃腸の負担がそれだけ軽くなる。

② 　滞胃時間が長い。脂肪が胃に入ると，胃の消化運動はゆるやかになり，胃液の分泌は少なくなる。そのため食物の胃内滞留時間（滞胃時間）が長くなり，長く空腹を感じさせない（腹もちがよい）。

③ 　必須脂肪酸の補給をする。

④ 　脂溶性ビタミン補給の点で有利である。脂溶性ビタミンは脂肪とともに摂取される。また，脂肪は緑黄色野菜に含まれるカロテンの吸収をよくする。

⑤ 　ビタミン B_1 節約作用がある。エネルギー源として脂肪が酸化分解される場合は，糖が酸化分解される場合に比べて必要とするビタミン B_1 の量が少ない（p.102）。したがって，エネルギー源として脂肪を多くとったほうがビタミン B_1 の必要量が少なくてすみ，ビタミン B_1 が節約される。

⑥ 　その他，食事をおいしくして食欲をそそる，酸化分解によって生成する水（代謝水）の量が炭水化物，たんぱく質より多い（p.93）ことは，寒冷ストレスに対する抵抗性を増す，など体にとって有利な場合がある。

3.7　コレステロールの機能と食事

（１）　コレステロールの機能と疾病

コレステロールは，次のような機能をもっている。

①　リン脂質，糖脂質，たんぱく質とともに細胞膜をつくっている。

②　肝臓で胆汁酸に変えられる。

③　副腎皮質および性腺においてステロイドホルモン（副腎皮質ホルモン，性ホルモン）生成の材料として使われる。

コレステロールは，このように重要な物質であり，血液中の総コレステロール濃度は低過ぎてもいけない。低過ぎると起こりやすい病気の代表的なものに脳出血がある。一方，高すぎるとアテローム性動脈硬化を促進し，心筋梗塞，狭心症のような心臓病（虚血性心疾患）の発症を高める。

血漿中には，コレステロールはリポたんぱく質の形で含まれているが，リポたんぱく質にも HDL（high density lipoprotein），LDL（low density lipoprotein），VLDL（very low density lipoprotein）などの種類がある（表6-6）。

総コレステロールのうち **HDL** に含まれるコレステロールは，組織からコレステロールをとり出し，肝臓で処理するため，肝臓に運ぶ途中のもので，このコレステロールの高い人のほうが心臓病の発症が少なく，善玉コレステロールといわれる。これに対して，**LDL** や VLDL 中のコレステロールは組織に運び入れられるもので，悪玉コレステロールといわれる。

この悪玉コレステロールについては，コレステロールが血管壁をつまらせ，それ自体が動脈硬化を起こすのではないことが明らかになってきた。すなわち，LDL-コレステロールが血液中に多く存在すると，本来，LDL 受容体を介してコレステロールを組織に供給しきれなくなる。そして血液中の滞留時間が長くなると血管壁の内皮細胞を通って内皮下に侵入するとき，活性酸素により酸化され，酸化型 LDL になる。すると血液中の単球が急ぎかけつけ，マクロファージにし，処理する。しかし，際限

表6-6　リポたんぱく質の種類と組織

リポたんぱく質の種類	比　　重	直　　径 (nm)	組　成（％）				
			たんぱく質	トリグリセリド	コレステロール		リン脂質
					遊　離	エステル	
キロミクロン	＜0.95	＞70	2	86	1	3	8
VLDL（超低密度リポたんぱく質）	0.95～1.006	30～90	8	52	7	14	19
IDL（中密度リポたんぱく質）	1.006～1.019	22～30	11	27	8	31	23
LDL（低密度リポたんぱく質）	1.019～1.063	18～22	21	10	8	39	22
HDL（高密度リポたんぱく質）	＞1.063	5～22	50	8	4	16	22

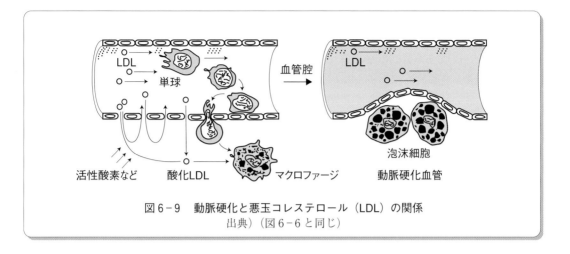

図 6 - 9　動脈硬化と悪玉コレステロール（LDL）の関係
出典）（図 6 - 6 と同じ）

なく酸化変性 LDL を取り込むため，取り込み過ぎて泡沫細胞となり，動脈硬化を起こすという（図 6 - 9）。そこで，ビタミン E，C，β-カロテンなどの抗酸化物質が多く存在すると，酸化型 LDL を引き起こす活性酸素を消去するので，動脈硬化が予防されるのである。

（2）　コレステロールの生成と食事

コレステロールは，通常は食物から 1 日 0.3 g 程度が摂取されるが，体内では主として肝臓でアセチル CoA から 1 日約 1.5～2 g がつくられており，体内での合成量のほうが多い。

食事からのコレステロール摂取量が増えると，体内でのコレステロールの合成が抑えられるという調節機構があることが動物実験では確かめられているが，ヒトの場合は明らかでない。コレステロールを多く含む卵黄を多く摂取することにより血清中コレステロールが増加したという報告がある。

バター，ラード，牛脂などの動物性脂肪やヤシ油のような，飽和脂肪酸が多く多価不飽和脂肪酸の少ない脂肪の摂取は，血液中コレステロールレベルを上げる。一方，とうもろこし油，小麦胚芽油，大豆油など多価不飽和脂肪酸の多い植物油は，血液中コレステロールレベルを下げる作用がある。

ショ糖（スクロース）の多量摂取も血清コレステロールの上昇をもたらすという研究がある。食物繊維は胆汁酸の排泄を増加させ，あるいはコレステロールの吸収を低下させ，血液中コレステロールレベルを下げる効果をもっている。

畜産食品や砂糖の摂取が多く，食物繊維の摂取が少ない欧米人に血液中コレステロールレベルの高い人が多く，心臓病が多い。

3.8　食事摂取基準と栄養摂取状況

脂肪を適正に摂取することの重要性から，日本人の食事摂取基準において，日本人

にとって適正と考えられる脂肪エネルギー比率が示されている。すなわち男女とも20以上30未満を目標量としている。

　摂取する脂肪の量のみならず，脂肪の脂肪酸組成やコレステロール含量も血清脂質，特にコレステロールレベルに影響し，アテローム性動脈硬化症，虚血性心疾患などの発症に関係することは前述のとおりであり，生活習慣病予防のためには，飽和脂肪酸（S），一価不飽和脂肪酸（M），多価不飽和脂肪酸（P）*のバランスを考えること，コレステロールの過剰摂取を避けることが重要である。血中コレステロール値に対する影響の観点から，脂肪酸のバランスについては，**S：M：P** の比率は3：4：3が適正な割合である。

　食品中の多価不飽和脂肪酸としては，植物油に含まれるリノール酸，α-リノレン酸，動物性脂肪に含まれるアラキドン酸などのほか，魚油にはエイコサペンタエン酸やドコサヘキサエン酸が存在する。魚類に含まれるこれらの脂肪酸は高コレステロール血症の改善作用を示すばかりでなく，n-3系の脂肪酸は血栓症の予防にも効果のあることが疫学的にも臨床医学的にも認められている。そこで，生活習慣病予防の観点から，脂肪の摂取について，従来，動物性脂肪に加えていた魚介類の脂肪は植物性脂肪（ヤシ油を除く）と同等の価値をもつものとして扱われるようになった。

　脂肪の摂取では，動物，植物，魚類には異なった脂肪酸が含まれているので，これらの食品をバランスよくとることが望ましい（図6-10）。

　なお，多価不飽和脂肪酸を多く含む油脂を多量に摂取する場合には，生体内過酸化脂質生成との関連からビタミンEの必要量が増大するので，ビタミンEの摂取についても配慮することが望ましいといわれている。

　　＊S, M, P はそれぞれ **S**aturated fatty acid, **M**onounsaturated fatty acid, **P**olyunsaturated fatty acid の頭文字。

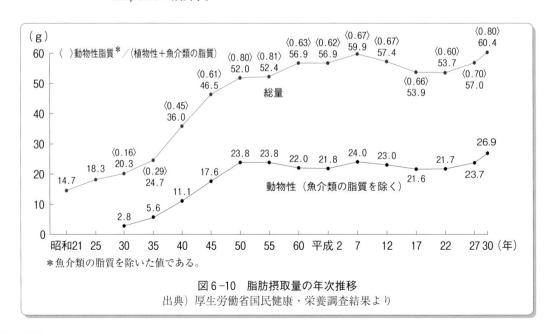

図6-10　脂肪摂取量の年次推移
出典）厚生労働省国民健康・栄養調査結果より

第 7 章

たんぱく質とその栄養

1. たんぱく質とアミノ酸

　　たんぱく質は多数のアミノ酸（amino acid）が結合したものである。通常，天然の
たんぱく質は 20 種類のアミノ酸から構成されている。たんぱく質は元素としては，
炭素（C），水素（H），酸素（O）のほか，窒素（N）を約 16％*含むのが特徴である。
また，少量の硫黄（S）**も含まれる。

　　アミノ酸は共通した構造として，右に示し
たように，アミノ基（−NH$_2$）とカルボキシ
ル基（−COOH）をもち，Rの種類によって
アミノ酸の種類が決まる。

アミノ酸の一般式　R—C—COOH（NH$_2$ 上・H 下）

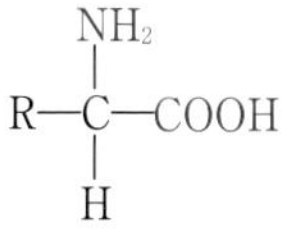

　　たんぱく質を構成する通常のアミノ酸を表
7−1 に示した。

　　たんぱく質は，多数のアミノ酸がペプチド結合（peptide bond）で連結している。ペ
プチド結合は，図 7−1 に示すようなアミノ基とカルボキシル基との脱水結合で生じ
た形をしている。

　　＊窒素量とたんぱく質量　食品中のたんぱく質量は，食品を分解して窒素（N）量を測定
　　　し，一般に，100/16＝6.25 を乗ずることによって求められている（6.25 は窒素たんぱ
　　　く質換算係数）。
　　＊＊硫黄を含むアミノ酸　メチオニン，シスチンなどがある。

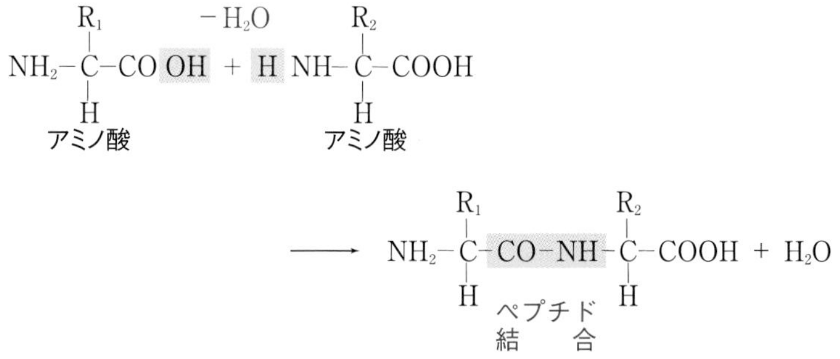

図7−1　ペプチド結合

表 7-1　たんぱく質を構成する通常のアミノ酸

アミノ酸	略号	構造式
酸性アミノ酸		
アスパラギン酸	Asp	$HOOC-CH_2-\underset{\underset{NH_2}{\mid}}{CH}-COOH$
グルタミン酸	Glu	$HOOC-(CH_2)_2-\underset{\underset{NH_2}{\mid}}{CH}-COOH$
ヒドロキシアミノ酸		
セリン	Ser	$\underset{\underset{OH}{\mid}}{CH_2}-\underset{\underset{NH_2}{\mid}}{CH}-COOH$（セリン）　　$CH_3-\underset{\underset{OH}{\mid}}{CH}-\underset{\underset{NH_2}{\mid}}{CH}-COOH$（トレオニン）
トレオニン	Thr	
脂肪族アミノ酸		
グリシン	Gly	$\underset{\underset{NH_2}{\mid}}{CH_2}-COOH$（グリシン）　　$CH_3-\underset{\underset{NH_2}{\mid}}{CH}-COOH$（アラニン）
アラニン	Ala	
バリン	Val	$CH_3-\underset{\underset{CH_3}{\mid}}{CH}-\underset{\underset{NH_2}{\mid}}{CH}-COOH$
ロイシン	Leu	$CH_3-\underset{\underset{CH_3}{\mid}}{CH}-CH_2-\underset{\underset{NH_2}{\mid}}{CH}-COOH$
イソロイシン	Ile	$CH_3-CH_2-\underset{\underset{CH_3}{\mid}}{CH}-\underset{\underset{NH_2}{\mid}}{CH}-COOH$
含硫アミノ酸		
メチオニン	Met	$H_3C-S-CH_2-CH_2-\underset{\underset{NH_2}{\mid}}{CH}-COOH$
システイン*1	Cys	$HS-CH_2-\underset{\underset{NH_2}{\mid}}{CH}-COOH$
芳香族アミノ酸		
チロシン	Tyr	$HO-\bigcirc-CH_2-\underset{\underset{NH_2}{\mid}}{CH}-COOH$
フェニルアラニン	Phe	$\bigcirc-CH_2-\underset{\underset{NH_2}{\mid}}{CH}-COOH$
複素環アミノ酸		
トリプトファン	Trp	（インドール環）$-CH_2-\underset{\underset{NH_2}{\mid}}{CH}-COOH$
プロリン*2	Pro	（プロリン）　　（ヒドロキシプロリン）
ヒドロキシプロリン*2	Hyp	
塩基性アミノ酸		
リシン	Lys	$H_2N-CH_2-CH_2-CH_2-CH_2-\underset{\underset{NH_2}{\mid}}{CH}-COOH$
ヒスチジン	His	（イミダゾール環）$-CH_2-\underset{\underset{NH_2}{\mid}}{CH}-COOH$
アルギニン	Arg	$H_2N-\underset{\underset{NH}{\parallel}}{C}-NH-CH_2-CH_2-CH_2-\underset{\underset{NH_2}{\mid}}{CH}-COOH$

(注)　このほか，アスパラギン(Asn)，グルタミン(Gln)がある。これらはそれぞれ，上表のアスパラ
　　　ギン酸，グルタミン酸の左の−COOH が−CONH₂になったものである。
＊1　しばしばシスチンの形で存在する。シスチンの構造は（−S−CH₂−CH(NH₂)−COOH）₂
＊2　有機化学的にはイミノ酸であるが，たんぱく質化学ではアミノ酸に含めている。

2．たんぱく質の消化と吸収

2.1　消　　化
唾液にはたんぱく質を分解する消化酵素は含まれない。

（1）　胃における消化
ペプシンの作用によりたんぱく質はプロテオース，ペプトンに分解される。カルシウムの存在下でレンニンは乳中のカゼインをパラカゼインに変え，それからペプシンがパラカゼインを消化する。この酵素は，乳児の消化にとって重要である。

なお，ペプシンの作用は pH2.0 前後が最適である。

（2）　小腸における消化
膵液のたんぱく質分解作用は，トリプシン，キモトリプシンおよびエラスターゼという３種のエンドペプチダーゼ（endopeptidase：たんぱく質分子内の結合を切る。ペプシンもエンドペプチダーゼである）によるもので，これらは胃からのたんぱく質，プロテオース，ペプトンに作用し，ポリペプチドを生ずる。すなわち，膵液から分泌されるトリプシンは塩基性アミノ酸のペプチド結合を，キモトリプシンは芳香族アミノ酸から成るペプチド結合を，エラスターゼは脂肪族アミノ酸から成るペプチド結合を切断する。

エンドペプチダーゼの作用で生じたポリペプチドに，膵液のカルボキシペプチダーゼ，腸粘膜内在性酵素アミノペプチダーゼ，ジペプチダーゼが作用して遊離アミノ酸を生ずる。これらはエキソペプチダーゼ（exopeptidase：ペプチド鎖の末端のペプチド結合に作用する）で，図7-2，7-3に示すように，カルボキシペプチダーゼはカルボキシル末端のペプチド結合を，アミノペプチダーゼはアミノ末端のペプチド結合を，ジペプチダーゼはジペプチドの結合を切ってアミノ酸を遊離する。ジペプチダーゼには種々の特異性のものがあり，多種類のジペプチダーゼが腸粘膜内外に見出され膜消化を行う。

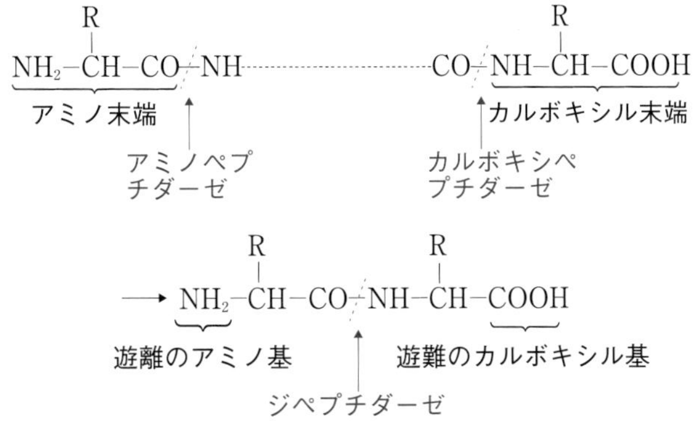

図7-2　ペプチダーゼの作用

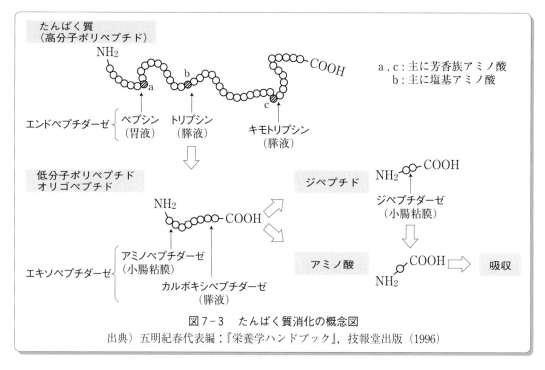

図 7 - 3　たんぱく質消化の概念図
出典）五明紀春代表編：『栄養学ハンドブック』，技報堂出版（1996）

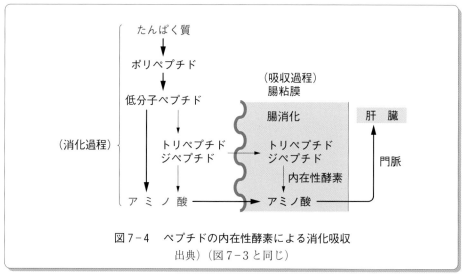

図 7 - 4　ペプチドの内在性酵素による消化吸収
出典）（図 7 - 3 と同じ）

2.2　吸　　収

　普通の状態では，たんぱく質はアミノ酸にまで分解され，小腸から吸収される。吸収は能動輸送である。なお，ジペプチド類は腸粘膜上皮細胞に存在する内在性酵素のペプチダーゼなどで加水分解されて血液中へ運ばれ門脈から肝臓に達する（図 7 - 4 ）。

　一般に中性アミノ酸から成るジペプチド，トリペプチドはこれらのペプチドと同じアミノ酸混合物より吸収が早いといわれる。

３．たんぱく質の機能と代謝

3.1　たんぱく質の機能

　たんぱく質は，細胞をはじめ生体の構成成分となっており，また酵素，ホルモン（インスリンなど），ヘモグロビン，免疫体などとしても利用される。摂取したたんぱく質は，体たんぱく質をつくる材料として利用されるだけでなく，たんぱく質以外の窒素化合物＊の材料としても利用される。

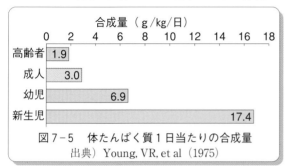

合成量（g/kg/日）

高齢者	1.9
成人	3.0
幼児	6.9
新生児	17.4

図7-5　体たんぱく質１日当たりの合成量
出典）Young, VR, et al（1975）

　体たんぱく質の合成は成人の場合,3.0g/kg/日であるが成長期の新生児では17.4g/kg/日で高く，幼児になると6.9g/kg/日に低下する。また高齢者（61～91歳）の場合は1.9g/kg/日に過ぎない（図7-5）。

　たんぱく質はこのような重要な機能をもっているが，分解すればエネルギー源となる。しかし，栄養的にはたんぱく質は主として体たんぱく質をつくるために摂取すると考えるべきで，エネルギー源とすることを主目的にすべきではない。実際に，通常はたんぱく質によって供給されるエネルギー量は全摂取エネルギー量の20％を超えることはない。また，たんぱく質は脂肪やグリコーゲンのような貯蔵という目的のみをもった形で体内に蓄えられることはない。

　　＊体成分としての窒素化合物　　たんぱく質あるいはたんぱく質を構成するアミノ酸以外のもので，アミノ酸からつくられる体成分として，核酸，ナイアシン，クレアチン，活性アミン，チロキシンなどのホルモン，など多くの重要な物質がある。

3.2　体たんぱく質の動的状態

　体たんぱく質は，一方においては絶えず分解され，一方においては絶えず合成され，常につくりかえられている。このような状態を動的状態といい，合成と分解の量がつりあっている場合には動的平衡にあるという。通常，健康な成人は動的平衡状態にある。見かけ上，変化がないようにみえるときにも，体内では新旧たんぱく質の交替が行われているのである。すなわち，食事たんぱく質を約80g摂取すると体たんぱく質180gを合成する。これは古い体たんぱく質がアミノ酸として血液に戻され，アミノ酸プールとなるためである。したがって，排泄量はアミノ酸分解物として80

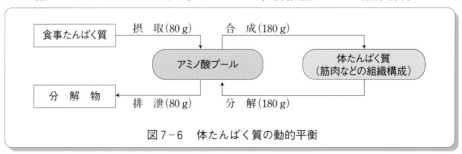

図7-6　体たんぱく質の動的平衡

g が出て平衡が保たれている（図7-6）。

3.3　たんぱく質の消化・吸収後の行方

　たんぱく質は消化され，アミノ酸になって吸収される。吸収されたアミノ酸の行方は，前述のように，①体たんぱく質の合成に用いられる，②たんぱく質以外の窒素化合物の材料になる，③分解されてエネルギー源になる，の3つがあげられる。消化・吸収後の行方を図7-7で説明する。

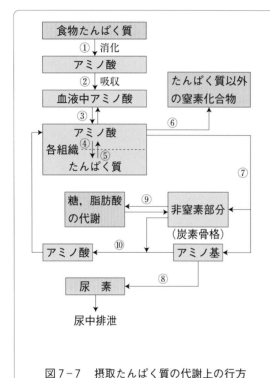

① 食物たんぱく質は消化されてアミノ酸になる。
② アミノ酸は腸管から吸収される。
③ 血液から各組織に取り入れられる。
④ 各組織ではアミノ酸からたんぱく質の合成が行われる。
⑤ 一方，たんぱく質からアミノ酸への分解も起こり，新旧たんぱく質が交替している。
⑥ たんぱく質以外の窒素化合物の生成にも用いられる。
⑦ アミノ基と非窒素部分（炭素骨格）に分解する。
⑧ アミノ基は尿素になり尿中に排泄される。
⑨ 炭素骨格は糖，脂肪酸の代謝経路に入り，エネルギーとして利用される。すなわち，酸化分解されてエネルギー源になるか，あるいはグリコーゲン，脂肪になって蓄えられる。
⑩ 一部のアミノ基と非窒素部分から再びアミノ酸が合成される。この際，異なった非窒素部分と結合すれば異なったアミノ酸ができるわけで，アミノ酸の変換が行われる（生成するのは可欠アミノ酸である）。

図7-7　摂取たんぱく質の代謝上の行方

3.4　窒素出納（nitrogen balance）

　窒素出納とは体内にとり入れられた窒素（N）の量と，体から失われた窒素量の差をいう。体から失われる経路は尿，糞便*からの排泄および皮膚など**からの損失である。通常は皮膚などから失われる窒素量は少ないので，これを無視して

$$窒素出納＝摂取窒素量－排泄窒素量$$
$$＝摂取窒素量－（尿中窒素量＋糞便中窒素量）$$

で求めることが多い。

　われわれが摂取する窒素は，ほとんどすべて，食事中のたんぱく質***中の窒素である。一方，排泄される窒素も，ほとんどすべてが，摂取したたんぱく質に由来する代謝産物である。したがって，窒素出納は体全体のたんぱく質の出入りを示しており，たんぱく質栄養の検討にしばしば用いられる。

窒素出納が0のとき，すなわち摂取窒素量と排泄窒素量が等しいとき，これを平衡または零出納という。一般に，成人はこの状態にある。

窒素出納が0以上のとき，すなわち摂取窒素量より排泄窒素量のほうが少ないとき，正の出納（プラスの出納）という。これは体にたんぱく質が蓄積している状態で，成長期，妊娠期，病後の回復期などにみられる。

窒素出納が0以下のとき，すなわち摂取窒素量より排泄窒素量のほうが多いとき，負の出納（マイナスの出納）という。これは体たんぱく質が分解し，失われている状態で，絶食，外傷，骨折，発熱，火傷，摂取たんぱく質の不足，精神的ストレスなどにより起こる。

  ＊尿，糞便　未消化のたんぱく質のほか，消化酵素の一部，剥離した腸粘膜なども含まれる。
  ＊＊皮膚などからの窒素損失　毛髪，爪，皮膚の脱落（あか），汗により皮膚から窒素が失われる。月経による窒素の損失などもある。
  ＊＊＊食事中の窒素　アミノ酸の形で摂取する窒素もあるが，これはたんぱく質として摂取したのと同じことである。たんぱく質以外にビタミンB群などに含まれる微量の窒素などがある。

4．たんぱく質の栄養

4.1　アミノ酸配列の重要性

ある1つのたんぱく質はそれを構成するアミノ酸の種類，数はもちろんのことアミノ酸の配列順序も決まっている。このようなアミノ酸の構成（アミノ酸配列という）が少しでも異なれば機能の異なる別のたんぱく質になってしまう。

たとえば，脳下垂体後葉ホルモンのバソプレシンとオキシトシンの構造は，9個のアミノ酸のうち，2個のアミノ酸が異なるだけであるが，全く違う生理作用を示す。また，黒人の間にみられる悪性貧血症の一種で，遺伝性の鎌型赤血球貧血症がある。ヘモグロビンの構造をみると，ヘモグロビンを構成する4本のペプチド鎖（アミノ酸がペプチド結合でつながった鎖）のうち，1本のペプチド鎖の6番目のアミノ酸が，正常なヒトではグルタミン酸であるのに対し，この患者ではバリンになっている。このように1つのアミノ酸が置きかわっただけで悪性貧血になっているのである。これらのことからアミノ酸配列の重要性がわかる。

したがって，体に必要なたんぱく質を合成する場合，そのたんぱく質を構成するアミノ酸のうち，1種類でもアミノ酸が欠けていると，他のアミノ酸では代用することができず，たんぱく質の合成ができない。体たんぱく質の合成のためには，構成材料になるすべてのアミノ酸がそろっていなければならない。

4.2　必須アミノ酸と可欠アミノ酸

体たんぱく質の合成のためには，たんぱく質を構成するすべての種類のアミノ酸がそろっていなければならないことは前述のとおりである。

　しかし，これらのアミノ酸には，食事から必ず摂取しなければならないアミノ酸とそうでないアミノ酸とがある。前者を必須アミノ酸（不可欠アミノ酸，essential amino acid），後者を可欠アミノ酸（非必須アミノ酸，nonessential amino acid）という。

　必須アミノ酸は，体内で合成できないか，または合成の速度が遅く，必要な量を十分に満たすほどには合成できないので，食事から必ず摂取しなければならないアミノ酸で，次の9種類である。

　ヒスチジン*，イソロイシン，ロイシン，リシン，メチオニン，フェニルアラニン，トレオニン（スレオニン），トリプトファン，バリン

　ヒスチジン以外は体内で合成できない。ヒスチジンは体内で合成できるが，合成速度が遅く，これが食事中に入っていないと成長が悪いので，必須アミノ酸に入れられた。

　可欠アミノ酸は，体たんぱく質の合成のためにはもちろん必要であるが，体内で生成することができるので必ずしも食事から摂取しなくてもよいアミノ酸である。普通は，体内で他のアミノ酸から生成される，すなわちアミノ酸が相互に変換して生成される。したがって，摂取する場合その種類についてはさほど問題にしなくてもよいということである。量については，十分に摂取する必要がある。

　なお，チロシンはフェニルアラニンから生成され，シスチンはメチオニンから生成される。したがって，必須アミノ酸としてフェニルアラニン，メチオニンが十分にあれば供給する必要がないので，チロシン，シスチンは可欠アミノ酸である。しかし，体内ではチロシン，シスチンはそれぞれフェニルアラニン，メチオニンだけから生成され，他のアミノ酸からは生成できないので，チロシン，シスチンがあればそれぞれフェニルアラニン，メチオニンが少なくてすむ。そこで，たんぱく質の栄養価のうえではチロシン，シスチンを必須アミノ酸に含めて計算することが多い。

　　*ヒスチジン　FAO/WHO/UNU の合同専門委員会は，1985年，すべての年齢でヒスチジンを必須アミノ酸とした（p.74）。
　　含硫アミノ酸，芳香族アミノ酸　メチオニンとシスチンを合わせて含硫アミノ酸，フェニルアラニンとチロシンを合わせて芳香族アミノ酸という。

4.3　たんぱく質の栄養効果とアミノ酸

　多くの実験結果から，たんぱく質はその種類によって質的な差があり，たんぱく質の栄養効果は，それを構成するアミノ酸，特に必須アミノ酸の種類と量によって決まることが明らかにされている。

　いくつかのたんぱく質について，シロネズミの体重を50 g 増加させるのに必要なたんぱく質の量とそれに含まれる必須アミノ酸の量を表7-2に示した。この表から，次のようなことがわかる（成長期シロネズミの必須アミノ酸はアルギニン，ヒスチジン

表7-2　シロネズミの体重を50g増加させるのに要するたんぱく質の量とアミノ酸組成（g）

	卵	カゼイン	カゼイン＋メチオニン	小麦グルテン	小麦グルテン＋リシン
総たんぱく質	10.6	15.6	10.6	50.0	18.8
アルギニン	0.63	0.61	0.41	1.8	0.69
ヒスチジン	0.25	0.47	0.32	1.0	0.37
イソロイシン	0.68	0.98	0.67	2.3	0.85
ロイシン	0.93	1.56	1.16	3.6	1.35
リシン	0.76	1.30	0.86	1.0	0.80
フェニルアラニン	0.63	0.84	0.57	2.5	0.95
チロシン	0.35	0.80	0.55	1.4	0.52
シスチン	0.31	0.06	0.04	1.1	0.44
メチオニン	0.44	0.65	0.62	0.8	0.31
トレオニン	0.52	0.70	0.48	1.4	0.52
トリプトファン	0.12	0.15	0.10	0.4	0.14
バリン	0.80	1.15	0.78	2.1	0.80

出典）Allison：*Fed. Proc*, **20**, 66（1959）

を含む10種類である）。

①　同じ栄養効果（体重50g増）をもたらすためのたんぱく質の量は，たんぱく質の種類（質）によって異なる。例えば，卵のたんぱく質は10.6gであるのに対し，小麦グルテンは50.0gとなっている。質の悪い小麦のたんぱく質は，同じ栄養効果を得るために，質のよい卵のたんぱく質の約5倍量を食べなければならない。

②　小麦グルテンには，すべての必須アミノ酸が含まれている。また，卵たんぱく質10.6g中のアミノ酸量を体重50g増加させるのに必要な最小の量であるとすると，小麦グルテン50.0g中にはすべての必須アミノ酸が最小の必要量以上に含まれている。最も差の少ないリシンでも1.3倍，他のアミノ酸は2倍以上も含まれている。

③　小麦グルテンにリシンを加えると，体重を50g増加させるのに必要な量は18.8gにまで下がる。

④　牛乳たんぱく質のカゼインの場合も，メチオニンを加えると卵たんぱく質と全く同じ栄養効果を示すようになる。

以上の結果から，たんぱく質の栄養効果は，すべての必須アミノ酸が最小の必要量以上含まれるという問題だけでなく，必須アミノ酸の含まれている割合によっても大きな影響を受けることがわかる。この割合，すなわちアミノ酸量の相互関係をアミノ酸パターン（pattern；日常的な用語では，バランスといってよい）という。

ある必須アミノ酸が相対的に不足していて必須アミノ酸パターン（バランス）の悪いたんぱく質は栄養効果が低く，これに，不足している必須アミノ酸を補ってパターンをよくしてやると，栄養効果が改善されることを，上の実験結果は示している。こ

れをアミノ酸の補足効果という。

4.4　成人の必須アミノ酸推定平均必要量

WHO/FAO/UNU では，2007（平成19）年に必須アミノ酸推定平均必要量を示した（表7-3）。この推定平均必要量は，各アミノ酸の摂取量を不足から過剰に変化させ，その他のすべてのアミノ酸が満たされた条件で設定されたものである。

表7-3　必須アミノ酸の推定平均必要量[*1]

	ヒスチジン	イソロイシン	ロイシン	リシン	含硫アミノ酸	芳香族アミノ酸	トレオニン	トリプトファン	バリン	合計
組織アミノ酸パタン[*2]	27	35	75	73	35	73	42	12	49	421
維持アミノ酸パタン[*3]	15	30	59	45	22	38	23	6	39	277

たんぱく質必要量（g/kg 体重/日）に対するアミノ酸必要量（mg/kg 体重/日）[*4]

年齢（歳）	維持量	成長量[*5]	ヒスチジン	イソロイシン	ロイシン	リシン	含硫アミノ酸	芳香族アミノ酸	トレオニン	トリプトファン	バリン	合計
0.5	0.66	0.46	22	36	73	63	31	59	35	9.5	48	376
1〜2	0.66	0.20	15	27	54	44	22	40	24	6.4	36	267
3〜10	0.66	0.07	12	22	44	35	17	30	18	4.8	29	212
11〜14	0.66	0.07	12	22	44	35	17	30	18	4.8	29	212
15〜17	0.66	0.04	11	21	42	33	16	28	17	4.5	28	200
18以上	0.66	0.00	10	20	39	30	15	25	15	4.0	26	183

評点パタン（mg/g たんぱく質）[*6]

年齢（歳）	ヒスチジン	イソロイシン	ロイシン	リシン	含硫アミノ酸	芳香族アミノ酸	トレオニン	トリプトファン	バリン	合計
0.5	20	32	66	57	28	52	31	8.5	43	336
1〜2	18	31	63	52	25	46	27	7.4	41	310
3〜10	16	30	61	48	23	41	25	6.6	40	291
11〜14	16	30	61	48	23	41	25	6.6	40	291
15〜17	16	30	60	47	23	40	24	6.4	40	286
18以上	15	30	59	45	22	38	23	6.0	39	277

（注）　*1　表中の数値は，[13]C 標識アミノ酸を用いて測定された種々の報告の中央値である。成人のたんぱく質の推定平均必要量の参照値については，日本人の食事摂取基準では日本人のデータも含めて計算されており，0.65g/kg 体重/日と算出されている。
　*2　全身たんぱく質のアミノ酸組成。　　*3　成人の維持パタン。
　*4　維持（維持量×維持アミノ酸パタン）と成長（成長量×組織アミノ酸パタン）のための食事必要量中に含まれるアミノ酸の合計。
　*5　食事たんぱく質の利用効率58%で補正した各年齢層での組織蓄積量。
　*6　各年齢におけるアミノ酸必要量（mg/kg 体重/日）を各年齢におけるたんぱく質必要量（mg/kg 体重/日）で割って求めた。
出典）『日本人の食事摂取基準（2015年版）』，p.101，第一出版（2014）

4.5　食品たんぱく質の栄養価評価のための基準アミノ酸パターン

　食品たんぱく質の栄養価は，体の必要とするアミノ酸をいかに効率よく供給しうるかということで決まる。つまり"体が必要とするアミノ酸の種類と量に最も近いアミノ酸組成をもつたんぱく質"が最も栄養価が高いと考えられる。すなわち，生体内で必要に応じて生成できる可欠アミノ酸は除き，必須アミノ酸については，ちょうど体の必要とする割合にそれぞれの必須アミノ酸を含むたんぱく質があるとすれば，それは最もむだなく最も効率よく利用される理想的なたんぱく質といえる。

　そこで，それぞれの必須アミノ酸の必要量の割合，すなわち，必要量パターンが食品たんぱく質の栄養価を評価とする基準として用いられた。また，実際に摂取して最も栄養価の高いたんぱく質（卵たんぱく質）のアミノ酸組成も基準として用いられた。これらの基準アミノ酸パターンのうち，主要なものを次にあげた。

（1）　FAO パターン

　FAO（Food and Agriculture Organization；国連食糧農業機関）は1957年に当時までに求められていた成人と乳児の必須アミノ酸必要量の数値をとりまとめて平均的数値を求め，これをトリプトファンを1とする比率で表した。これはFAOの基準配合と呼ばれた。これにさらにアミノ酸の量の基準として，栄養価の高い牛乳たんぱく質を選び，牛乳たんぱく質と同量のトリプトファン（窒素1g当たり90mg）を含み，基準配合をもつ仮想的なたんぱく質を想定した。このアミノ酸パターンはFAOパターンと呼ばれた（表7-4）。

表7-4　必須アミノ酸必要量と基準アミノ酸パターン

| | FAO（1957年）[*1] | | FAO/WHO（1973年）[*2] | | | アミノ酸評点パターン[*3] | |
| | FAO パターン | | 必要量（mg/kg/日） | | | | |
	基準配合	mg/g 窒素	乳　児	学　童	成　人	mg/g たんぱく質	mg/g 窒素
ヒスチジン			28	0	0		
イソロイシン	(3.0)	270	70	30	10	40	250
ロイシン	(3.4)	306	161	45	14	70	440
リシン	(3.0)	270	103	60	12	55	340
メチオニン＋シスチン	(3.0)	270	58	27	13	35	220
フェニルアラニン＋チロシン	(4.0)	360	125	27	14	60	380
トレオニン	(2.0)	180	87	35	7	40	250
トリプトファン	(1.0)	90	17	4	3.5	10	60
バリン	(3.0)	270	93	33	10	50	310

（注）＊1　FAO Committee on Protein Requirements（1957），FAO Nutritional Studies, No. 16.
　＊2　Enegry and Protein Requirements, Report of a Joint FAO/WHO Ad Hoc Expert Committee,（1973），WHO Techn. Rep. Ser., No. 522.
　＊3　乳児，学童のパターンを参考にして求めた一般的なアミノ酸評点パターンである。

（2）　FAO/WHO のアミノ酸評点パターン（**amino acid scoring pattern**）（1973年）

　FAO，WHO（World Health Organization；世界保健機関）の合同専門委員会は，1973年にそれまでに得られた研究結果を総合して必須アミノ酸必要量を求め，これを卵あるいはミルクのたんぱく質の安全摂取量で除して必須アミノ酸必要量パターンを求めた。小児の必要量を満たすのに適したアミノ酸組成のたんぱく質は成人にとっても適したたんぱく質であるが，この逆は成り立たないことから，乳児，学童の必要量パターンを参考にして，一般に適用するアミノ酸評点パターンを提出した（表7-4）。

（3）　FAO/WHO/UNU のアミノ酸評点パターン（1985年）

　FAO，WHO，UNU（United Nations University；国連大学）の合同専門委員会は，1985年に新たにアミノ酸評点パターンを提案した。1973年の FAO/WHO のアミノ酸評点パターンと考え方は同じで，原則として人体試験で得られた各必須アミノ酸必要量をたんぱく質必要量で除した値（mg/g たんぱく質）で示されている。ただし，1973年のものは乳児，学童，成人の3つの年代区分のほかに，乳児，学童のパターンを参考にして一般的な評点パターンも示された（表7-4）のに対し，1985年のものは乳児，学齢期前，学齢期，成人の4つの年代区分で示され，一般的な評点パターンは示されていない（表7-5）。

表7-5　アミノ酸評点パターン（**FAO/WHO/UNU**，1985年）（mg/g たんぱく質）

	乳　　児	学齢期前 2～5歳	学　齢　期 10～12歳	成　　人
ヒスチジン	26	19	19	16
イソロイシン	46	28	28	13
ロイシン	93	66	44	19
リシン	66	58	44	16
メチオニン＋シスチン	42	25	22	17
フェニルアラニン＋チロシン	72	63	22	19
トレオニン	43	34	28	9
トリプトファン	17	11	9	5
バリン	55	35	25	13

出典）Energy and Protein Requirements, Report of a Joint FAO/WHO/UNU Exepert Consultation（1985），WHO Techn. Rep. Ser., No. 724.

4.6　たんぱく質，アミノ酸の補足効果

　あるアミノ酸が不足しアミノ酸パターンの悪いたんぱく質は栄養価が低いということをすでに述べた。このような栄養価の低いたんぱく質に，不足しているアミノ酸あるいはそのアミノ酸を豊富に含む別のたんぱく質を加えると栄養価が高められる。このような効果を補足効果という。要するに補足効果とはアミノ酸パターンを直して，よくしてやることである。日常の食事では数種のたんぱく質を混合食の形で摂取して

いるので，いろいろな制限アミノ酸（p.77）を異なったたんぱく質同士が補足し合い，栄養価を高めていると考えられる。

（1）　たんぱく質同士の補足

小麦たんぱく質とゼラチンを同時に与えると，小麦たんぱく質を単独に与えたときに比べ，動物の成長が著しくよい。小麦たんぱく質（リシン不足）とゼラチン（トリプトファン欠）はともに質の劣るたんぱく質であるが，これが互いに補足し合い，アミノ酸組成が改善され，両たんぱく質の栄養価が改善されたのである（図7-8）。

動物性たんぱく質に植物性たんぱく質を加えることによって植物性たんぱく質の栄養価が改善され，動物性たんぱく質に近づくことがよくある。パンとチーズの例を表7-6に示した。穀類の第1制限アミノ酸は（p.78），一般にリシンである。したがって，リシン含量の多い動物性食品あるいは大豆との組み合わせは栄養価の改善になることが多い。

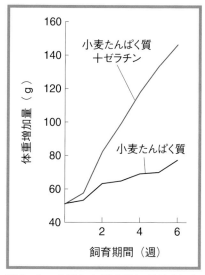

図7-8　小麦たんぱく質とゼラチンの
　　　　補足効果（シロネズミ）

表7-6　たんぱく質の補足効果

食　　　　　品	生物価
パン（1量）	52
チーズ（1量）	76
パン（1/2量）＋チーズ（1/2量）[*1]	75
パン（1/2量）＋チーズ（1/2量）[*2]	67

（注）　＊1　同時投与
　　　　＊2　それぞれ隔日投与

出典）Henry, et al. : *J Dairy Res*, 14, 330, (1946)

（2）　アミノ酸による補足

質の劣るたんぱく質に不足するアミノ酸を添加することにより補足効果が認められることがある。アミノ酸の補足効果の研究は穀類を中心に行われた。代表的な例は小麦に対するリシンの補足である。

4.7　たんぱく質の栄養効果に対するエネルギー供給の影響

食物中のたんぱく質は体たんぱく質の合成に利用されるだけでなく，エネルギー源としても利用される。

われわれの体は，エネルギーを確保することがまず第一に必要である。摂取エネルギーが不足のときは，摂取したたんぱく質はまずエネルギー源として分解，利用されてしまい，体たんぱく質の合成には十分に利用されず，たんぱく質の栄養効果は低くなる。たんぱく質を栄養的に十分に利用するには，炭水化物，脂肪からエネルギーを十分にとることが必要である。

エネルギー不足のとき，エネルギー源として炭水化物，脂肪を与えると，それまでエネルギー源として分解，消費されていたたんぱく質が，体たんぱく質の合成に使われ，その分だけたんぱく質が節約されることになる。この現象を炭水化物，脂肪のたんぱく質節約作用という。炭水化物のほうが脂肪より効果が大きい。また，エネルギーが足りている状態でも，さらに過剰のエネルギーを加えると，たんぱく質の必要量が下がる（たんぱく質がさらに少なくてすむ）ことも認められている。

このように，エネルギー供給の状況はたんぱく質の栄養効果に影響を与える。

4.8　たんぱく質の栄養価判定法

栄養価判定法を大別すると，①生物学的判定法，②化学的判定法になる。それぞれ種々の方法があるが，次に主要なものについて述べる。

（1）　生物学的判定法

食物たんぱく質の効果は，主として体たんぱく質の合成にあずかることにある。質のよいたんぱく質は体にとどまって体たんぱく質となる割合が多く，質の悪いたんぱく質は利用効率が悪く，体たんぱく質に組み入れられる割合が少ない。そこで，摂取たんぱく質からどの程度の体たんぱく質が合成されるかによって栄養価を判定するのである。体たんぱく質合成の状態をみる目安としては，体重の変化や窒素出納が多く用いられる。その例を次に示す。

1）　たんぱく質効率比（PER；protein efficiency ratio）

幼シロネズミを用い，体重増加量とたんぱく質摂取量（または窒素摂取量）との比を求める。飼料のたんぱく質含量によって値が変わる。通常，飼料中たんぱく質は10％という低レベルで測定する。

$$PER＝\frac{体重増加量}{たんぱく質（窒素）摂取量}$$

2）　正味たんぱく質効率（NPR；net protein ratio）

幼シロネズミを2群に分け，1群には供試たんぱく質10％を含む飼料を与え，他の1群には無たんぱく質食を与え，7～10日後両群の体重の差を求め，これを摂取たんぱく質量で割った値である。

$$NPR＝\frac{たんぱく質投与群の体重－無たんぱく質食群の体重}{摂取たんぱく質量}$$

これはPERの改良法であり，PER法では体重増加に要するたんぱく質の評価しか行えないのに対し，NPR法では体重増加とともに体重維持に要する評価も得られる利点がある。

3）　生物価（BV；biological value）

生物価は吸収されたたんぱく質（窒素）量に対する体内に保留されたたんぱく質（窒素）量の割合（％）である。

たんぱく質を全く摂取しないときでも，糞便中には腸内細菌，消化液，剥離した腸粘膜などに由来する窒素が含まれ，尿中には最小のたんぱく質の代謝回転のために分解された窒素が排泄される。そこであらかじめ無たんぱく質食を与えてこの値を求めて補正する必要がある。

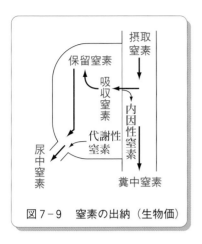

図7-9　窒素の出納（生物価）

$$生物価＝\frac{保留窒素}{吸収窒素}×100$$

吸収窒素＝摂取窒素－（糞中窒素－内因性窒素）

保留窒素＝吸収窒素－（尿中窒素－代謝性窒素）

$\left(\begin{array}{l}代謝性窒素：無たんぱく質食での尿中窒素をいう\\内因性窒素：無たんぱく質食での糞便中窒素をいう\end{array}\right)$

生物価はたんぱく質摂取量によって影響され，たんぱく質量が多くなると低くなる傾向があるので，一般にたんぱく質摂取レベルが低い状態で測定する。

4）　正味たんぱく質利用率（NPU ; net protein utilization）

これはたんぱく質の消化吸収率と生物価とを合わせたものである。生物価（BV）は吸収窒素のうち体内に保留された窒素の割合であり，NPU は摂取窒素のうち保留された割合である。したがって，算術的には次式で表される。

$$NPU=BV×消化吸収率$$

（2）　化学的判定法

たんぱく質の栄養効果の違いは，そのたんぱく質のアミノ酸組成の違いによる。そこで，食品たんぱく質または摂取たんぱく質のアミノ酸組成を，最も利用効率がよいと考えられる基準アミノ酸パターンと比較することによって栄養価を求める方法である。

生物学的判定法は実験が容易でなく，条件によって結果が異なるし，また摂取たんぱく質の組合せが変わるたびに改めて測定しなければならない。これに対して，化学的判定法は，食品のアミノ酸組成がわかれば*計算によって栄養価を求めることができ，実用上便利である。

　＊文部科学省科学技術・学術審議会資源調査分科会：日本食品標準成分表2015年版（七訂）
　　アミノ酸成分表編（2015年12月公表）。

1）　栄養価の求め方と制限アミノ酸

栄養価を比較する基準に用いる必須アミノ酸パターンとしては，FAO パターン，アミノ酸評点パターンなどいくつかのパターンがある。

試料たんぱく質のアミノ酸組成を求め，各必須アミノ酸含量（mg/g窒素またはmg/gたんぱく質）を基準のアミノ酸パターン中のそれぞれ相当するアミノ酸の含量

（mg/g窒素または mg/g たんぱく質）で除して割合（％）を算出する。そのうち割合（％）の最も少ないアミノ酸を第1制限アミノ酸といい，その割合で栄養価を示す。最低の割合が100％を上まわる場合は100としている。得られた栄養価を一般にケミカルスコア（化学価，chemical score）という。

　第1制限アミノ酸とは，たんぱく質の利用率が必須アミノ酸必要量に対して最も少ない割合で存在する必須アミノ酸の量によって制限を受けるという意味である。その次に割合の少ないアミノ酸を第2制限アミノ酸，さらに次に割合の少ないアミノ酸を第3制限アミノ酸，……と呼んでいる。

2）　ケミカルスコアの種類

　ケミカルスコアには，プロテインスコア，卵スコア，アミノ酸スコア，必須アミノ酸指数などがあるが，その主要なものについて説明する。表7-7に算出例を掲げた。

① **プロテインスコア（たんぱく価，protein score）**　栄養価判定の基準アミノ酸パターンとしてFAOパターン（p.73, 表7-4）を用いて算出される値である。

② **アミノ酸スコア（amino acid score）**（1973年）　FAO/WHO（1973年）のアミノ酸評点パターン（p.73, 表7-4）を比較基準として得られる値である。

③ **アミノ酸スコア**（1985年）　FAO/WHO/UNU（1985年）のアミノ酸評点パターン（p.74, 表7-5）を比較基準として得られる値である。

表7-7　ケミカルスコア算出例（精白米）

	アミノ酸組成[1] （mg/gN）	FAO　パターン[2] に対する割合（％）	FAO/WHO（1973年）[2] に対する割合（％）
イソロイシン	240	93[4]	100
ロイシン	500	163	114
リシン	220	81[3]	65[3]
メチオニン＋シスチン	290	107	132
フェニルアラニン＋チロシン	550	161	153
トレオニン	210	117	84[4]
トリプトファン	83	97	145
バリン	350	141	123
（ケミカルスコア）		（プロテインスコア） 81	（アミノ酸スコア） 65

（注）　＊1　アミノ酸成分表2010（文部科学省）より　　＊2　表7-4参照
　　　　＊3　第1制限アミノ酸　　＊4　第2制限アミノ酸

4.9　たんぱく質の不足と過剰

　たんぱく質摂取の不足したときには成長が障害を受け，また細菌感染に対する抵抗性が低下するなど健康に大きな悪影響を与えることはいうまでもない。一般に，質の劣るたんぱく質を摂取している場合には，質（利用効率）の悪さをカバーするため量を多く摂取する必要のあることは前述のとおりで（p.71），どうしてもたんぱく質不

足の状態におちいりやすい。特に乳幼児では，胃が小さいので，質の悪いたんぱく質で必要量を満たすほど量を多くとることはむずかしい。したがって，幼児の発育を完全にするにはたんぱく質の質をよくすることが必要である。また，たんぱく質の量と同時にたんぱく質を効率よく利用するため，エネルギー源の確保にも考慮を払うことが大切である。

　一方，高たんぱく食の摂取は生成した尿素の排泄のため腎臓に負担を与え，水の必要量を増加させる。特に乳児では，高濃度たんぱく質のミルクの投与は脱水症状を起こすことがある。しかし，少なくとも健康な成人では，たんぱく質の過剰摂取の害が明らかに認められることはほとんどない。

① **乳幼児のたんぱく質欠乏症**　　典型的な欠乏症としてマラスムス（marasmus）とクワシオルコール（kwashiorkor）の2つがある。わが国ではほとんどみられない。

　マラスムス　　たんぱく質とエネルギーの両方が欠乏した場合で，飢餓の状態に近く，衰弱が激しくて，体脂肪の消失，発育の停止が特徴である。

　クワシオルコール　　エネルギー摂取量はほぼ適当で，たんぱく質のみが欠乏している場合であり，特に離乳期直後の乳幼児にみられ，低アルブミン血症，浮腫，脂肪肝，皮膚の変化，消化管の障害が特徴である。これは貧困と無知のため，空腹を満たすために安価なたんぱく質含量の少ない穀類やいも類などを多量に摂取することによって起こる。

4.10　たんぱく質の摂取状況

　わが国の1人1日当たりの平均たんぱく質摂取量は，平成30年の国民健康・栄養調査の結果では，70.4gで推奨量を大きく上まわっており，総エネルギー摂取量に占めるたんぱく質からのエネルギー摂取量の割合は14.9%であり，質的には動物性たんぱく質が53.5%である。平均的なたんぱく質の摂取状況はこの2，3年減少しているが，栄養学的によい状態にある（図7-10）。しかし，個人的にみれば摂取たんぱく質の量，質に大きなバラツキがあり，栄養上問題になる人もいるといわれている。

　動物性たんぱく質源となる食品は，年々摂取量が増えていたが，近年はやや減少傾向がみられる。平成30年国民健康・栄養調査結果では1人1日当たり肉類104.5g，魚介類65.1g，卵類41.1g，乳・乳製品128.8gをとっている。植物性たんぱく質源の穀類は減少傾向にある。豆類の摂取は総量において増加傾向にある。

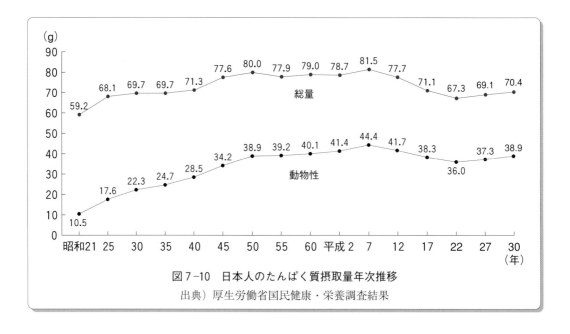

図 7-10　日本人のたんぱく質摂取量年次推移

出典）厚生労働省国民健康・栄養調査結果

第 8 章

無機質，水とその栄養

1. 無機質の定義と種類

　体に含まれる元素*のうち，酸素（O），炭素（C），水素（H），窒素（N）以外の元素を無機質またはミネラルという。生体内に比較的多く含まれる無機質としては，カルシウム（Ca），リン（P），カリウム（K），硫黄（S），ナトリウム（Na），塩素（Cl），マグネシウム（Mg）がある。微量に含まれ微量元素と呼ばれる無機質としては，鉄（Fe），銅（Cu），マンガン（Mn），ヨウ素（I），コバルト（Co），亜鉛（Zn），モリブデン（Mo），フッ素（F），セレン（Se）などがある（p.19, 表3-1）。

　無機質は，生体組織を燃やしたとき，ほとんどすべてが灰として残る。日本食品標準成分表2015年版（七訂）では，灰分は550℃で加熱（直接灰化法）して有機物および水分を除去した残分と定義されており，日本食品標準成分表2020年版（八訂）でも同様の扱いをしている。

　　＊体構成元素　酸素，炭素，水素，窒素の4元素は，有機物，水として体内に多量に存在する。炭水化物，脂肪はC, H, Oから，たんぱく質は，C, H, O, N（およびごく少量のS）から，水はH, Oからできている。

2. 無機質の機能

　生体の無機質は次のように3つの形で存在し，重要な機能を果たしている。

(1)　難溶性の無機塩として骨，歯の構成成分となる——カルシウム，リン，マグネシウム。

(2)　可溶性塩類（イオン）として，次のようなはたらきをする。

　①　浸透圧の調節，水分平衡，酸アルカリ平衡の維持にはたらく——ナトリウム，カリウム，塩素，カルシウム，リンなど。

　②　筋肉，神経の機能に関与する——カルシウム，マグネシウム，ナトリウム，カリウム。

　③　酵素の活性化——カルシウム，マグネシウム，マンガンなど。

　④　血液凝固に関与する——カルシウム。

(3)　有機化合物と結合して，生体にとって重要な物質の構成成分となっている——ヘモグロビンの鉄，甲状腺ホルモンのチロキシンのヨウ素など。

３．カルシウム

3.1　所　　　在

　カルシウム（Ca）は人体に最も多く含まれる無機質である。体重70kgの成人には約1,200gも含まれている。その99%は骨および歯の中にある。残りの1%は血液，筋肉，神経などに存在し，イオンとして多くの重要なはたらきをしている。

3.2　機能と代謝

（1）　機　　　能

　カルシウムの機能としては，第1に骨，歯の形成にあずかることがあげられる。第2に，イオンCa^{2+}として筋肉の収縮，神経興奮の伝導，筋肉の神経刺激に対する反応，血液凝固など，多くの過程に重要な役割を果たしている。

　骨は絶えず再構築がなされており，カルシウムは毎日骨から出たり入ったりしているが，血清中カルシウム濃度はほぼ一定（9〜11mg/dL）に維持されている。骨はカルシウムの貯蔵庫としてのはたらきをもっている。

（2）　血清中濃度の調節

　血清中カルシウム濃度は，カルシウムの吸収と排泄の調節，カルシウムの骨からの動員と蓄積の調節によって一定に保たれるが，これらの調節には，パラトルモン（副甲状腺ホルモン），カルシトニン（甲状腺ホルモン）*，ビタミンDがはたらく（図8-1）。

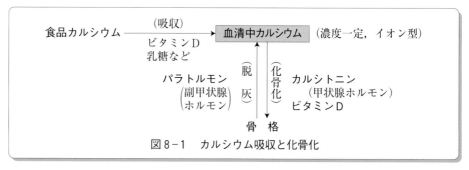

図8-1　カルシウム吸収と化骨化

　　パラトルモン　　骨からのカルシウムの動員を増加させ，血清カルシウム濃度を上昇させる。血清中カルシウム濃度が低下すると，分泌が増加する。

　　カルシトニン*　　骨へのカルシウムの蓄積を増加させ，血清カルシウム濃度を低下させる。血清中カルシウム濃度が高くなると，分泌が増加する。

　　ビタミンD　　腸管からのカルシウムの吸収を増加させ，骨へのカルシウムの沈着を促進する。その作用には，ビタミンDは活性型$1\alpha,25\text{-}(OH)_2D$となる（p.98）。

　＊甲状腺にはカルシトニンがかなり高密度に含まれている。しかし，甲状腺のほか副甲状腺にもある。

（3）吸　　収

摂取されたカルシウムは小腸上部で吸収される。

発育期や妊娠時などのように体のカルシウムに対する要求の大きいときはカルシウムの吸収が高められる。また，摂取量も影響し，低カルシウム食のほうが吸収率が高い。このように生体のカルシウム利用については適応現象がある。

ビタミンＤは吸収を促進する。シュウ酸，フィチン酸，リン酸などの不溶性のカルシウム塩をつくる物質や未消化の脂肪は吸収を阻害する（脂肪酸がカルシウムと不溶性の石けんを形成するためである）。カルシウムの吸収に及ぼすカルシウムとリンの比率の影響については，このいずれか一方が他の２倍以内なら差し支えないとされている。実際の問題としては，カルシウムの利用に対するリンの過剰摂取の悪影響が注目されている。乳糖やリシン，アルギニンはカルシウムの吸収を高める。また，高たんぱく食の場合には，カルシウムの吸収率が高くなるという報告もあるが，一方，カルシウムの尿中排泄量が増加することも認められている。野菜にはシュウ酸，穀類にはフィチン酸が含まれるなどの要因もあり，一般に植物性食品のカルシウムは動物性食品のカルシウムより利用性が低い。動物性食品としては，乳類中のカルシウムの利用率がよいことがよく知られている。

食事摂取基準の算定では，カルシウムの吸収率は，母乳栄養児は60％，人工栄養児や離乳期の乳児は27〜47％，骨の発育にともなって蓄積カルシウム量の多い年齢層成長期は35〜45％，18〜29歳は30％，高齢期では25％としている（表8-1）。

表8-1　年齢・性別カルシウム吸収率（％）

年齢（歳）	男	女
1〜2	40	40
3〜5	35	35
6〜7	35	35
8〜9	35	35
10〜11	40	45
12〜14	45	45
15〜17	45	40
18〜29	30	30
30〜49	27	25
50〜64	27	25
65〜74	25	25
75以上	25	25

日本人の食事摂取基準（2020年版）

（4）排　　泄

カルシウムは糞便，尿および少量は汗中へも排出される。通常，糞便に多く排泄される。その量は摂取食物によって大幅に変動する。糞便中カルシウムは食物中の未吸収のカルシウムと，腸管内に消化液，特に胆汁の成分として分泌されたカルシウムの中の再吸収されなかったものである。尿中のカルシウムの排泄量は1日約0.1〜0.3 gで，比較的変動が少ない。

3.3　欠　乏　症

血清カルシウム濃度が低下すると，これを正常値に保つために骨のカルシウムが動員されて新しい骨の形成は阻害される。骨へのカルシウムの出入が負の状態は，子どもではくる病，成人では骨軟化症，骨粗鬆症を起こすことになる。これはビタミンＤの欠乏によって起こるが，妊婦，授乳婦，高齢者の場合にはカルシウム摂取量の不足も原因になると考えられる。血清カルシウムイオンが減少するとテタニー＊を起こす。これは副甲状腺ホルモンの分泌低下によって起こる場合が多い。

＊テタニー（tetany）　筋肉に強直が起こる状態で，ひどいときには全身に痙攣が起こる。

4．リ　ン

表 8-2　人体骨中の無機質濃度

ミネラルの種類	含有量 (mg/100g)
カルシウム	19,393.0
リン	9,318.0
マグネシウム	295.0
ナトリウム	295.0
フッ素	140.0
カリウム	132.0
鉄	10.6
ホウ素	5.91
鉛	4.16
銅	1.89
マンガン アルミニウム ストロンチウム スズ	微量

出典）Biochemicals' Handbook（1961）

リン（P）は体内にはカルシウムに次いで多く含まれるが，その約80％は骨，歯に含まれる（表8-2）。残りは遊離イオン，核酸，リン脂質，リンたんぱく質などとしてあらゆる細胞に含まれ，細胞の構造，機能のうえで大きな役割を演じている。

リンの代謝はカルシウムの代謝と密接な関係をもち，血清中カルシウムイオンとリンイオンの濃度は反比例の関係にあり，一方が増加すると他方は減少する。カルシウムの場合と同じように骨はリンの貯蔵所として役立っており，血清中リンの濃度が下がれば骨からリンが動員され，逆に上がれば骨に沈着する。リンの代謝にはカルシウムの場合と同じように副甲状腺ホルモン，ビタミンDが関係している。

カルシウムの場合と同様に，カルシウムとリンの比率はリンの吸収にも影響を与える。しかし排泄はカルシウムの場合と異なり，主として尿中に排泄され，糞便中へは一部が排泄される。

食物からのリン摂取不足による欠乏の心配はない。むしろ，過剰摂取に注意する必要があるとされている。日本人の食事摂取基準（2020年版）による成人の目安量では男性 1,000 mg/日，女性 800 mg/日で，カルシウム推奨量（18～74歳）の男性 750～800 mg/日，女性 650 mg/日に近い。ただし，乳児期にはリンの割合をいくぶん成人より減らすことが望ましい。

5．マグネシウム

体内のマグネシウム（Mg）の約20％は骨の中に，約20％は軟組織中に含まれる。すべての細胞中にマグネシウムイオンが存在する。

マグネシウムは糖代謝やたんぱく質，核酸の合成など，多くの代謝に関与する**酵素**のはたらきに必要である。また，筋肉収縮，神経機能においても重要な役割を果たしている。欠乏すると，抑うつ症，筋無力症，目まい，痙攣などの症状を示す。通常は不足することはない。しかし，慢性下痢，たんぱく質欠乏症，慢性アルコール依存症などやマグネシウムを含まない液による経管栄養などによって欠乏症状が起こることがある。

マグネシウムはカリウムとともに細胞内液に多く存在するが，細胞外液はナトリウム，カルシウムが多い（図8-2）。またカルシウム・マグネシウム比が大きいほど虚血性心疾患の死亡者が多いといわれている（図8-3）。

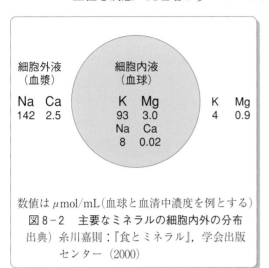

数値は μmol/mL（血球と血清中濃度を例とする）

図8-2　主要なミネラルの細胞内外の分布
出典）糸川嘉則：『食とミネラル』，学会出版センター（2000）

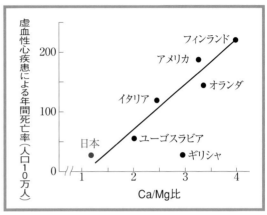

図8-3　虚血性心疾患と食事中 Ca/Mg 比の関係
出典）Karppanen H, et al : *Adv Cardiol*, 25, p. 9 (1978)

6. ナトリウムおよび塩素

6.1　ナトリウム

ナトリウム（Na）は，体内では大部分が細胞外液に存在する。

体液の浸透圧の調節と水分平衡の維持，酸アルカリ平衡の維持にはたらいている。筋肉の収縮を促進し，筋肉の正常な興奮性の保持や細胞の透過性にも関与している。

ナトリウムは容易にほとんど無制限に吸収される。吸収も速いが排泄されるのも速く，大部分が尿へ排泄される。腎臓は主な排泄器官であるとともに調節器官でもあり，腎臓からの排泄については副腎皮質ホルモンのミネラルコルチコイド*が関係している。このホルモンは体内のナトリウムの保持にはたらく。

浸透圧を一定に維持するためには，体内の水分と電解質，特にナトリウムを一定に保つ必要がある。浸透圧が低下すると，脳下垂体後葉の抗利尿ホルモン（バソプレシン）の分泌が減少し，尿からの水分排泄は促進される。一方，ミネラルコルチコイドの分泌が増加し，尿からのナトリウムの排泄を抑えられる。したがって，薄い低張の尿が出る。浸透圧が高くなると，上記と反対に，バソプレシンの分泌が増加し，ミネラルコルチコイドの分泌は減少し，濃い高張の尿が出る。

食塩を多量に摂取すると，体液の浸透圧が高くなり，のどが乾いて水分が欲しくなり水分摂取を促す。水により薄められ浸透圧が下がるが，その水分とともに多くの食塩（Na）が尿中に排出される。食塩の摂取量が少ないと，排出量も減少する。

ナトリウムは汗の中にも含まれており，激しい運動などで発汗量が多いときには食

表8-3　食塩摂取量と高血圧発生頻度

1日のNa（食塩）摂取量	高血圧発生率
10 mEq　（0.5 g 以下）	0
10～70 mEq　（0.5～4 g）	3 %
70～350 mEq　（4～20 g）	15%
350 mEq 以上（20 g 以上）	30%

出典）Freis, E D（1976）

塩を補充する必要があるが，普通は十分量の食塩を摂取しているので，特別の配慮を必要としないことが多い。

　現在，ナトリウムの過剰摂取が高血圧の原因となることが健康上の問題となっている（表8-3）。ナトリウムは主として食塩（塩化ナトリウム，NaCl）として摂取されるので，食品成分表にも，ナトリウムのほかに食塩相当量（Na×2.54）**が掲載されている。日本人の食事摂取基準でも減塩がすすめられており，2020年版の成人の目標量は1日当たり男性7.5 g/日未満，女性6.5 g/日未満が示されている。

　　＊ミネラルコルチコイド　副腎皮質ホルモンのうち，無機質の代謝に関係するものをミネラルコルチコイドというが，そのうちアルドステロンが最も重要である。

　　＊＊食塩相当量＝Na×$\dfrac{\text{NaCl の式量（Na+Cl）}}{\text{Na の原子量}}$＝Na×$\dfrac{(23.0+35.5)}{23.0}$

　　　　　　　≒Na×2.54

6.2　塩　　素

　塩素（Cl）は通常食塩（塩化ナトリウム，NaCl）として摂取される。主として細胞外液に含まれ，ナトリウムと同様に，浸透圧調節，水分平衡，酸アルカリ平衡に重要な役割をもっている。胃液中の塩酸（HCl）形成にも用いられる。

7．カリウム

　カリウム（K）は，体内では，ナトリウムと反対に主として細胞内液に存在する。ナトリウムと同様に浸透圧，水分保留，酸塩基平衡に関与しており，また糖代謝，筋肉収縮に重要な役割をもっている。

　血漿カリウム濃度は，副腎皮質ホルモンにより調節される腎臓のはたらきにより，一定範囲内に維持されている。しかし，腎機能障害や副腎皮質機能不全があるときには高カリウム血症となり，心拍動停止などを起こす危険がある。普通は食事からのカリウムの不足が原因で欠乏症を起こすことはない。

　最近，ナトリウム・カリウム比（Na/K）が高血圧症の発症要因の一つとして重要視され，カリウム摂取量を増加することは，高血圧の予防および治療に有効と考えられている。日本人の食事摂取基準（2020年版）では15歳以上では，ナトリウムとの比を考慮して目標量男性3,000 mg/日以上，女性2,600 mg/日以上としている。カリウムの主要な給源は，いも類，野菜類，果実類であるが，調理の際に茹でるなどの操作により失われることに配慮が必要である。

8. 鉄

8.1 鉄の分類

（1） 鉄の分布と機能

鉄（Fe）は，体内には，体重 70 kg の成人で 3 〜 4 g 存在する。体内の鉄は，その分布，機能によって，次の 5 つに分類できる。

1） ヘモグロビン鉄

鉄は血液中のヘモグロビンの成分で，酸素の運搬にはたらいている。ヘモグロビン鉄は体内の総鉄量の 60〜70% を占めている。

2） ミオグロビン鉄

鉄はミオグロビン（筋肉ヘモグロビンともいう）の成分になっている。これは筋肉における酸素の貯蔵所としてはたらいている。

3） 酵 素 鉄

チトクローム，カタラーゼ，パーオキシダーゼなどの酵素の成分になっており，生体内の酸化還元にはたらいている。

4） 血 清 鉄

血清中の鉄は鉄結合たんぱく質であるトランスフェリン*として存在する。鉄を輸送するはたらきをしている。

  ＊アポトランスフェリンというたんぱく質に鉄が結合している。

5） 貯 蔵 鉄

アポフェリチンというたんぱく質と結合して，フェリチンとなり，肝臓，脾臓，骨髄にあり，鉄を約 1,000 mg 貯蔵し，必要に応じて血清鉄となって動員される。な

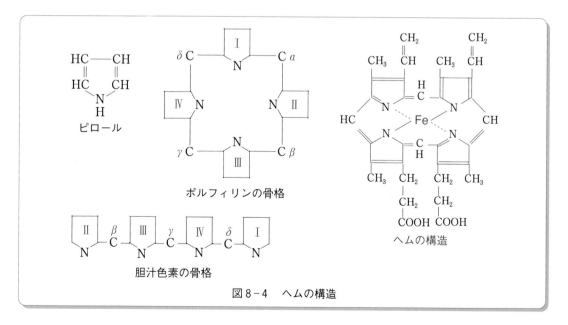

図 8-4　ヘムの構造

お，フェリチンとして貯蔵可能な限界以上に鉄が体内に存在する場合，限界を越えた鉄はヘモシデリン（血鉄素）として肝臓にたまる。

（2）　ヘム鉄と非ヘム鉄

食品中の鉄は，ヘム鉄と非ヘム鉄に分類される。

ヘムは鉄がポルフィリンに囲まれた形をしている。ポルフィリンは，4つのピロール核が結合したポルフィンに側鎖のついたものである（図8-4）。

ヘモグロビンは4個のヘムとグロビン（たんぱく質）が結合したものである。

ミオグロビンは1個のヘムとたんぱく質が結合したもので，たんぱく質部分がヘモグロビンの場合と異なる。

チトクローム，カタラーゼ，パーオキシダーゼはヘム酵素といわれ，ヘムをもった酵素である。

ヘモグロビン，ミオグロビン，ヘム酵素の鉄をヘム鉄，それ以外の鉄を非ヘム鉄という。食品中のヘム鉄としては，ヘム酵素に由来する鉄は微量であり，ヘモグロビン，ミオグロビンに由来する鉄が動物性食品に含まれている。

8.2　代　　謝

（1）　吸　　収

ナトリウムやカリウムなどは排泄量を調節することによって，体内保有量を一定に保っているが，鉄は吸収のときに調節されて，排泄のほうは調節力がほとんどない。体の鉄の代謝の状態（鉄の栄養状態）に応じて鉄の吸収能力は変わり，欠乏状態では吸収がよくなり，鉄が十分な状態では低下する。

鉄は小腸上部で吸収されるが，ヘム鉄と非ヘム鉄とでは状況が異なり，ヘム鉄のほ

表8-4　1回の食事中の鉄吸収率

貯　　蔵　　鉄　　量（mg）		0	250	500	1,000
ヘ　　　　ム　　　　鉄（%）		35	28	23	15
非ヘム鉄（%）	A．鉄の利用が低率の食事 　①肉または魚（赤身，生）<30 g 　または②ビタミンC<25 mg	5	4	3	2
	B．鉄中等度利用食 　①肉または魚（赤身，生）30～90 g 　または②ビタミンC 25～75 mg	10	7	5	3
	C．鉄高度利用食 　①肉または魚（赤身，生）>90 g 　または②ビタミンC>75 mg 　または③肉または魚 30～90 g＋ 　　　ビタミンC 25～75 mg	20	12	8	4

出典）厚生省：第五次改定　日本人の栄養所要量

うが非ヘム鉄より吸収がよい。ヘム鉄と非ヘム鉄の吸収率と，それに影響する因子について表8-4に示した。

　ヘムはそのまま腸管から吸収され，小腸壁の細胞内でヘムがこわされ，鉄が遊離する。ヘム鉄の吸収率は，個人の鉄を必要とする状態に応じて変動し，鉄欠乏症では35％，正常人では15〜25％とされている。ヘム鉄は，動物性食品に含まれ，獣肉，肝臓，鳥肉および魚肉の鉄の約40％を占めている。

　非ヘム鉄は，野菜，穀類，鶏卵，乳製品などに含まれているが，また肉類中にも非ヘム鉄が存在する。非ヘム鉄の吸収率は，個人の鉄の必要状態のみならず，他の食物成分の影響を受ける。たとえば，鉄欠乏者が鉄吸収促進因子を十分に含む鉄利用の高い食事を摂取した場合には，鉄の吸収率は約20％と高いが，鉄吸収促進因子の少ない鉄利用の低い食事では約5％になる（表8-4）。一般に鉄の吸収率はFAO/WHOが採用している15％を用いている。

　非ヘム鉄の吸収促進因子にはビタミンCおよび肉，魚があり，妨害因子としては，穀物のフィチン酸，茶のタンニン酸，卵黄のホスビチン*などがある。

　　＊ホスビチン　卵黄に存在するリンたんぱく質で，約10％のリンを含む。鉄と結合する。

（2）　輸送，利用，損失

　鉄は血清鉄（トランスフェリン）*として骨髄および肝臓などへ運ばれる。大部分が骨髄に取り入れられ，ここでヘモグロビンの生成に使われる（図8-5）。

　赤血球の寿命は約120日である。寿命がきた赤血球のヘモグロビンの分解は，まずグロビンとヘムが離れ，グロビンはたんぱく質として利用される。次いでヘムのポルフィリンが開裂して鉄が離れ，鉄は骨髄，肝臓などへ運ばれて再び利用される。開裂

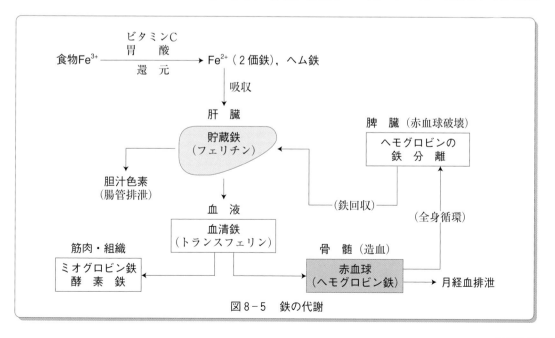

図8-5　鉄の代謝

したポルフィリンは胆汁色素（図8-4）となり，肝臓に運ばれ，胆汁の成分として腸に分泌され，排泄される。

　　鉄は繰り返し利用され，体外への損失はきわめて少ない。成人で1日0.9 mgである。鉄損失を起こす主な経路は上皮細胞の剥離である。女子の場合にはこのほか，月経の鉄損失が1日当たりにして0.7 mgあると見積もられている。

　　　＊鉄は腸管からきたもの，あるいは赤血球の破壊によって遊離したものである。

8.3　欠乏症とその予防

　　欠乏症は貧血（形態学的には，低色素性小赤血球性貧血）である。原因としては，食事からの鉄供給の不足，胃腸障害による鉄の吸収不全，月経による出血，妊娠など，鉄に対する需要増大があげられる。

　　鉄欠乏性貧血の予防には，鉄摂取量の増加，ヘム鉄摂取量の割合の増加，鉄吸収促進因子および妨害因子に対する配慮が必要である。同時に，赤血球やヘモグロビンの生成に必要なたんぱく質やビタミンなど＊を多く含む食事をとるようにすることが必要である。

　　　＊貧血　貧血に関係のあるビタミンとしては，ビタミンB₆，B₁₂，C，葉酸があげられ，無機質としては鉄のほかに銅があげられる。

9．その他の無機質

9.1　硫　　黄

　　体内では，硫黄（S）の大部分は含硫アミノ酸としてたんぱく質に含まれている。そのほか，グルタチオン，コンドロイチン硫酸など種々の化合物の構成成分となっている。

　　硫黄の大部分は，たんぱく質として摂取される。消化・吸収された有機性の硫黄（大部分は含硫アミノ酸）は体たんぱく質や種々の硫黄を含む化合物をつくる材料として用いられる。一方，体内で酸化されて硫酸イオンとなり，尿中に排泄されるが，一部は肝臓での解毒作用に用いられる。

9.2　銅

　　人体には約100 mgの銅（Cu）が含まれている。特に，肝臓，腎臓，脾臓，骨髄，脳，毛髪に多い。銅はヘモグロビンの合成に必要であり，銅が欠乏すれば貧血を起こす。また，チトクローム酸化酵素，チロシナーゼなどの酵素は銅を含む。

9.3　ヨ　ウ　素

　　人体内には約25 mgのヨウ素（I）があり，甲状腺は最も濃度が高い。ヨウ素は甲状腺ホルモンをつくるのに必要である。ヨウ素が欠乏すると甲状腺肥大が起こる。こ

れを単純性（地方性）甲状腺腫という。海水中にはヨウ素が多いので海産物には含量が高い。日本人は日常食で十分にとっているので不足するおそれは少ない。

9.4 亜　　鉛

正常成人の体内には亜鉛（Zn）が約2g含まれ，特に皮膚に多く分布する。

赤血球中にある炭酸脱水素酵素をはじめ，亜鉛を含む酵素が10以上もある。亜鉛が欠乏すると，食欲不振，成長障害，創傷治癒の遅延などが起こる。

9.5 セ レ ン

セレン（Se）はセレニウムともいう。脂肪酸の過酸化の防止に役立つグルタチオンパーオキシダーゼという酵素の成分である。セレンにはビタミンE節約作用がある。日本人の食事摂取基準（2020年版）の成人の推奨量は男性30 μg/日，女性25 μg/日である。しかし，セレンを常に多く摂取していると中毒症を起こす。

9.6 モリブデン

モリブデン（Mo）は肝臓中に多く含まれ，キサンチンオキシダーゼなどの酵素の成分になっている。欠乏症は観察されていない。しかし低モリブデン摂取の場合，水酸化酵素の活性低下があり，疫学的にも食道がん発生が多いという説もある。

9.7 マ ン ガ ン

マンガン（Mn）はアルギナーゼなどの酵素の成分になっている。成人の体内には10～18 mg含有する。過剰の場合，神経学的徴候があるともいわれている。

9.8 ク ロ ム

クロム（Cr）は糖質，脂質代謝に必須である。特に血糖をグリコーゲンに変えるインスリンの補助因子となる。欠乏の場合，耐糖能障害を伴うことも考えられる。

9.9 フ ッ 素

フッ素（F）は骨や歯に多い。飲料水中に適量（1 ppm位）含まれていると，むし歯の発症を予防するが，多すぎる（3～5 ppm）と斑状歯という疾患が起こる。

9.10 コ バ ル ト

コバルト（Co）はビタミンB$_{12}$の構成成分になっている（p.106）。

10. 水

10.1　水の機能

水は生体成分の中で最も多く，成人では体の約 60％を占める。水は次のような重要な機能をもっており，生命を保つのに酸素に次いで重要なものである。

水は物を溶かす力が強く，溶媒としてはたらいている——①生体内反応の場，②消化・吸収，③物質の輸送，④物質の分泌，排泄，⑤体内電解質の平衡維持，などに重要な役割を果たしている。

体温の調節にはたらいている——水は比熱*が大きく，熱の変動に対して温度変化が少なく，体温保持に都合がよい。また，蒸発熱**が大きく，体熱の放散に重要なはたらきをしている。細胞内の代謝反応によって発生した熱は，水分を介して速やかに周囲に導かれ，この熱は血液に移り，血液によって皮膚（体表面）に運ばれ，体表面から放射，対流，伝導，水の蒸発によって外界に放散される。水は蒸発するとき多くの熱を奪うので熱の放散に非常に効果的であり，体温調節に重要な役割を果たしている。

> ＊比熱　 1 g の水を 15℃から 16℃に上げるのに要する熱量。
> ＊＊蒸発熱　気化熱ともいう。水が 1 g 蒸発するとき，常温（20〜30℃）で，0.58 kcal の熱を奪う。

10.2　水の出納

正常な健康人では，体内総水分量は驚くほど一定に保たれている。水分平衡の維持が生体にとってきわめて重要なのである。一般に成人の水の出納は摂取水，排泄水，それぞれ 2,000〜2,500 mL である。

（1）　体から失われる水

1 ）　尿　の　水

1 日の尿量は摂取した水の量に左右されるが，そのうち 400〜500 mL の尿は，体内で生成した老廃物を排泄し，体の機能を正常に維持するために必要で，不可避尿と呼ばれる。

2 ）　糞　便　の　水

消化液として分泌される量は 1 日に 8 L を超える大量であるが*，主に大腸で再吸収され，糞便に含まれて排泄される量は成人で 100 mL 位である。

> ＊一例をあげると， 1 日の分泌量は，唾液 1,500 mL，胃液 2,500 mL，胆汁 500 mL，膵液 700 mL，腸液 3,000 mL，合計 8,200 mL である。

3 ）　皮膚，肺からの水

皮膚，肺からは絶えず水蒸気として水が失われている（不感蒸泄；insensible perspiration. p.5参照）。この量は 1 日に 600〜1,000 mL で，このうち約 2 / 3 は皮膚面から，

残りは呼吸によって肺から失われる。汗をかけば，これによって大量の水が失われる。

（2）　供給される水
1）　飲料水と食物中の水分
　成人の水の摂取は，いわゆる飲料水としての水（主に水道水），ミネラルウォーターのほか，お茶，紅茶，ウーロン茶，清涼飲料水などの形で1日1,000〜1,300 mL飲む。食物中に含まれる水分は野菜・果物では75〜95%含有するが，食物全体とすると平均50〜70%であり，その量は400〜600 mLである。

2）　代　謝　水
　体内で，脂肪，炭水化物，たんぱく質がエネルギー源として酸化分解されるときには，1 g当たり，それぞれ1.07 mL，0.56 mL，0.41 mLの水が生じる。これらの水を代謝水という。
　成人での水の出納（水分平衡）は図8-6に示したように摂取量2,000 mL，排出量2,000 mLで，ほぼバランスが保たれている。

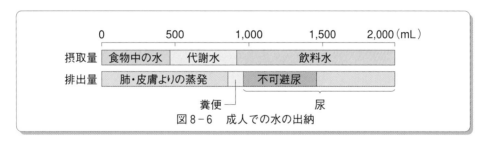

図8-6　成人での水の出納

10.3　運動と水分平衡

　運動時には体熱の発生が多く，水の蒸発による体熱の放散が特に重要で，著しい発汗がみられるのはこのためである。高温下での激しい運動では，発汗量は1時間当たり1 L以上にもなる。また，肺からの水分損失も，運動による呼吸数の増加に伴い，通常の1時間当たり15 mL程度から130 mL以上にも増加する。
　エネルギー発生の増大に伴い代謝水の量は増加し，皮膚，肺からの水分損失も大きく，運動条件，環境条件によって程度は異なるが，運動時には体水分の損失が起こる。熱中症予防のためにも激しい運動時には水分の補給に十分に注意する必要がある。

第 9 章

ビタミンとその栄養

1．ビタミンの定義と種類

1.1 定　　義

　ビタミンは微量で動物の栄養を支配し，動物体内で生成されないので，外界から摂取しなければならない有機化合物である。炭水化物，脂質，たんぱく質とは異なり，エネルギー源や体構成成分としては利用されない。

　すべての動物が，どのビタミンも体内でつくることができないかというと，そうではなく，たとえば，ビタミンCを体内で合成できず外からの摂取を必要とするのは，ヒト，サル，モルモットで，他の動物はビタミンCを体内で合成する。どんな動物でもよいから，ある動物について，上の定義があてはめられるような物質はビタミンと呼んで差し支えないことになっている。

1.2 種類と命名法

　ビタミンは発見の順序あるいは機能を表す略号からビタミンA，B，C……のようにアルファベットで命名されたが，その後純粋に取り出され，化学構造も明らかになり，化学名も用いられるようになった。また，生理作用や化学構造に基づく慣用名もある。

　ビタミンは脂溶性ビタミンと水溶性ビタミンに分けられる。水溶性ビタミンはさらにビタミンB群とビタミンCなどに分けることができる。なお，よく用いられる常用名を（　）内に示した。

　脂溶性ビタミン　　ビタミンA（レチノール），ビタミンD（カルシフェロール），
　　　　ビタミンE（トコフェロール），ビタミンKなど。
　水溶性ビタミン　　ビタミンB₁（チアミン），ビタミンB₂（リボフラビン），ナイアシン（ニコチン酸，ニコチンアミド），パントテン酸，ビタミンB₆（ピリドキシン），葉酸，ビタミンB₁₂（シアノコバラミン），ビオチン，リポ酸など（以上，ビタミンB群），ビタミンCなど。

　（　）内はInternational Union of Pure and Applied Chemistry-International Union of Biochemistry によって勧告されたものである。

　これらのうち，日常生活において摂取に注意が必要であることから，日本人の食事摂取基準に示されているビタミンは，ビタミンA，D，E，K，B_1，B_2，ナイアシン，B_6，葉酸，B_{12}，ビオチン，パントテン酸，ビタミンCである。

2. 脂溶性ビタミン

2.1　ビタミンA（レチノール）

（1）　ビタミンAとプロビタミンA

　ビタミンAの生理作用をもつもの（広義のビタミンA）は，ビタミンA（レチノール，retinol）（狭義のビタミンA）とプロビタミン*A（カロテン）である。体内で直接はたらくのはレチノールで，以下，ビタミンAはレチノールを指すことにする。カロテン（carotene，カロチンともいう）は体内でビタミンAに変わってからはたらく。カロテンの中では β-カロテン** が生理効果が最も高く，食品中にも最も多く含まれ，最も重要である。ビタミンAは動物性食品に含まれる。カロテンは主として緑黄色野菜をはじめとする植物性食品に含まれる。

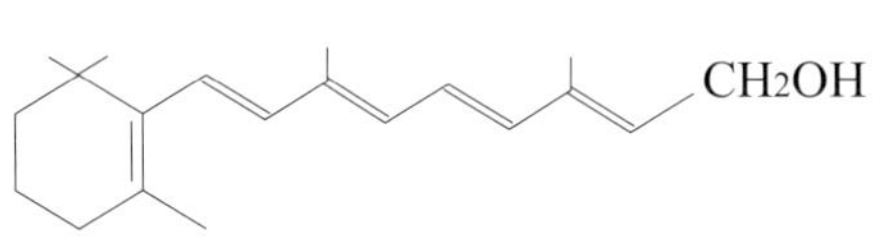

図9-1　レチノール（all-transレチノール　CH2OH）

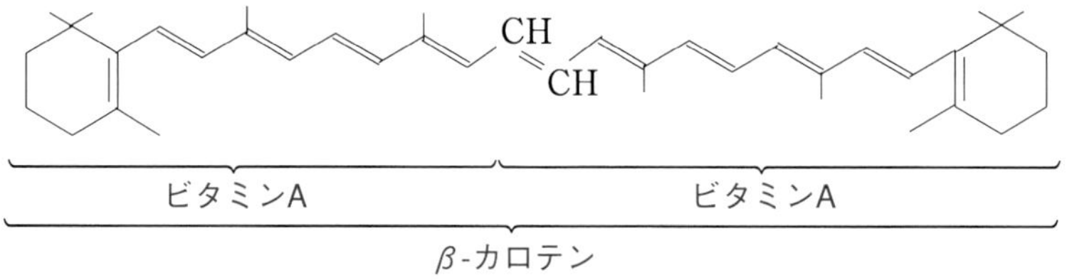

図9-2　ビタミンAとβ-カロテンの関係（ビタミンA　ビタミンA　β-カロテン）

　＊プロビタミンとは，体内でビタミンに変化する前駆物質のこと。
　＊＊β-カロテンは最近，体内の有害な作用をする活性酸素などのフリーラジカルの発生を抑える抗酸化ビタミンとして健康上注目されている。なお，そのほかのカロテンやA効力のないカロテノイドも抗酸化作用がある。

（2）　カロテンの生理活性

　β-カロテンは，ビタミンAが2分子結合した形をしている（図9-2）。体内では1分子のβ-カロテンから2分子のビタミンAができるはずであるが，実際にはほぼ1分子のビタミンAしかできない。したがって，重量単位ではβ-カロテンはビタミンAの1/2の効果しかない。β-カロテン1分子の重量は，ビタミンAの約2倍である。なお，β-カロテン以外のα-カロテンやクリプトキサンチンの生理活性はβ-カロテンの約50％であるという*。

　　＊ビタミンAの生理活性は，従来国際単位（IU）が使われていたが，最近はレチノール当量REとして重量単位で表すようになってきた。

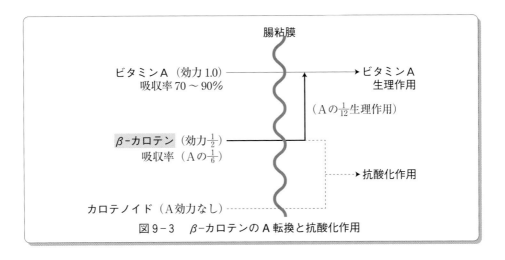

図9-3　β-カロテンのA転換と抗酸化作用

（3）　吸収率とビタミンA効力

ビタミンA（レチノール）の腸管からの吸収率は70～90％である。これに対して，カロテンの吸収率は，食物に含まれる食品や調理法などによって異なるが，10～40％である。そこで，一般にカロテンの吸収率はビタミンAの約10％とされている（図9-3）。ただし，乳類（バターを含む）に含まれるカロテンの吸収率はビタミンAと同様に，よいことが認められている。

日本人の食事摂取基準（2010年版）ではβ-カロテンの吸収率40％は摂取頻度が10％であり，食物の90％が吸収率14％の摂取頻度と考えられることから，

$$0.40 \times 0.1 + 0.14 \times 0.90 = 0.166 ≒ 1/6$$

がプロビタミンAの吸収率としている。したがって

1 μgRE（レチノール当量）＝ 1 μg レチノール＝12μg β-カロテン＝24μg α-カロテンまたはβ-クリプトキサンチン

として，これにレチノール（μg）を合計した数値がビタミンAの生理活性である。

そこで，全ての食品中のビタミンA含量はレチノール活性当量*として下式で求められる。

レチノール活性当量（μgRAE）＝ レチノール（μg）＋β-カロテン（μg）×1/12＋α-カロテン（μg）×1/24＋β-クリプトキサンチン（μg）×1/24＋その他のプロビタミンAカロテノイド（μg）×1/24

＊日本人の食事摂取基準（2015年版）以降では，ビタミンAの食事摂取基準の数値をレチノール相当量として示し，レチノール活性当量（μgRAE）という単位で算定している。算定の考え方は2010年版の食事摂取基準と同様である。食事摂取基準（2020年版）においても，推定平均必要量と推奨量，耐容上限量が定められている。

（4）　代謝，生理作用および欠乏症

吸収されたビタミンAは肝臓に蓄えられ，必要に応じて血液中に送り出され，利用される。ビタミンAは体内によく蓄えられるビタミンである。

　　ビタミン A は，正常な成長，視覚や上皮組織（皮膚や粘膜）を正常に保つのに必要である。欠乏症としては，成長障害，暗順応の低下，夜盲症，眼球乾燥症，角膜軟化症，毛孔性角化症などがあり，また細菌感染に対する抵抗力低下がある。

（5）　給　　　源

　　動物性食品では，レチノールがレバー，ウナギ，バター，卵黄などに多く含まれる。一般に，肉類，魚類（ウナギを除く）は含量は少ない。牛乳，バター，卵黄などにはカロテンも含まれている。緑黄色野菜にはカロテンが多く含まれる。緑色の濃さとカロテン含量とはほぼ比例している。黄色野菜として，ニンジンにはカロテンが特に多く含まれ，カボチャにもかなり多く含まれる。果実類では，アンズ，ビワ，スイカ，カキ，ミカンなどに含まれている。

2.2　ビタミン D（カルシフェロール）

（1）　ビタミン D とプロビタミン D

　　ビタミン D_2 と D_3 がある。プロビタミン D に紫外線を当てるとビタミン D（カルシフェロール，calciferol）を生ずる。

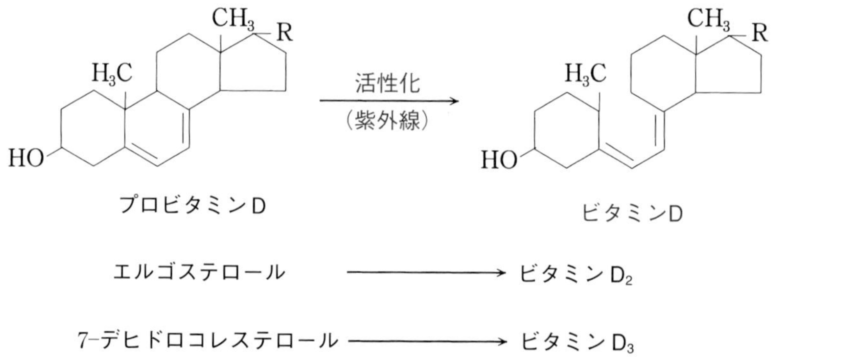

図 9-4　ビタミン D の生成

　　植物性のプロビタミン D であるエルゴステロールに紫外線を当てるとビタミン D_2 を生ずる。7-デヒドロコレステロールは動物性で，皮膚にあり，紫外線に当たればビタミン D_3 を生ずる（図 9-4）。7-デヒドロコレステロールは，生体内でアセチル CoA からコレステロールが合成されるとき最終段階でできるものであって，必要に応じてつくることができる。成人の場合，十分に日光に当たれば，通常の必要量はまかなわれると考えられている。

（2）　代謝，生理作用，欠乏症，単位

　　ビタミン D は，小腸上部で吸収され，肝臓に運ばれ，そこで水酸化され，さらに腎臓などで水酸化され活性型（図 9-5）になってからはたらく。すなわち，ビタミン

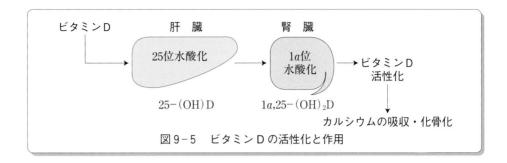

図9-5　ビタミンDの活性化と作用

Dは肝臓で25位炭素にOHをつけ25-(OH)Dとなり，次に腎臓で1α位にOHをつけて活性型の1α,25-(OH)₂Dになり，カルシウムの吸収，化骨化に作用する。

　生理作用は，小腸からのカルシウム，リンの吸収を促進し，また骨へのカルシウムの沈着を促進することである。したがって，ビタミンDの欠乏は，発育期では骨の石灰化の障害によりくる病を，成人では骨軟化症をひき起こす。

　単位は重量単位のμgで表示されるが，別に国際単位（IU）が使われることがある。生理活性はビタミンD₂とビタミンD₃は同じ作用をもつといわれている。2019年改定の日本人の食事摂取基準（2020年版）では目安量と耐容上限量が定められている。

（3）給　　　源

　主要な給源としては肝油，レバーや，イワシ・カツオ・サンマ・サバ・ブリ・サケなどの魚類があげられる。エルゴステロールは酵母，シイタケなどに含まれるが，そのままではほとんど利用されないので，ビタミンDの給源としては紫外線に当ててビタミンD₂に変えて摂取する必要がある。

2.3　ビタミンE（トコフェロール）

　数種類のトコフェロール（tocopherol）があるが，そのうちα-トコフェロール（図9-6）が最も生理効果が高い。最も重要な生理作用は抗酸化作用である。特に，細胞膜の構成成分である多価不飽和脂肪酸の過酸化を防止し，細胞膜を正常に保つのに必要である。したがって，ビタミンEは老化防止，生活習慣病予防に有効とされる。

　欠乏症としては，動物では不妊症，筋肉萎縮，脳軟化症などが知られている。ヒトの場合には血清トコフェロール濃度の低下，低出生体重児の溶血性貧血*や脂肪の吸

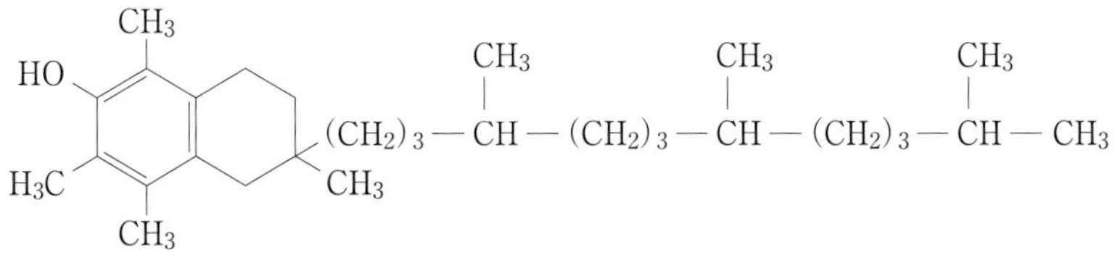

図9-6　α-トコフェロール

収阻害にともなう神経症状が知られているが，確かな欠乏症は明らかでない。

小麦胚芽油，とうもろこし油，大豆油，綿実油などの植物油に特に多く含まれる。そのほか，植物性食品に広く分布している。動物性食品にも広く分布しているが，含量は少ない。日本人の食事摂取基準（2020年版）には，目安量と耐容上限量が定められている。

　　＊過酸化水素などによる赤血球の溶血は，ビタミンE欠乏の場合に高まる。

2.4　ビタミンK

ビタミンKは肝臓で血液凝固に必要なプロトロンビンを生成するのに必要である（図9-7）。欠乏すると血液凝固が遅れ，出血しやすくなる。

腸内細菌によって多量のビタミンKが合成され，これを利用することができるので，通常は欠乏症は起こらない。欠乏症は，食物からの供給不足ではなく，吸収障害や肝疾患，あるいは長期にわたる抗生物質の投与（腸内細菌の増殖が抑えられる）などで起こる。ただし，新生児，乳児では欠乏症を起こすことがある。これは，分娩前の母親への，あるいは分娩後乳児へのビタミンK投与で予防できるといわれている。

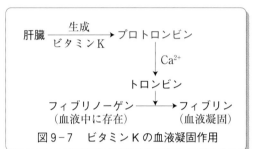

図9-7　ビタミンKの血液凝固作用

3．水溶性ビタミン

水溶性ビタミンは，ビタミンB群とビタミンCとに分けられる。

3.1　ビタミンB群

（1）　種　　類

ビタミンB群に属するビタミンは，肝臓，酵母に多く含まれ，補酵素として生体内の代謝にはたらいている。ビタミンB_1，B_2，B_6，B_{12}，ナイアシン，パントテン酸，葉酸，ビオチン，リポ酸などがある。

（2）　エネルギー発生とビタミンB群

ビタミンB群には，エネルギー発生に関係の深いものが多い。ビタミンB_1，B_2，ナイアシンの推奨量は摂取エネルギー1,000 kcal当たりで求められている。

1）　電子伝達系とビタミン

生体内では炭水化物，脂肪およびたんぱく質は酸化されて二酸化炭素（CO_2）と水（H_2O）を生成し，エネルギーを発生するが，この際エネルギーはH（水素）がH_2Oになる反応により発生する。C（炭素）がCO_2になる反応では，空気中での燃焼とは異なり，著しいエネルギー変化はない。

　水素は基質（酸化を受ける物質）から脱水素酵素に渡され，この水素はさらにフラビン酵素，次いでユビキノンに渡され，チトクローム系を経て最終的に酸素と結合して水となる。この一連の反応を電子伝達系あるいは呼吸鎖という。この反応で水素が H_2O になるとき，３分子の ATP が生成する。なお，基質から脱水素酵素を経ないでフラビン酵素に水素が渡される場合があるが，このときは２分子の ATP が生成する。後述のように，ナイアシンは脱水素酵素の構成成分であり，ビタミン B_2 はフラビン酵素の構成成分である。

２） エネルギー発生過程とビタミン

　糖，脂肪酸からのエネルギー発生および糖，脂肪酸の合成に関係するビタミンを図９−８に示した。なお，たんぱく質（アミノ酸）がエネルギー源として利用されるときは，糖，脂肪酸の代謝過程につながることは前述（p.68）のとおりである。

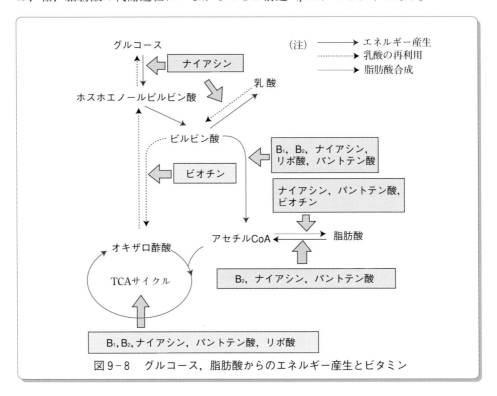

図９−８　グルコース，脂肪酸からのエネルギー産生とビタミン

3.2　ビタミン B_1（チアミン）

（1）　生 理 作 用

　ビタミン B_1 はチアミン（thiamine）ともいわれ，化学構造はピリミジン核とチアゾール核がメチレン基$-CH_2-$を介し結合したものである。チアゾール核にアルコールがついているので水によく溶ける。また，アルカリに容易に分解されやすい性質をもつ。このビタミン B_1 に２分子のリン酸が結合してチアミンピロリン酸（TPP；thiamine pyrophosphate）となって（図９−９）生理作用を発揮する。

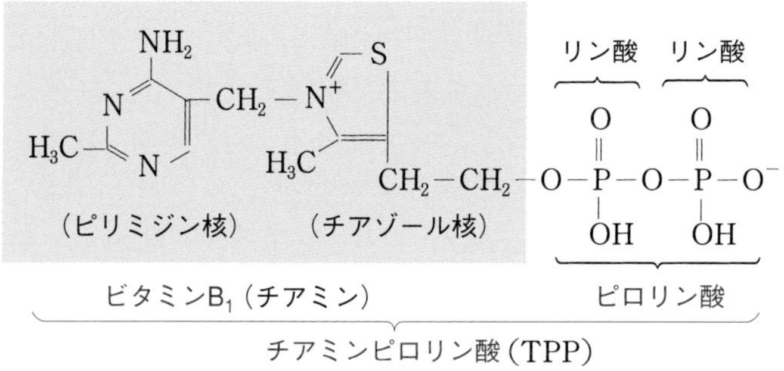

図9-9　ビタミンB₁とチアミンピロリン酸

　チアミンピロリン酸は，ピルビン酸がアセチルCoAになる反応や，TCAサイクルの中でα-ケトグルタル酸がサクシニルCoAになる反応に必要で*，したがってエネルギー発生に密接な関係があり（図9-8），日本人の食事摂取基準も摂取エネルギー1,000 kcal当たりの量が基準になっている。

　　＊チアミンピロリン酸　糖代謝のペントース・リン酸系の中で，トランスケトラーゼの補酵素としてもはたらく。

脂肪のビタミンB₁節約作用　　エネルギー源として脂肪を多くとればビタミンB₁が少なくてすむ。これは次のように説明できる。脂肪酸が酸化されるときはアセチルCoAが生ずるが，この反応にはビタミンB₁は必要でない。糖が酸化されるときはピルビン酸を経てアセチルCoAを生ずるが，このときはビタミンB₁を必要とする。したがって脂肪からのほうがビタミンB₁が少なくてすむ。また，糖はアセチルCoAを経て脂肪酸に転換されるので，炭水化物を多くとると，脂肪をつくるためのビタミンB₁が必要であるが，エネルギー源として脂肪を用いた場合には，このビタミンB₁が不必要である（図9-8）。

（2）　欠乏症と給源

　ビタミンB₁の欠乏症は脚気である。症状としては，食欲不振，便秘，倦怠感，感覚異常，運動障害，心臓障害，浮腫などが起こる。

　ビタミンB₁は動植物界に広く含まれる。植物性のものでは，酵母，胚芽，糠に特に多い。未精白の穀類，豆類はよい給源である。動物性食品では豚肉に特に多い。そのほか，レバー，卵黄やウナギ，カレイ，カツオ，サケなどの魚類にも多い。

3.3　ビタミンB₂（リボフラビン）

（1）　生理作用

　ビタミンB₂はリボフラビン（riboflavin）ともいわれ，黄色で，光分解されやすいビタミンである。

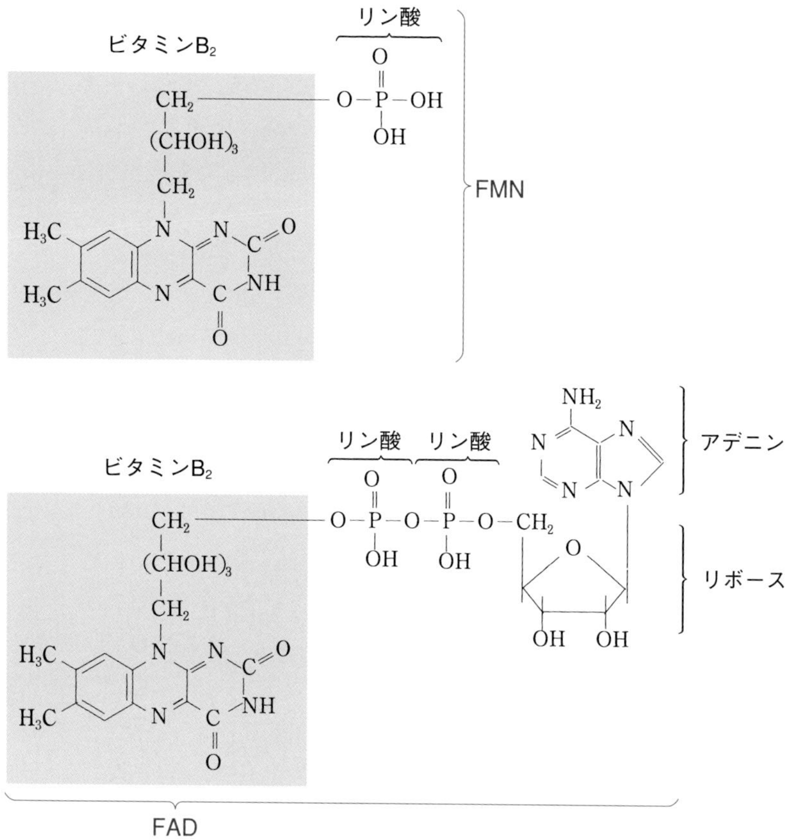

図 9-10　FMN と FAD

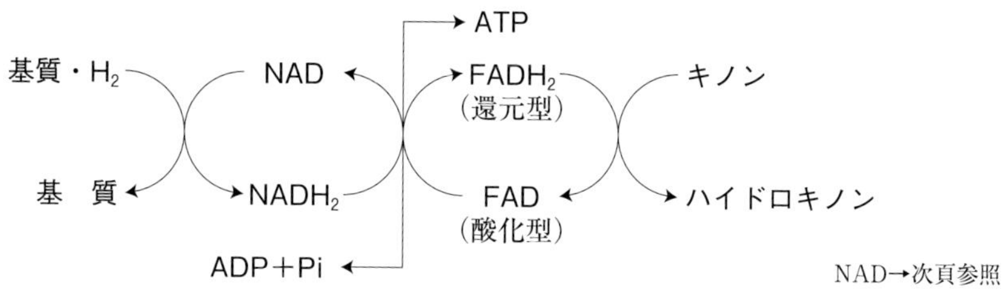

NAD→次頁参照

図 9-11　フラビン酵素（FAD）と NAD の電子伝達系における生体内酸化還元反応

　生体内では FAD（フラビンアデニンジヌクレオチド）および FMN（フラビンモノヌクレオチド）の形となり，フラビン酵素の構成成分になっている（図 9-10）。フラビン酵素は生体内酸化還元，特に電子伝達系に関与している重要な酵素である。電子伝達系において，フラビン酵素は，基質または脱水素酵素から水素（電子）を受け取り，自分は水素が加わって還元型になる。生じた還元型酵素は，ユビキノン，チトクロームのような他の物質に水素を与え，自分は元のフラビン酵素にもどる。このように，水素（電子）伝達体としてはたらいている（図 9-11）。

（2）　欠乏症と給源

ビタミンB_2が欠乏すると，口角炎，口唇炎，舌炎，皮膚炎などが起こる。

ビタミンB_2は動植物界に広く分布している。酵母，胚芽，肝臓などに特に多い。ウナギ，サバ，カレイ，イワシ，サンマなどの魚類，カキ，シジミなどの貝類，肉類，卵類，乳製品などの動物性食品はよい給源である。海藻類にも多い。緑葉野菜もよい給源となる。

3.4　ナイアシン（ニコチン酸，ニコチンアミド）

（1）　生 理 作 用

ナイアシン（niacin）にはニコチン酸とニコチンアミドがある。このビタミンは水によく溶け，酸，アルカリ，熱，酸素，光のいずれにも安定である。ナイアシン（ニコチンアミド）はNAD（ニコチンアミドアデニンジヌクレオチド）の形，または，さらにリン酸1個が結合したNADP*の形で脱水素酵素の構成成分となっており（図9-12），生体内の酸化還元反応で重要な役割を演じている。電子伝達系では，ビタミンB_2と同様に水素伝達体としてはたらいている（図9-11）。

ナイアシンは体内でトリプトファンから生成される**。日本人の食事摂取基準には，食物からのナイアシンのほかに，体内でトリプトファンから生成したナイアシンも含まれている。トリプトファンはいうまでもなく必須アミノ酸のひとつである。たんぱく質の摂取状況によって摂取すべきナイアシンの量は異なる。

　＊NADPのリン酸はリボースの2位炭素に結合している。

　＊＊ナイアシン生成量　体内では，トリプトファン60 mgからナイアシン1 mgが生成するということになっている。

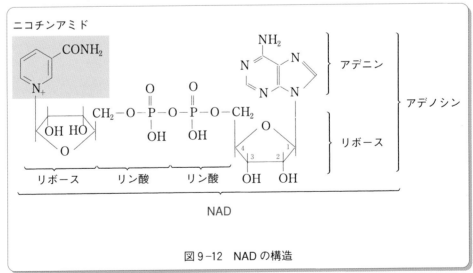

図9-12　NADの構造

（2）　欠乏症と給源

ナイアシンの欠乏症はペラグラ（pellagra）である。ペラグラはとうもろこしを多食

する地帯に多く，米を主食とする地帯には少ない。ペラグラの症状として，皮膚症状（発赤，色素沈着など），胃腸障害（食欲不振，口内炎，下痢など），神経症状（神経痛，麻痺，精神異常など）があげられている。

　ナイアシンの分布は極めて広い。米糠，酵母，肝臓，落花生などには特に多い。肉類，魚類にも比較的多い。牛乳や卵にはナイアシンは少ないが，体内でナイアシンに変わるトリプトファンが多く含まれる。

3.5　パントテン酸

　パントテン酸（pantothenic acid）はコエンザイム A（CoA）*の構成成分となっている（図9-13）。CoA は，ピルビン酸からアセチル CoA の生成，TCA サイクルの中でα-ケトグルタル酸からサクシニル CoA の生成，脂肪酸の酸化，脂肪酸の合成などに必要であり，脂質代謝や糖代謝に重要な役割をもっている。

　パントテン酸の欠乏は動物では皮膚炎や副腎障害などの症状が現れるが，人体での欠乏症は明らかでない。食品中に広く含まれ，特に酵母，肉類，魚類，未精白の穀類，豆類などに多い。

　　＊コエンザイムA　コエンザイム A の末端にある–SH 基は活性で，酢酸や脂肪酸などと結合してアセチル CoA や脂肪酸アシル CoA などを生ずる。しばしば–SH 基を強調して，CoA–SH と書く。

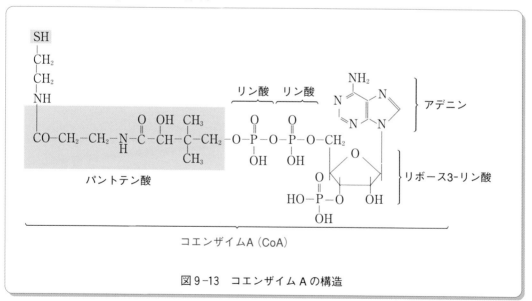

図9-13　コエンザイム A の構造

3.6　ビタミン B₆（ピリドキシン）

　ビタミン B₆ はたんぱく質代謝に深い関係があり，アミノ酸代謝に関係のある多数の酵素の補酵素成分になっている。たんぱく質摂取量が多いほどビタミン B₆ の必要量も多くなる。ビタミン B₆ 作用をもつ物質にはピリドキシン，ピリドキサール，ピリドキサミンがあるが日本人の食事摂取基準ではピリドキシン（pyridoxine）として

示されている。

　欠乏は貧血，痙攣_{けいれん}などを起こす。ビタミン B_6 は日常の食物中に十分に含まれ，特にわが国では主食としてとる白米にもかなり多く含まれているため，欠乏症はほとんど発生していない。ビタミン B_6 を多く含むものとしては，酵母，レバー，米糠，肉類，魚類，鶏卵，豆類などがあげられる。

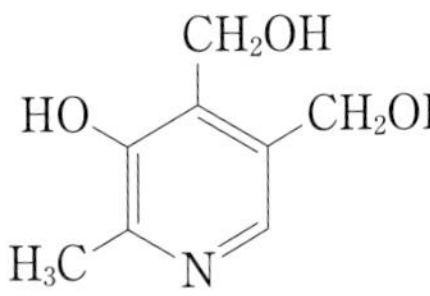

3.7　葉　　酸

　葉酸（folic acid）はプテリジン，パラアミノ安息香酸，グルタミン酸が結合した化合物である。天然にはグルタミン酸が 1 ～ 8 個結合したものがあるが，そのなかの 1 個が結合したプテロイルモノグルタミン酸が代表する（図9-14）。

　核酸の合成に必要であり，アミノ酸（グリシンなど）の代謝にも関係している。葉酸の欠乏症は巨赤芽球性貧血で，舌炎，口角炎などもみられる。葉酸欠乏症はわが国ではあまりみられない。葉酸は多くの食品に広く分布している。酵母，レバー，卵黄やブロッコリー，ホウレンソウのような緑色野菜などに多い。一般に，果実類，肉類には少ない。

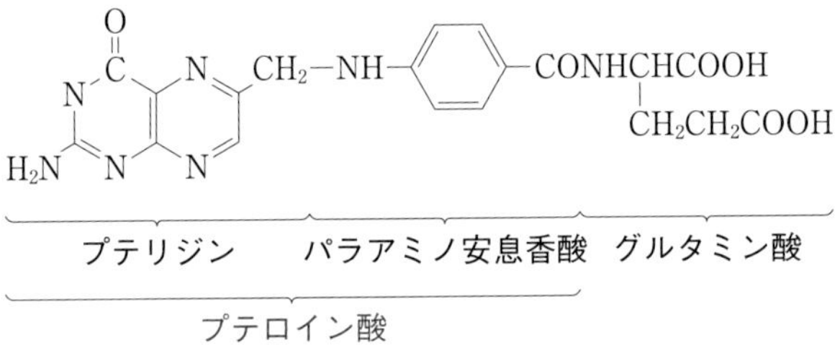

図 9-14　葉酸（プテロイルグルタミン酸）

3.8　ビタミン B_{12}

　ビタミン B_{12} は分子中にコバルトをもつビタミンで赤色の結晶である。一般に，コバルトにシアン-CN が結合したシアノコバラミン（cyanocobalamin），または-OH が結合したヒドロキソコバラミンとして存在する。生体内ではアデノシルコバラミン，またはメチルコバラミンという補酵素型で存在する（図9-15）。アミノ酸（メチオニン）の代謝に葉酸とともにはたらいており，また核酸の合成に必要とされている。

　ビタミン B_{12} の効果的な吸収には内的因子（正常胃液中に存在し，ビタミン B_{12} の吸収をよくする物質で，糖たんぱく質の一種・キャッスル内因子）が大切である。内的因子がなくてもビタミン B_{12} はいくらかは吸収されるが，内的因子があれば吸収がよくなる。

　欠乏症は悪性貧血である。巨赤芽球性貧血がみられ，全身倦怠のほか，食欲不振，舌炎，下痢や神経症状なども比較的多くみられる。わが国では，ビタミン B_{12} 摂取不足による悪性貧血はきわめて少ない。

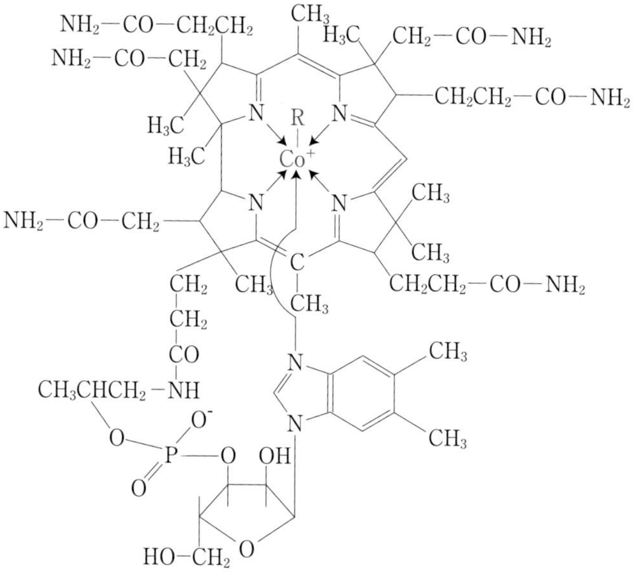

シアノコバラミン:R＝−CN
ヒドロキソコバラミン:R＝−OH
B₁₂補酵素
　　:R＝5′-デオキシアデノシン（下記）
　　または−CH₃

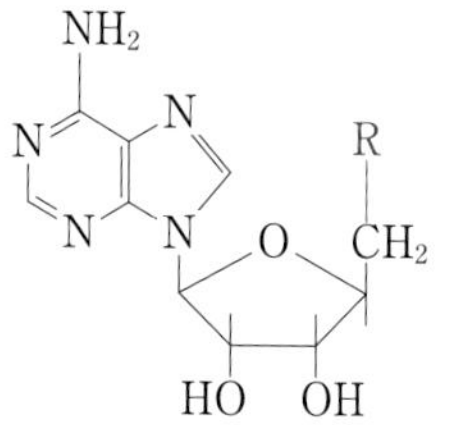

5′-デオキシアデノシン

図9−15　ビタミンB₁₂の構造

　自然界において，起源をみると，他のビタミンは植物体によってつくられたもので
あるが，ビタミンB₁₂は微生物によってつくられる。ビタミンB₁₂は動物，微生物，
海藻のみに含まれる。レバーなどの臓器，卵黄，貝類，アサクサノリなどに多い。

3.9　ビ オ チ ン

　ビオチン（biotin）は多くの炭酸固定反応で重要な役割を果たしている。脂肪酸の
合成に必要なマロニルCoAの生成やピルビン酸からオキザロ酢酸の生成に必要であ
る（p.101，図9−8）。

　動物に大量の生の卵白を含む食餌を与えると脱毛，皮膚炎，体重低下などの症状が
現れる。これを卵白障害という。これは卵白中のアビジンというたんぱく質がビオチンと結合して不溶性のものとなり，腸からのビオチンの吸収が妨げられるために起こる。卵白を加熱すればアビジンは熱により変性し，ビオチンと結合する能力がなくなる。ビオチンは腸内細菌により十分に合成され，これを吸収利用できるので，通常は欠乏症はみられない。

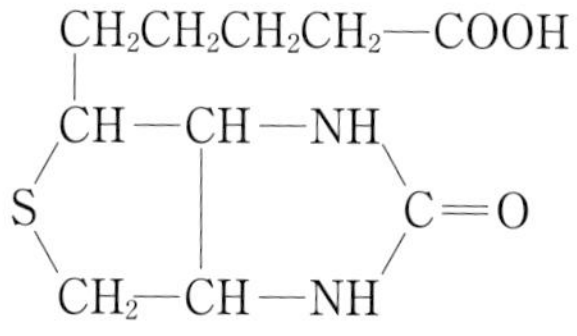

ビオチン

3.10　ビタミンC（アスコルビン酸）

（1）　生　理　作　用

　ビタミンCは水によく溶け，空気酸化されやすい。ビタミンC水溶液は空気中の
酸素で次第に酸化分解される。ビタミンCはアルカリ，金属イオン（特に銅イオン）

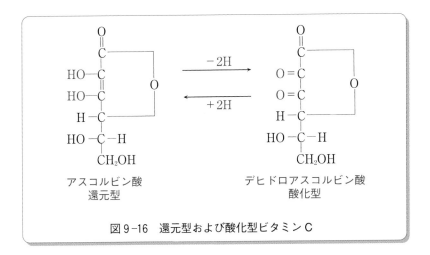

図 9-16　還元型および酸化型ビタミン C

で著しく酸化分解される。また，アスコルビン酸酸化酵素（アスコルビナーゼ）により急速に酸化が促進される。この酵素は微酸性，30℃でよく反応するが，100℃，1 分間で不活性になる。

ビタミン C には還元型（アスコルビン酸；ascorbic acid）と酸化型（デヒドロアスコルビン酸）とがあり，還元型は容易に酸化されて酸化型になり，酸化型は容易に還元されて還元型に戻る（図 9-16）。

ビタミン C の生理作用は本質的には，生体内の酸化，還元，特に水酸化反応に関与することと考えられる。酸化型は還元型と同じビタミン C 効力をもつとみなされている。

ビタミン C は小腸上部で吸収され，門脈を経て肝臓に運ばれる。その後血液により全身に運ばれるが，血液中のビタミン C 濃度は 0.8〜1.4 mg/100mL で飽和する。

多くの生理作用があげられているが，次に特に重要なものをあげる。

まず，コラーゲンというたんぱく質の生成に必要である。コラーゲンは結合組織の成分で，骨，軟骨，腱，皮膚をはじめ全身にわたって存在する。コラーゲンは体内に最も多いたんぱく質で，体たんぱく質の 25〜33% を占めている。結合組織では，骨の形成，皮膚の下層の形成，血管の結合，細胞と細胞の結合など，体の形態や構造の維持にはたらいている。ビタミン C が欠乏すると，コラーゲンの生成が障害され組織の緊密性が失われ出血しやすくなったり，傷を受けたとき結合組織による修復が遅れたりする。これはコラーゲンの構成アミノ酸として特徴的なヒドロキシプロリンやヒドロキシリシンが，プロリンやリシンから生成されるとき，ビタミン C が存在しなければならないためである。

また，副腎皮質は大量のビタミン C を含んでいる。これは，ビタミン C が副腎皮質ホルモン合成に関与するという。副腎皮質中のビタミン C の機能は確実にはわかっていないが，ビタミン C が副腎皮質機能，すなわちストレスに対する抵抗に深い関係をもつものと考えられている。

さらに，ビタミンCは鉄の代謝に関係し，腸管からの鉄の吸収を促進する。これはビタミンCが3価鉄を還元して2価鉄とし，吸収しやすくすることによる。

ビタミンCはビタミン類のなかで最も多量に必要とされるもので，日本人の食事摂取基準（2020年版）での推奨量は12歳以上で男女とも100mg/日である。

（2）　ビタミンCの抗酸化作用

ビタミンCはβ-カロテンやビタミンEとともに生体内で有害な活性酸素を消去し，多価不飽和脂肪酸（細胞膜構成物質）の過酸化脂質になるのを防止するといわれる（図9-17）。そして老化防止や発がんを抑制するという。

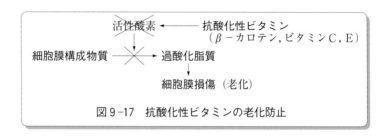

図9-17　抗酸化性ビタミンの老化防止

（3）　欠乏症と給源

欠乏症は壊血病である。骨質の脆弱化，毛細管抵抗減退による出血傾向，細菌感染に対する抵抗力減退，創傷治癒遅延などの症状がみられる。

ビタミンCのよい給源は，野菜，果実，いも類である。野菜では緑葉野菜に多い。果実では柑橘類，カキ，イチゴなどに多い。

なお，喫煙者は非喫煙者よりもビタミンCの必要性が高く，血液中のビタミンC濃度が低下する。同様のことは受動喫煙者でも認められているが，その原因は明らかでない（図9-18）。

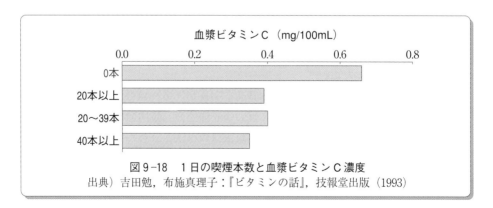

図9-18　1日の喫煙本数と血漿ビタミンC濃度
出典）吉田勉，布施真理子：『ビタミンの話』，技報堂出版（1993）

3.11　その他の水溶性ビタミン

その他の水溶性ビタミンをいくつかあげるが，これらはビタミン様物質といったほうがよいものである。

リポ酸　糖代謝でピルビン酸からアセチル CoA ができる反応，TCA サイクルで α-ケトグルタル酸からサクシニル CoA ができる反応に必要である（p.101，図 9-8）。ヒトに欠乏症はみられていない。

コリン　リン脂質（レシチン）の構成成分である。コリンは肝臓に脂肪が沈着するのを防ぐ作用があり，欠乏すれば脂肪肝となる。コリンはアセチルコリンになる。これは，神経の興奮伝達に重要な役割を果たしている。コリンは体内でメチオニンからつくられるので，たんぱく質摂取が十分なときには欠乏しない。しかし，メチオニンの補給が少ない条件では脂肪肝などの欠乏症が起こる。

イノシトール　欠乏症としてハッカネズミで成長停止と脱毛がみられ，抗無毛症因子ともいわれた。ヒトでは欠乏症はない。

パラアミノ安息香酸　欠乏するとネズミで白毛症，ニワトリで成長障害が認められる。ヒトでは欠乏症はみられない。

ビタミン P　小血管壁を正常に保たせる作用があり，毛細血管の抵抗性が弱くなったり透過性が増大することを防ぐ。しかし，生理的な成分として栄養上必須の因子とは考えにくい。ビタミン P 作用をもつものとしては，柑橘類の果皮に含まれるヘスペリジンやソバに含まれるルチンなどがある。

第 10 章

エネルギー代謝

1. エネルギー

1.1　エネルギーの変換

　エネルギー（energy）とは，仕事をすることのできる能力，または量である。エネルギーは熱，光，仕事，電気，化学など，いろいろな形で存在する。食物には化学エネルギーとして含まれている。また，生体が生命現象を営むにもエネルギーが必要である。

　自然界のエネルギーは互いに変換する。たとえば，電気エネルギーは照明の光エネルギーに変換し，暖房の熱エネルギーにも変換する。植物は太陽の光エネルギーを，光合成によりでんぷんの化学エネルギーに変換して蓄える。生体は食物の化学エネルギーを摂取して，体内で熱エネルギーに変換して体温を維持し，電気エネルギーとして神経の伝達を行い，機械エネルギーとして筋肉運動に利用する。また，化学エネルギーのままで生体成分合成を行う。体内利用エネルギーは再び熱エネルギーに変換し，体熱として体表面から放散している。この生体のエネルギー変換，利用，放出を示すと，次のようになる（図10-1）。

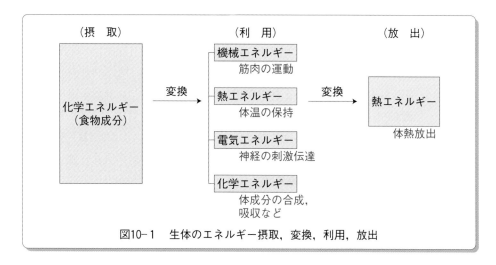

図10-1　生体のエネルギー摂取，変換，利用，放出

1.2　エネルギーの単位

　エネルギーの単位は，栄養学ではキロカロリー（kcal）が使われる。1 kcalとは1 kgの水を15℃から16℃に1℃だけ温度上昇させるのに要するエネルギー量である。

　エネルギーの単位は，国際規約でジュール（joule，記号 J）に統一されており，1 Jは10^7エルグ（erg）である。1エルグはCGS単位で，質量1 gのものを重量に逆らって，1 cm持ち上げるのに必要なエネルギー量である。1973年 FAO/WHO においてもカロリーとジュールの併記を勧めており，日本食品標準成分表2020年版（八訂）もこの方法を採用している。なお，ジュールは栄養学において小さすぎるので，その1,000倍のキロジュール（**kJ**）が使われている。kcalとkJの関係は，右に示すとおりである。

> 1 kcal ＝ 4.184 kJ
> 1 kJ ＝ 0.239 kcal

2．エネルギーの消費

2.1　エネルギー代謝とは

　生体内で行われる代謝のうち，特にエネルギーの消費に関する代謝をエネルギー代謝（energy metabolism）という。すなわち，食物として摂取した熱量素（エネルギー産生栄養素）の脂質，炭水化物，たんぱく質は体内で分解され，そのもっている化学エネルギーは，いったんATP（アデノシン三リン酸）に変換され，生体内で消費される。このエネルギー消費とその補給，すなわちエネルギーの出納がエネルギー代謝である。

　エネルギーの出納はバランスがとれていればよいが，摂取エネルギーが多く消費エネルギーが小さいと体重が増加し肥満する。また，その逆の場合は体重が減少しやせることになる（図10-2）。

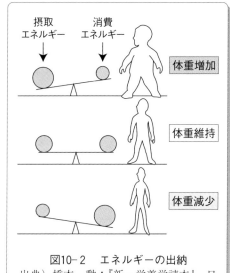

図10-2　エネルギーの出納
出典）橋本　勲：『新・栄養学読本』，日本評論社（1983）より改変

2.2　エネルギー代謝の測定

　エネルギー代謝量の測定法は，直接測定法と間接測定法がある。直接測定法は，人体を外部と熱遮断した小室に入れ，その中に水を還流させて，体から放散する熱を水に移し，測定する方法である。これには，アトウォーター・ローザ・ベネディクト（Atwater-Rosa-Benedict）の呼吸計（図10-3）などがあるが，測定に長時間を要し，運動時のエネルギー量を測定しにくいので，現在はほとんど使われていない。したがっ

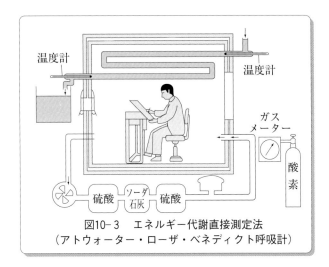

図10-3　エネルギー代謝直接測定法
（アトウォーター・ローザ・ベネディクト呼吸計）

て，ここでは間接測定法について説明する。

（1）　非たんぱく質呼吸商による測定法

非たんぱく質呼吸商による測定法は，生体内の熱量素酸化のため，呼吸によって消費する酸素量と生成する二酸化炭素量，およびたんぱく質の体内分解によって生じる尿中窒素量を分析し，算出する方法である。

体内で熱量素が酸化分解されるとき生成された二酸化炭素（CO_2）量と，酸化に使われた呼吸酸素（O_2）量との比を呼吸商（respiratory quotient；RQ と略す）という。

$$RQ = \frac{生成二酸化炭素量}{消費酸素量}$$

呼吸商は炭水化物，脂肪，たんぱく質により異なり，それぞれの値は右に示すとおりである。

炭水化物 RQ	1.0
脂肪 RQ	0.707
たんぱく質 RQ	0.801

まず一定時間の呼吸ガスをダグラスバッグ（Douglass bag）（図10-4）などに捕集し，二酸化炭素量と酸素量のガス分析を行う。そして，その時間内の尿を採取して窒素量を求める。この場合の尿中窒素 1 g は，6.25 g のたんぱく質の燃焼に相当し，5.923 L の酸素消費と，4.754 L の二酸化炭素を排出する。なお，酸素 1 L 当たりたんぱく質熱量は 4.485 kcal 発生する。

このように，たんぱく質燃焼に由来した二酸化炭素量と酸素量が明らかで，次にガ

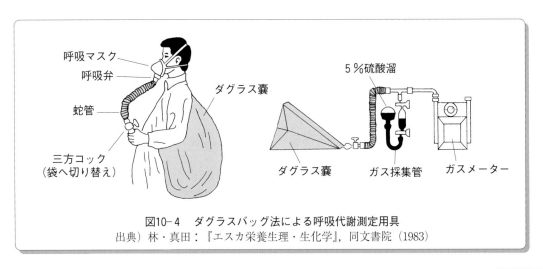

図10-4　ダグラスバッグ法による呼吸代謝測定用具
出典）林・真田：『エスカ栄養生理・生化学』，同文書院（1983）

ス分析で求めた二酸化炭素量と酸素量からこれを差し引けば，炭水化物と脂肪の燃焼により排出された二酸化炭素量と要した酸素量になる。したがって，差し引き分の二酸化炭素と酸素の呼吸商を求めることができる。これを非たんぱく質呼吸商（non-protein respiratory quotient；NPRQ と略す）といい，次式で求められる。

$$NPRQ = \frac{\text{ガス分析二酸化炭素 — 尿中窒素より算出二酸化炭素}}{\text{ガス分析酸素 — 尿中窒素より算出酸素}}$$

表10-1　炭水化物・脂肪混合酸化燃焼における非たんぱく質呼吸商，発生熱量

非たんぱく質呼吸商	分　解　割　合		1Lの酸素に対する発生熱量
	炭水化物（%）	脂　肪（%）	
0.707	0	100	4.686
0.71	1.10	98.9	4.690
0.72	4.76	95.2	4.702
0.73	8.40	91.6	4.714
0.74	12.0	88.0	4.727
0.75	15.6	84.4	4.739
0.76	19.2	80.8	4.751
0.77	22.8	77.2	4.764
0.78	26.3	73.7	4.776
0.79	29.9	70.1	4.788
0.80	33.4	66.6	4.801
0.81	36.9	63.1	4.813
0.82	40.3	59.7	4.825
0.83	43.8	56.2	4.838
0.84	47.2	52.8	4.850
0.85	50.7	49.3	4.862
0.86	54.1	45.9	4.875
0.87	57.5	42.5	4.887
0.88	60.8	39.2	4.899
0.89	64.2	35.8	4.911
0.90	67.5	32.5	4.924
0.91	70.8	29.2	4.936
0.92	74.1	25.9	4.948
0.93	77.4	22.6	4.961
0.94	80.7	19.3	4.973
0.95	84.0	16.0	4.985
0.96	87.2	12.8	4.998
0.97	90.4	9.58	5.010
0.98	93.6	6.37	5.022
0.99	96.8	3.18	5.035
1.00	100	0	5.047

出典）ツンツ・シュンブルグ・ラスクによる。

非たんぱく質呼吸商は1.0（炭水化物のみ燃焼の場合）と，0.707（脂肪のみ燃焼の場合）の間にあり，その値はツンツ・シュンブルグ・ラスク（Zuntz-Schumburg-Lusk）による混合酸化における炭水化物および脂肪の割合（表10-1）から，炭水化物と脂肪の燃焼割合，および酸素1Lに対する発生熱量が求められる。

これを炭水化物，脂肪の燃焼酸素量に乗じて，熱量(a)を求め，さらに酸素1L当たりのたんぱく質燃焼熱量（4.485 kcal）に，たんぱく質燃焼酸素量を乗じた熱量(b)を求め，(a)+(b)で，消費エネルギーを求めることができる。

〔計算例〕

1時間の消費酸素15.0L，発生二酸化炭素13.0L，尿中窒素量0.5gから，1時間の消費エネルギーを求める。

たんぱく質燃焼酸素量

5.923 L × 0.5 ≒ 2.96 L，

二酸化炭素量

4.754 L × 0.5 ≒ 2.38 L

$$NPRQ = \frac{13.0 - 2.38}{15.0 - 2.96} = \frac{10.62}{12.04} ≒ 0.88$$

表10-1から酸素1Lに対する熱量を求める　→　4.899 kcal

炭水化物，脂肪の燃焼熱量　　　4.899 kcal×12.04（L）≒ 58.9 kcal

たんぱく質の燃焼熱量　　　4.485 kcal×2.96（L）≒ 13.3 kcal

1時間のエネルギー消費合計　　　58.9 kcal＋13.3 kcal ＝ 72.2 kcal

（2） 二重標識水法

^{18}O と ^2H の二種類の安定同位体*を含む水を二重標識水という。被験者に一定量の二重標識水を飲ませ，体液と二重標識水とが平衡状態になった後，被験者の体液（唾液など）を採取し，その体液中の安定同位体を測定し，二重標識水の体液による希釈率から，被験者の総体液量を算出する。次に，エネルギー消費量を測定したい期間の前と後でそれぞれ試料体液を採取し，安定同位体の量を測定し，それぞれの時点で試料体液中の ^{18}O 量と ^2H 量の差から，体液全体の ^{18}O と ^2H の減少量を算出する。^2H 量の減少量からこの期間に排泄された全 H_2O 量が求められる。一方，^{18}O の減少は H_2O と CO_2 の排泄による。全体の ^{18}O 量の減少量から H_2O として排出された ^{18}O 量分を差し引くことにより CO_2 として排出された ^{18}O 量を求めることができ，これを基に期間中の全 CO_2 排泄量を求めることができる。別に，この期間中の呼吸商を調べ**，呼吸商と全 CO_2 排出量とから消費された全 O_2 量を求めることができる。測定期間中の全 O_2 消費量と全 CO_2 排泄量と呼吸商から，期間中のエネルギー消費量を求めることができる。

　二重標識水法は，被験者の行動を制限しなくて済むため，運動や日常生活におけるエネルギー消費量が求められる。また，長期間のエネルギー消費量も求められる。

　　＊安定同位体　元素の種類は原子核中の陽子の数によって決まる。同一元素で原子核中の中性子の数が違う元素を同位体元素という。同位体元素のうち，放射線を出さず安定な同位体を安定同位体という。安定同位体はヒトが摂取しても問題がない。酸素の安定同位体は ^{18}O（陽子8個，中性子10個で原子量18）があり，通常の ^{16}O（陽子8個，中性子8個，原子量16）に比べ重いため区別できる。同様に，水素の安定同位体には ^2H がある。

　　＊＊呼吸商は実測するほか，食事調査から求めた FQ（food quantity）値を用いてもよい。さらには，一律に0.85を用いても誤差は少ないとされている。

2.3　基礎代謝

　基礎代謝（basal metabolism；BM と略す）は，身体的，精神的に安静な状態で代謝される最小のエネルギー代謝量であって，生きていくために必要な最小のエネルギー代謝量である。すなわち，横に伏した状態で，体温を保持し，心臓や呼吸など生命維持に最低のエネルギーを消費することを基礎代謝といい，そのエネルギー量を基礎代謝量という。

　基礎代謝量は，次のような状態のとき測定する。

① 　食後12時間以上を経た空腹状態

② 　室温20℃前後の状態

③ 　心身ともに安静にしていて，横になった状態

④ 　眠っていない状態

　基礎代謝量は同一人の場合ほぼ一定であり，その変動は±5％以内であるといわれる（これは基礎代謝量が全身細胞の化学反応の総和であるためである）。各個人について基

礎代謝を実測するのは容易でないので，体表面積から求められる。すなわち，体熱は体表面から放散していくので，基礎代謝量は体表面積に比例する。しかし，体表面積の実測は難しいので，身長および体重から，日本人の場合，次の式で概数が求められる。

$$
\begin{array}{ll}
0\text{歳} & A = W^{0.473} \times H^{0.655} \times 95.68 \\
1\sim5\text{歳} & A = W^{0.423} \times H^{0.362} \times 381.89 \\
6\text{歳以上} & A = W^{0.444} \times H^{0.663} \times 88.83
\end{array}
$$

A：体表面積（cm²）
W：体　重（kg）
H：身　長（cm）

（1）　基礎代謝量の求め方

a）　体表面積当たりの基礎代謝基準値による方法

①　上記の式を用いて体表面積を求める（体表面積を求める数式は，図10-5のようにノモグラムにしてあり，簡単に体表面積が求められる）。

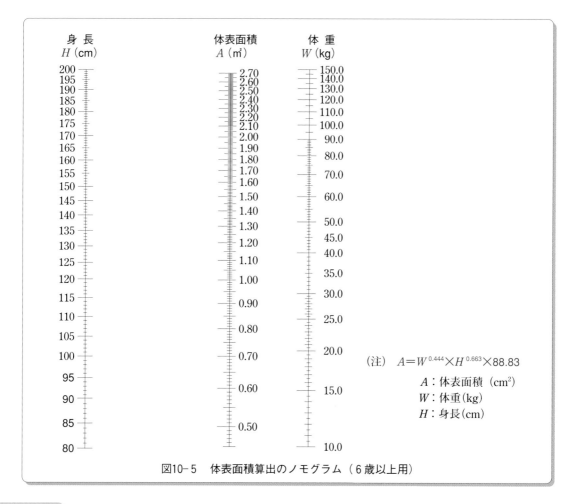

図10-5　体表面積算出のノモグラム（6歳以上用）

② 次に表10-2により年齢別，性別の1時間当たり，体表面積1 m²当たりの基礎代謝基準値（kcal）に体表面積を乗じ，1時間当たりの基礎代謝量を得る。

③ この1時間当たり基礎代謝量に24（時間）を乗じ，1日の基礎代謝量が求める。

〔計算例〕 35歳 男性 身長 170.5 cm 体重 66.75 kg

① ノモグラムより体表面積 1.73 m²

② 表10-2より基礎代謝基準値 36.5 kcal/m²/時，したがって基礎代謝量（1日当たり）は，

36.5（kcal/m²/時）× 1.73（m²）× 24（時間/日）＝ 1,515 kcal/日

b）体重当たりの基礎代謝基準値による方法

表10-3に示した性別・年齢別の基礎代謝量基準値（kcal/kg体重/日）に参照体重（kg）を乗じて基礎代謝量（kcal/日）が算出される。この値からは日本人の基準である基礎代謝量が求められる。

表10-2 単位体表面積当たり基礎代謝基準値と平成12年推計基準体表面積

年　　　齢 （歳）	昭和44年算定体表面積 当たり基礎代謝基準値 （kcal/m²/時）		平成12年推計体位による体表 面積基準値　　　　（m²）	
	男	女	男	女
0	48.7	48.4	—	—
1 ～	53.6	52.6	0.518	0.504
2 ～	56.2	55.1	0.585	0.573
3 ～	57.2	55.6	0.645	0.634
4 ～	56.5	54.0	0.700	0.691
5 ～	55.1	51.6	0.753	0.745
6 ～	52.9	49.5	0.820	0.807
7 ～	51.1	47.6	0.892	0.876
8 ～	49.3	46.2	0.967	0.949
9 ～	47.5	44.8	1.044	1.029
10 ～	46.2	44.1	1.126	1.127
11 ～	45.3	43.1	1.223	1.237
12 ～	44.5	42.2	1.343	1.330
13 ～	43.5	41.2	1.468	1.397
14 ～	42.6	39.8	1.569	1.443
15 ～	41.7	38.1	1.638	1.470
16 ～	41.0	36.9	1.677	1.484
17 ～	40.3	36.0	1.698	1.487
18 ～	39.6	35.6	1.705	1.483
19 ～	38.8	35.1	1.705	1.475
20 ～ 29	37.5	34.3	1.711	1.469
30 ～ 39	36.5	33.2	1.731	1.493
40 ～ 49	35.6	32.5	1.712	1.501
50 ～ 59	34.8	32.0	1.665	1.465
60 ～ 64	34.0	31.6	1.618	1.418
65 ～ 69	33.3	31.4	1.588	1.387
70 ～ 74	32.6	31.1	1.555	1.355
75 ～ 79	31.9	30.9	1.522	1.322
80 ～	30.7	30.0	1.479	1.281

〔計算例〕　35歳　男性　体重 66.75 kg

表10-3 より基礎代謝基準値は22.5 kcal/kg 体重/日，したがって基礎代謝量は，

22.5（kcal/kg/日）× 66.75（kg）＝ 1,502kcal/日

（2）　基礎代謝概算値

基礎代謝量の概算値は表10-4 に示した推定式で求めることができる。

たとえば，20歳，女性，体重48 kg の場合は，推定式18.3W＋272に当てはめ，

18.3×48（kg）＋272＝1150.4（kcal/日）

が，おおよその基礎代謝量である。

表10-3　日本人の基礎代謝量

性　別	男　性			女　性		
年　齢	基礎代謝基準値 （kcal/kg 体重/日）	参照体重 （kg）	基礎代謝量 （kcal/日）	基礎代謝基準値 （kcal/kg 体重/日）	参照体重 （kg）	基礎代謝量 （kcal/日）
1 ～ 2 （歳）	61.0	11.5	700	59.7	11.0	660
3 ～ 5 （歳）	54.8	16.5	900	52.2	16.1	840
6 ～ 7 （歳）	44.3	22.2	980	41.9	21.9	920
8 ～ 9 （歳）	40.8	28.0	1,140	38.3	27.4	1,050
10～11 （歳）	37.4	35.6	1,330	34.8	36.3	1,260
12～14 （歳）	31.0	49.0	1,520	29.6	47.5	1,410
15～17 （歳）	27.0	59.7	1,610	25.3	51.9	1,310
18～29 （歳）	23.7	64.5	1,530	22.1	50.3	1,110
30～49 （歳）	22.5	68.1	1,530	21.9	53.0	1,160
50～64 （歳）	21.8	68.0	1,480	20.7	53.8	1,110
65～74 （歳）	21.6	65.0	1,400	20.7	52.1	1,080
75以上 （歳）	21.5	59.6	1,280	20.7	48.8	1,010

出典）『日本人の食事摂取基準（2020年版）』

表10-4　体重（kg）のみを用いた基礎代謝の推定式（kcal/日）

年齢（歳）	男	女
1 ～ 2	35.8W ＋ 289	36.3W ＋ 270
3 ～ 5	33.0W ＋ 357	31.2W ＋ 344
6 ～ 8	34.3W ＋ 247	32.5W ＋ 224
9 ～11	29.4W ＋ 277	26.9W ＋ 267
12～14	24.2W ＋ 324	22.9W ＋ 302
15～17	20.9W ＋ 363	19.7W ＋ 289
18～29	18.6W ＋ 347	18.3W ＋ 272
30～49	17.3W ＋ 336	16.8W ＋ 263
50～69	16.7W ＋ 301	16.0W ＋ 247
70～	16.3W ＋ 268	16.1W ＋ 224

（3） 基礎代謝に影響する因子

「日本人の食事摂取基準（2020年版）」では18～29歳の基礎代謝量は男性1,530 kcal/日，女子1,110 kcal/日である。体重1 kg当たりでは男性23.7 kcal/日（参照体重64.5 kg），女性22.1 kcal/日（参照体重50.3 kg）である。基礎代謝は一般にいろいろな因子により影響を受ける。特に女性は男性より約1割低い。主なものを表10-5に示す。

表10-5　基礎代謝量に影響する因子

影響因子	基 礎 代 謝 の 状 態
体　　　格	体重および体表面積に比例する
体　　　質	筋肉質のものは脂肪質のものより高い
性　　　別	同体重では女性は男性の10%減
年　　　齢	体重または体表面積当たりで2歳最高，以上加齢とともに漸減
内分泌機能	甲状腺機能亢進時は高い
環境温度条件	外気温が10℃高くなるとB.M.2%低下（冬＞夏）
栄養状態	高たんぱく食時高く，低栄養時低い
体　　　温	体温1℃上昇ごとにB.M.13%上昇
労作状態	筋肉労働時は高い
月　経　時	月経2～3日前最高，月経時最低
妊　　　娠	妊娠後期は高くなる

2.4　身体活動レベル

基礎代謝の状態から，体や手足を動かしたり，声を出し神経を使えばエネルギーの消費量が増加する。この消費エネルギー量を求めるには，基礎代謝量に諸動作のため費したエネルギーの増加分を加えればよい。

基礎代謝量＋各動作エネルギー増加分＝活動時エネルギー量

各動作のエネルギー増加量を知るには，活動レベルを推定するための強度指標としてメッツ値（metabolic equivalent；METs，単数形MET）とAf（activity factor）がある。メッツ値は，座位安静時代謝量の倍数として表した各身体活動の強度の指標である（表10-6）。Af値は，基礎代謝量の倍数として表した各身体活動の強度の指標である。メッツ値とAfとの関係は，メッツ値×1.1≒Afである。身体活動レベル（physical activity level；PAL）は，食事摂取時に発生する熱量の影響を受けるが，主に身体活動の指標であり，二重標識水法により測定された総エネルギー消費量を基礎代謝量で除したものである。年齢階級別にみた身体活動レベルの群分けは，レベルⅠ（低い），レベルⅡ（ふつう），レベルⅢ（高い）である（表10-7）。日常の身体活動レベルの目安を厚生労働省が日本人の食事摂取基準（2020年版）で表10-8のように示している。

結局，推定エネルギー必要量は次式で求められる。

推定エネルギー必要量＝基礎代謝量×身体活動レベル（PAL）

表10- 6　身体活動の分類例

身体活動の分類 （メッツ値*¹の範囲）	身体活動の例
睡眠（0.9）	睡眠
座位または立位の静的な活動（1.0〜1.9）	テレビ・読書・電話・会話など（座位または立位），食事，運転，デスクワーク，縫物，入浴（座位），動物の世話（座位，軽度）
ゆっくりした歩行や家事など低強度の活動（2.0〜2.9）	ゆっくりした歩行，身支度，炊事，洗濯，料理や食材の準備，片付け（歩行），植物への水やり，軽い掃除，コピー，ストレッチング，ヨガ，キャッチボール，ギター・ピアノなどの楽器演奏
長時間持続可能な運動・労働など中強度の活動（普通歩行を含む）（3.0〜5.9）	ふつう歩行〜速歩，床掃除，荷造り，自転車（ふつうの速さ），大工仕事，車の荷物の積み下ろし，苗木の植栽，階段を下りる，子どもと遊ぶ，動物の世話（歩く/走る，ややきつい），ギター：ロック（立位），体操，バレーボール，ボーリング，バドミントン
頻繁に休みが必要な運動・労働など高強度の活動（6.0以上）	家財道具の移動・運搬，雪かき，階段を上る，山登り，エアロビクス，ランニング，テニス，サッカー，水泳，縄跳び，スキー，スケート，柔道，空手

（注）　＊1　メッツ値（metabolic equivalent, MET：単数形，METs：複数形）は，Ainsworth, et al.による。いずれの身体活動でも活動実施中における平均値に基づき，休憩・中断中は除く。

表10- 7　年齢階級別にみた身体活動レベルの群分け（男女共通）

身体活動レベル	レベルⅠ（低い）	レベルⅡ（ふつう）	レベルⅢ（高い）
1〜2（歳）	—	1.35	—
3〜5（歳）	—	1.45	—
6〜7（歳）	1.35	1.55	1.75
8〜9（歳）	1.40	1.60	1.80
10〜11（歳）	1.45	1.65	1.85
12〜14（歳）	1.50	1.70	1.90
15〜17（歳）	1.55	1.75	1.95
18〜29（歳）	1.50	1.75	2.00
30〜49（歳）	1.50	1.75	2.00
50〜64（歳）	1.50	1.75	2.00
65〜74（歳）	1.45	1.70	1.95
75以上（歳）	1.40	1.65	—

出典）『日本人の食事摂取基準（2020年版）』

表10-8　身体活動レベル別にみた活動内容と活動時間の代表例

身体活動レベル[1]	低い（Ⅰ）	ふつう（Ⅱ）	高い（Ⅲ）
	1.50 （1.40〜1.60）	1.75 （1.60〜1.90）	2.00 （1.90〜2.20）
日常生活の内容[2]	生活の大部分が座位で，静的な活動が中心の場合	座位中心の仕事だが，職場内での移動や立位での作業・接客等，通勤・買い物での歩行，家事，軽いスポーツ，のいずれかを含む場合	移動や立位の多い仕事への従事者，あるいは，スポーツ等余暇における活発な運動習慣を持っている場合
中程度の強度（3.0〜5.9メッツ）の身体活動の1日当たりの合計時間（時間/日）[3]	1.65	2.06	2.53
仕事での1日当たりの合計歩行時間（時間/日）[3]	0.25	0.54	1.00

1　代表値。（　）内はおよその範囲。
2　Black, et al., Ishikawa-Takata, et al. を参考に，身体活動レベル（PAL）に及ぼす職業の影響が大きいことを考慮して作成。
3　Ishikawa-Takata, et al. による。　　　　　　出典）『日本人の食事摂取基準（2020年版）』

2.5　1日の推定エネルギー必要量

　1日の推定エネルギー必要量を計算する場合には，その日行った各動作の種類ごとに時間を集計し，各動作の推定エネルギー必要量を前述の方法で計算し，これらを合計する。具体的には，次の順序による。
　①　被験者の体重から表10-4により，基礎代謝量概算値（1日当たり）を求め，さらに1分当たりの基礎代謝量を計算する。
　②　生活時間調査表（図10-6）に，被験者の1日の行動時間を分単位で記入する。
　③　生活時間調査表に基づいて，各動作ごとに時間を集計する。
　④　身体活動（PAL）を表10-7，8から求め，基礎代謝量に乗じる。
　⑤　これに時間（分）を乗じ，各動作の推定エネルギー必要量を計算する（p.123，表10-9）。
　⑥　就床時間は睡眠だけでないので，基礎代謝量と同じと考える。

$$推定エネルギー必要量＝1日の基礎代謝量×身体活動レベル$$

　　　ただし，身体活動レベル＝ΣPAL・T/1,440分
　　　ここでは PAL：身体活動レベル（physical activity level：基礎代謝の倍数）
　　　　　　　T：各種生活動作の時間（分）
　従来の特異動的作用は活動時のエネルギー消費に含まれるものとして，加算されていない。以上から，推定エネルギー必要量（消費量）は図10-7のようである。

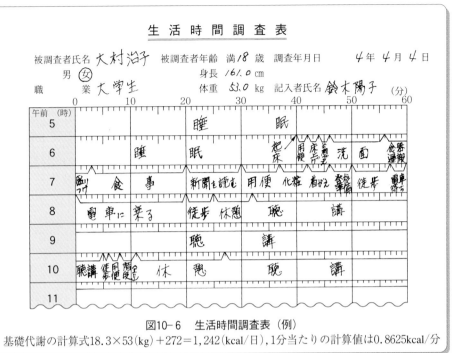

図10-6　生活時間調査表（例）
基礎代謝の計算式18.3×53(kg)＋272＝1,242(kcal/日)，1分当たりの計算値は0.8625kcal/分

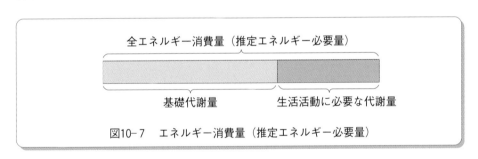

図10-7　エネルギー消費量（推定エネルギー必要量）

3．エネルギーの補給

3.1　エネルギーの適正摂取量

　エネルギーの補給が適正でないと，体重が減少したり，余剰エネルギーが体脂肪に蓄えられ，肥満となる。そこでその人が著しく肥満したり，やせていない限り，エネルギー消費量は摂取量と同じと考えてよい。すなわち，適正摂取量はわが国の推定エネルギー必要量策定の基本となっている。

消費エネルギー量（kcal/日）＝推定エネルギー必要量（kcal/日）

3.2　食物のエネルギー量

　食物を摂取すると，その含有熱量素によりエネルギーが補給される。炭水化物，脂

表10-9　29歳主婦の消費エネルギー量（例）

生　活　活　動		時間（分）	メッツ値（A）	(A)×基礎代謝量 kcal/分(B)*1	(B)×時間(分)（kcal）
家事的	炊　　　　　　　事	181	1.4	1.2	217
	洗　　　　　　　濯	50	2.2	1.9	95
	裁　縫，　編　物	180	1.5	1.3	234
	掃　　　　　　　除	55	2.7	2.3	126
	買　　　　　　　物	53	2.2	1.9	101
	家　の　小　修　理	7	3.0	2.6	18
	家　庭　菜　園	28	3.3	2.9	81
	育　　　　　　　児	96	3.3	2.9	278
	小　　　　　　　計	650			1,150
生理的	就　　　　　　　眠	446	1.0	0.9	401
	食　　　　　　　事	79	1.4	1.2	95
	身　の　回　り	67	1.5	1.3	87
	小　　　　　　　計	592			583
娯楽的	娯　楽（テレビなど）	143	1.0	0.9	129
	交　　　　　　　際	28	1.3	1.1	31
	休　　　　　　　息	27	1.0	0.9	24
	小　　　　　　　計	198			184
1　日　合　計		1,440			1,917

（注）　＊1　（B）＝0.8625kcal/分×メッツ　体重53kg, 基礎代謝量1,242kcal/日→0.8625kcal/分

肪，たんぱく質の3熱量素が含有するエネルギー量は，物理的な方法により燃焼熱を測定することができる。これにはボンブ熱量計（bomb calorimeter, 爆発熱量計）（図10-8）が使われる。各熱量素のエネルギー量は種々な種類について測定されたが，その平均燃焼エネルギー量は，

　　　　　炭　水　化　物　　1g当たり　　4.1　kcal
　　　　　脂　　　　　肪　　1g当たり　　9.45　kcal
　　　　　たんぱく質　　1g当たり　　5.65　kcal

である。

　これらのうち，炭水化物と脂肪はC, H, Oの3元素から成り，ボンブ熱量計の燃焼最終生成物CO_2とH_2Oと同様，体内で代謝分解される。しかし，たんぱく質は，その構成元素にNが存在して，爆発熱量計では窒素酸化物（NOx）になるのに反し，体内では完全に分解されず，尿素までしか酸化しない。そこでたんぱく質1gがNOxになるとき生成するエネルギー量5.65kcalから，たんぱく質1gから生成する尿素の燃焼熱1.3kcalを差し引くと，体内では4.35kcalのエネルギーが発生していることになる。

　　　　　5.65−1.3 ＝ 4.35（kcal）

　これらのエネルギー量は食物に含まれている量であるから，実際にはさらに消化吸

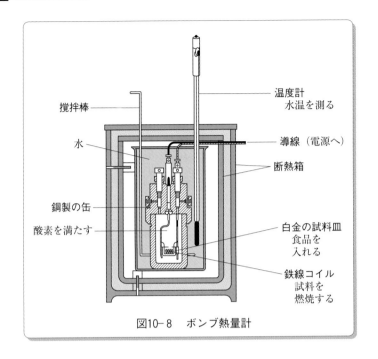

図10-8　ボンブ熱量計

収率を加味しなければならない。炭水化物98%，脂肪95%，たんぱく質92%の平均消化吸収率を乗じると，

$$炭 水 化 物　4.1　kcal × 0.98 ≒ 4\,kcal$$
$$脂　　　肪　9.45　kcal × 0.95 ≒ 9\,kcal$$
$$たんぱく質　4.35　kcal × 0.92 ≒ 4\,kcal$$

となる。この4，9，4の数値をアトウォーター係数（Atwater's index）という。
　以上をまとめると，表10-10のようになる。

表10-10　熱量素1g当たり平均エネルギー

	熱量計で完全酸化したとき（kcal/g）	人体内で酸化したとき（kcal/g）	消化吸収率を考慮したときのアトウォーター係数
炭水化物	4.1	4.1	4
脂肪	9.45	9.45	9
たんぱく質	5.65	4.35	4

　アトウォーター係数は，食品のエネルギー量の概算値を求める場合にはよいが，個々の食品の消化吸収率が異なることから，正確ではない。食品ごとにエネルギー換算係数を設定して，計算することが望ましい。五訂日本食品標準成分表の作成では，新たに日本人の消化吸収実験が行われ，その結果から得られたエネルギー換算係数が登載食品の45%に適用された。日本食品標準成分表2020年版（八訂）においては新しいエネルギー算出方法（p.21）によるエネルギー値が用いられている。

栄養評価・食事摂取基準

1. 栄養評価

1.1 栄養アセスメント（栄養評価判定）

　個人や集団の栄養状態を改善し，健康維持増進や疾病予防，さらに病後の回復をはかるために栄養指導が行われる。そこで現在の栄養状態を，できるだけ正確に知るため，各種の調査・検査が行われる。いろいろな指標のもとに，客観的総合的な評価判定することを，栄養アセスメントという。

　栄養アセスメントには次のような方法がある。

① **食物摂取調査**　栄養素などの摂取状況を知る。

　これには個人あるいは地域集団調査がある。これにより食生活，栄養上の問題の有無を知ることができる。

② **身体計測**　身長，体重などを計測し，指数を算出して標準値と比較する。

③ **問診・視診・触診**　身体の徴候を調べる。

④ **生化学的・生理学的検査**　血液・尿成分，血圧・心電図を測定する。

　栄養アセスメントは身体の状態検査のほか QOL（生活の質）についても評価に加えられる。栄養アセスメントの目的は，これらの調査・検査データにより栄養状態を把握して，栄養改善を進めることにある。

1.2 各種の栄養評価法

（1）食物摂取調査

　これは集団または個人の食事について，一定期間に摂取したものを調査することにより，栄養摂取状況を知る方法である。個人の場合は年齢，性別，体位，生活活動強度別で過不足を判断する。また，集団では標準的な適正摂取量と比べて過不足を知り，栄養障害の予防に役立てる。食物摂取調査法には，①聞きとり法（24時間思い出し法），②秤量法，③家計簿法，④陰膳法などがある。

　食事調査では，食事回数，毎食の食事量とその含有栄養量のみならず，間食，飲物，嗜好性，栄養補助食品，健康食品，特別用途食品の使用を調べる必要がある。栄養価は日本食品標準成分表を用いる。

　なお，自己申告による食物摂取調査では，過小申告が起こりがちであることに留意

すべきである。また，調査期間が短い場合は日間変動が大きな誤差となりうる。

（2）　身体計測

　身長，体重，皮下脂肪厚などを測定し，その計測値を組み合わせた体格指数により判断する。最もよく使われるのはBMI（body mass index）である（図11-1）。

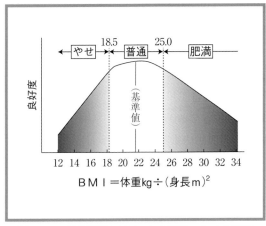

図11-1　体格指数BMIによる肥満・やせの判定

$$BMI＝体重（kg）÷\{身長（m）\}^2$$

　　基準値 22，普通 18.5～25.0 未満，

　　肥満 25.0 以上，やせ 18.5 未満

したがって，

　　標準体重（kg）＝ \{身長（m）\}^{2}×22

で，±10％内が基準値。

　日本人の食事摂取基準（2020年版）では，**目標とすべきBMIの範囲**として18～49歳で18.5～24.9，50～64歳で20.0～24.9，65歳以上で21.5～24.9とされている（p.129，表11-3）。

　体格指数にはこのほか，乳幼児には

　カウプ指数：体重kg÷\{身長（cm）\}^{2}×10^4

　学童には

　ローレル指数：体重kg÷\{身長（cm）\}^{3}×10^7

　ブローカ指数：\{身長（cm）－100\}×0.9

などがある。

　皮下脂肪厚は上腕三頭筋部（上腕背部），背部肩甲骨下部の皮下脂肪厚を測定する。そのほか，ウエストとヒップ比（W/H）では，標準値は男≦1.0，女≦0.9で，男1.0以上，女0.9以上は内臓蓄積型肥満と判定するなどの体格指数や，その他に体脂肪測定法などがある。また，骨密度測定は素足のかかとに超音波を当てて手軽に骨量を測り，性別・年齢など，その人の骨量が十分かを調べる方法もある。

（3）　問診・視診・触診

　熟練した専門医によって，問診とともに視診・触診を行い，栄養状態を評価する方法である。栄養欠乏をきたすと，皮膚，毛髪，目，口，口唇，歯，筋肉の状態などに身体の徴候として現れるものである。もっとも，正確には生理・生化学検査や食事調査などの方法と併せて判定される。

（4）　生化学的・生理学的検査

　血圧・心電図の測定とともに血液・尿成分を測定して，栄養状態を判定する。これらの検査は身体に徴候が現れる前に知ることができ，評価判定がより正確になる。

表11-1　栄養評価に用いられる血清たんぱく質

		アルブミン （g/100mL）	トランスフェリン （mg/100mL）	トランスサイレチン （mg/100mL）	レチノール結合たんぱく質 （mg/100mL）
基　準　値		3.5～5.0	200～400	16～40	2.4～7.0
栄養障害	軽　度	3.0～3.5	150～200	10～15	
	中等度	2.0～3.0	100～150	5 ～10	
	高　度	2.0以下	100以下	5 以下	

出典）武田英二・高橋保子：『実践臨床栄養学メモ』，文光堂，p.45（2000）

　血液の生化学検査において，低栄養を知る指標となるのは血清たんぱく質中の総量，アルブミン，トランスフェリン，トランスサイレチン，レチノール結合たんぱく質である。一般に総たんぱく質量が低下すると栄養状態が悪いことを示す。アルブミンは血清たんぱく質の約60%を占めていて，肝臓での合成力が低下したり，腎臓から排せつの増加や，たんぱく質摂取不足，特に飢餓時には低くなる。トランスフェリン，トランスサイレチン，レチノール結合たんぱく質は，その代謝速度が速いので，栄養状態が悪くなるとすばやく変化するという。その基準値を示すと表11-1のようである。

　血中コレステロールの基準値は130～219 mg/100mL で，中性脂肪の基準値は40～149 mg/100mL，いずれもこれ以上では脂質異常である。

　血糖値は空腹時110 mg/100mL 未満，食後2時間140 mg/100mL 未満が正常型であり，それぞれ126 mg/100mL 以上，200 mg/100mL 以上は糖尿病型と判定される。なお，高血糖になるとヘモグロビンがグルコースと結合したグリコヘモグロビン（HbAlc）は，過去1～2か月間の血糖レベルの推測ができる。この基準値（国際標準値）は6.0%未満を血糖正常化の目標とし，7.0%未満は合併症予防，8.0%未満は治療強化が困難な際の目標値としている。したがって糖尿病患者は空腹時または食後2時間の血糖値とともに，グリコヘモグロビン量が基準値になるよう，常に調節することが大切である。

　血液中の赤血球数，ヘモグロビン量，ヘマトクリットは，貧血の判定に使用される。鉄欠乏性貧血ではヘモグロビン量（男14～18 g/100mL，女12～15 g/100mL）の正常値より低下する。ビタミンB₁₂欠乏の悪性貧血では赤血球数が減少し，1個の赤血球直径が大きくなる。

　血圧は血液が血管壁に及ぼす圧力である。血圧の測定は一般に上

表11-2　成人における血圧値の分類（単位：mmHg）

分類	診察室血圧		
	収縮期血圧 （最高血圧）		拡張期血圧 （最低血圧）
正常血圧	＜120	かつ	＜80
正常高値血圧	120～129	かつ	＜80
高値血圧	130～139	かつ/または	80～89
Ⅰ度高血圧	140～159	かつ/または	90～99
Ⅱ度高血圧	160～179	かつ/または	100～109
Ⅲ度高血圧	≧180	かつ/または	≧110
（孤立性）収縮期 高血圧	≧140	かつ	＜90

（日本高血圧学会「高血圧治療ガイドライン 2019」）

腕動脈の圧力で行われる。心臓が収縮したときの血圧を収縮期血圧（最高血圧），心臓が弛緩したときの血圧を拡張期血圧（最低血圧）という。高血圧治療ガイドライン（2019）の正常血圧と高血圧は表11-2のようである。高血圧には食塩過剰摂取が関係するという。

　尿成分の検査では，尿中排せつクレアチニン量が栄養障害の指標になる。基準値は1.0～1.5 g/日であるが，これが60％以下になると障害を起こしている。また，窒素出納が負であれば体たんぱく質の消耗をきたしていて，たんぱく質を補給しなければならない。3-メチルヒスチジンの基準値は男5.2 mol/kg，女4.0 mol/kgであるが，上昇すれば筋肉たんぱく質の分解が増えることを意味する。

2．食事摂取基準

　従来栄養所要量として，わが国の健康人を対象としたエネルギー・栄養素の標準摂取量が示されていたが，2004（平成16）年11月改正で，食事摂取基準と改められ，2005年度から5年間適用されることになった。現在は，2019（令和元）年に，2020年度から5年間適用の2020年版が発表された。

　食事摂取基準*とは，「わが国の健康な個人または集団に対して，国民の健康の保持・増進，生活習慣病の予防のために参照するエネルギー及び栄養素の摂取量の基準を示す」ものである。

　2020年版は，栄養に関連した身体・代謝機能の低下の回避の観点から，健康の保持・増進，生活習慣病の発症予防および重症化予防に加え，高齢者の低栄養予防やフレイル予防も視野に入れて策定された。

　　＊食事摂取基準：Dietary Reference Intakes

2.1　指標の種類

　指標の種類にはエネルギーについては1種類，各栄養素については5種類である。

（1）　エネルギーの指標

　エネルギー摂取量は望ましいBMIを維持する量で，エネルギー消費量と等しい量である。当面目標とするBMIの範囲を表11-3に示した（以下，本節の図表はすべて「日本人の食事摂取基準（2020年版）」による）。

　推定エネルギー必要量（estimated energy requirement：EER）は，望ましいBMIを維持するために必要な量を推定したものである。

　推定エネルギーの必要量の求め方は二重標識水法または，性別，年齢別，身長および体重を用いた推定式を基に基礎代謝および身体活動レベル（PAL）を求めて算出する方法がある。

表11-3　目標とする BMI の範囲（18歳以上）[1,2]

年齢（歳）	目標とする BMI（kg/m^2）
18〜49	18.5〜24.9
50〜64	20.0〜24.9
65〜74[3]	21.5〜24.9
75以上[3]	21.5〜24.9

（注）　＊1　男女共通。あくまでも参考として使用すべきである。
　　　　＊2　観察疫学研究において報告された総死亡率が最も低かった BMI を基に，疾患別の発症率と BMI の関連，死因と BMI との関連，喫煙や疾患の合併による BMI や死亡リスクへの影響，日本人の BMI の実態に配慮し，総合的に判断し目標とする範囲を設定。
　　　　＊3　高齢者では，フレイルの予防及び生活習慣病の発症予防の両者に配慮する必要があることも踏まえ，当面目標とする BMI の範囲を21.5〜24.9kg/m^2とした。

（2）栄養素の指標

栄養素の指標には，健康維持・増進と欠乏症の予防の観点から推定平均必要量と，これを補助する目的で推奨量が決められた。しかし栄養素の中には十分な研究結果が得られていないものがあり，これらは目安量が求められた。また，上記の3指標のほか，過剰による健康障害を防ぐ目的で耐容上限量も設けられた。また生活習慣病の予防を専ら目的として目標量が設定された。

① 推定平均必要量 （**estimated average requirement ; EAR**）　ある集団について必要量が測定された結果から，性・年齢階級別に日本人の必要量を推定したものである。したがって，これに属する50％の人々が必要量を満たす（と同時に50％の人が必要量を満たさない）と思われる1日の摂取量をいう。

② 推奨量 （**recommended dietary allowance ; RDA**）　ある性・年齢階級に属する97〜98％の人々が，1日の必要量を満たすと推定される1日の摂取量。原則として推奨量＝推定必要量の平均値＋2×推定必要量の標準偏差　としているが，標準偏差が正確に求められない場合は変動係数を推定し，推奨量＝推定平均必要量×（1＋2×変動係数）＝推定平均必要量×推奨量算定係数として求める。

③ 目安量 （**adequate intake ; AI**）　推定平均必要量・推奨量を算定するのに十分な科学的根拠が得られない場合に，ある性・年齢階級に属する人々が，良好な栄養状態を維持するのに十分な量である。

④ 耐容上限量 （**tolerable upper intake level ; UL**）　ある性・年齢階級に属するほとんどすべての人々に対し，健康障害をもたらすリスクがないとみなされる習慣的な摂取量の上限の量。

⑤ 目標量 （**tentative dietary goal preventing life-style related diseases ; DG**）　生活習慣病の予防のために，現在の日本人が当面の目標とすべき摂取量（または，その範囲）である。

　以上の指標を理解するために図11-2が示されている。この図で示されているように，推定平均必要量は不足リスクが0.5であり，50％が摂取量を満たす。推奨量では不足リスク0.025であり2～3％となるので，97～98％が必要量を満たすことができる。耐容上限量では右側のスケールのように過剰摂取による健康障害のリスクを起こさない線が示されている。目安量は，科学的に十分証明が得られていないので，推奨量よりリスクの少ない摂取量となる。また目標量は，ここに示す概念や方法とは異なる性質のものであるため図示できない。

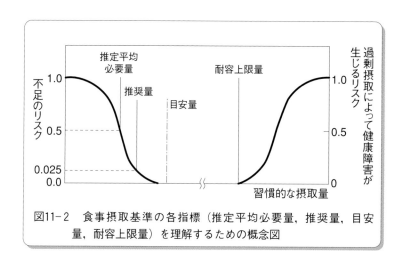

図11-2　食事摂取基準の各指標（推定平均必要量，推奨量，目安量，耐容上限量）を理解するための概念図

　耐容上限量は，「健康障害が発現しないことが知られている習慣的な摂取量」の最大値（健康障害非発現量，no observed adverse effect level：NOAEL）と「健康障害が発現したことが知られている習慣的な摂取量」の最小値（最低健康障害発現量，lowest observed adverse effect level：LOAEL）の間に存在する。実際にはNOAELまたはLOAELを「不確実性因子」（uncertain factor：UF）で除した値を耐容上限量とした。

2.2　策定栄養素と年齢区分別体位

　2020年版で食事摂取基準が定められた栄養素と指標は表11-4のとおりである。また，年齢区分と参照体位は表11-5に示したものが使用された。

　なお，エネルギーおよびたんぱく質については，「0～5か月」，「6～8か月」，「9～11か月」の3区分で示されている。また，2015年版と較べると基準は策定されていないが，「糖類」が加わった。

2.3　食事摂取基準の外挿法

　食事摂取基準に用いられた指標（推定平均必要量，推奨量，目安量，耐容上限量，目標量）で定められた値は，ある限られた性，年齢の者で得られたものである。したがって，性・年齢階級別に表されているすべての食事摂取基準は，既知の値から外挿され

表11-4　基準を策定した栄養素と指標*1（1歳以上）

栄養素			推定平均必要量（EAR）	推奨量（RDA）	目安量（AI）	耐容上限量（UL）	目標量（DG）
たんぱく質*2			○*b	○*b	—	—	○*3
脂質		脂質	—	—	—	—	○*3
		飽和脂肪酸*4	—	—	—	—	○*3
		n-6系脂肪酸	—	—	○	—	—
		n-3系脂肪酸	—	—	○	—	—
		コレステロール*5	—	—	—	—	—
炭水化物		炭水化物	—	—	—	—	○*3
		食物繊維	—	—	—	—	○
		糖類	—	—	—	—	—
主要栄養素バランス*2			—	—	—	—	○*3
ビタミン	脂溶性	ビタミンA	○*a	○*a	—	○	—
		ビタミンD*2	—	—	○	○	—
		ビタミンE	—	—	○	○	—
		ビタミンK	—	—	○	—	—
	水溶性	ビタミンB1	○*c	○*c	—	—	—
		ビタミンB2	○*c	○*c	—	—	—
		ナイアシン	○*a	○*a	—	○	—
		ビタミンB6	○*b	○*b	—	○	—
		ビタミンB12	○*a	○*a	—	—	—
		葉酸	○*a	○*a	—	○*7	—
		パントテン酸	—	—	○	—	—
		ビオチン	—	—	○	—	—
		ビタミンC	○*x	○*x	—	—	—
ミネラル	多量	ナトリウム*6	○*a	—	—	—	○
		カリウム	—	—	○	—	○
		カルシウム	○*b	○*b	—	○	—
		マグネシウム	○*b	○*b	—	○*7	—
		リン	—	—	○	○	—
	微量	鉄	○*x	○*x	—	○	—
		亜鉛	○*b	○*b	—	○	—
		銅	○*b	○*b	—	○	—
		マンガン	—	—	○	○	—
		ヨウ素	○*a	○*a	—	○	—
		セレン	○*a	○*a	—	○	—
		クロム	—	—	○	○	—
		モリブデン	○*b	○*b	—	○	—

（注）
*1　一部の年齢区分についてだけ設定した場合も含む。
*2　フレイル予防を図る上での留意事項を表の脚注として記載。
*3　総エネルギー摂取量に占めるべき割合（％エネルギー）。
*4　脂質異常症の重症化予防を目的としたコレステロールの量と，トランス脂肪酸の摂取に関する参考情報を表の脚注として記載。
*5　脂質異常症の重症化予防を目的とした量を飽和脂肪酸の表の脚注に記載。
*6　高血圧及び慢性腎臓病（CKD）の重症化予防を目的とした量を表の脚注として記載。
*7　通常の食品以外の食品からの摂取について定めた。
*a　集団内の半数の者に不足又は欠乏の症状が現れ得る摂取量をもって推定平均必要量とした栄養素。
*b　集団内の半数の者で体内量が維持される摂取量をもって推定平均必要量とした栄養素。
*c　集団内の半数の者で体内量が飽和している摂取量をもって推定平均必要量とした栄養素。
*x　上記以外の方法で推定平均必要量が定められた栄養素。

表11-5　参照体位（参照身長，参照体重）*1

性　別	男　性		女　性*2	
年齢等	参照身長（cm）	参照体重（kg）	参照身長（cm）	参照体重（kg）
0～5（月）	61.5	6.3	60.1	5.9
6～11（月）	71.6	8.8	70.2	8.1
6～8（月）	69.8	8.4	68.3	7.8
9～11（月）	73.2	9.1	71.9	8.4
1～2（歳）	85.8	11.5	84.6	11.0
3～5（歳）	103.6	16.5	103.2	16.1
6～7（歳）	119.5	22.2	118.3	21.9
8～9（歳）	130.4	28.0	130.4	27.4
10～11（歳）	142.0	35.6	144.0	36.3
12～14（歳）	160.5	49.0	155.1	47.5
15～17（歳）	170.1	59.7	157.7	51.9
18～29（歳）	171.0	64.5	158.0	50.3
30～49（歳）	171.0	68.1	158.0	53.0
50～64（歳）	169.0	68.0	155.8	53.8
65～74（歳）	165.2	65.0	152.0	52.1
75以上（歳）	160.8	59.6	148.0	48.8

（注）　*1　0～17歳は，日本小児内分泌学会・日本成長学会合同標準値委員会による小児の体格評価に用いる身長，体重の標準値を基に，年齢区分に応じて，当該月齢及び年齢区分の中央時点における中央値を引用した。ただし，公表数値が年齢区分と合致しない場合は，同様の方法で算出した値を用いた。18歳以上は，平成28年国民健康・栄養調査における当該の性及び年齢区分における身長・体重の中央値を用いた。

　　　　*2　妊婦，授乳婦を除く。

たものである。策定にあたっての外挿には体重比の0.75乗が用いられた。推定平均必要量と目安量の参照値が1日当たりの摂取量（重量/日）で与えられ，また研究集団における体重（中央値または平均値）が明らかな場合は，次式によった。

$$X = X_0 \times (W/W_0)^{0.75} \times (1 + G)$$

　　X：求めたい年齢階級の推定平均必要量または目安量（1日当たり摂取量）

　　X_0：推定平均必要量または目安量の参照値（体重1kg当たり摂取量）

　　W：求めたい年齢区分の参照体重

　　W_0：推定平均必要量または目安量の既知研究の体重の代表値（平均値または中央値）

　　G：成長因子

　なお，年齢階級別の成長因子（G）は，6～11か月0.30，1～2歳0.30，3～14歳0.15，15～17歳男児0.15，女児0，18歳以上は0である。

　研究によっては推定平均必要量または目安量の既知量が体重1kg当たりで得られている場合は，次式で求められる。

$$X = X_0 \times W \times (1 + G)$$

　6～11か月児の食事摂取基準を外挿で求める場合は，6～11か月児の参照体重を0～5か月児の参照体重で除した。

　耐容上限量は，既知の値が体重1kg当たりで得られた場合は，次式による。

$$X = X_0 \times W$$

　　X：求めたい年齢区分別耐容上限量（1日当たり摂取量）

　　X_0：耐容上限量の参照値（体重1kg当たり摂取量）

　　W：求めたい年齢区分の参照体重

2.4　エネルギー

　食事摂取基準における推定エネルギー必要量は，

　　　基礎代謝量×身体活動レベル（PAL）

で計算され，求められる（p.119参照）。

　基礎代謝量は，表10-3（p.118）における基礎代謝基準値に体重を乗じて算出できる。

　　　基礎代謝基準値（kcal/kg体重/日）×参照体重（kg）＝基礎代謝量（kcal/日）

　なお，身体活動レベル（p.119）は，1日のエネルギー消費量を1日当たりの基礎代謝量で除した指数である。日本人は低い（Ⅰ）1.50，ふつう（Ⅱ）1.75，高い（Ⅲ）2.00の3つに分けるが，その活動内容は表10-8（p.121）に示した。ただし，年齢階級別では表10-7（p.120）のようである。

　基準体重をもつ健康な日本人の推定エネルギー必要量は表11-6で，性別，年齢別，身体活動レベル別で示した。

（1）　成　　　人

　成人（18歳以上）では，推定エネルギー必要量を，推定エネルギー必要量（kcal/日）＝基礎代謝量（kcal/日）×身体活動レベルとして算出した。70歳代後半以降の後期高齢者に関する報告は，自立している者と外出できない者の2つに大別されるため，75歳以上ではレベルⅠ，レベルⅡのみを設定した。

（2）　小　　　児

　成長期である小児（1～17歳）の場合は，身体活動に必要なエネルギーに加えて，組織合成に必要なエネルギー（エネルギー蓄積量）を加算して算出する必要がある。

　　小児推定エネルギー必要量（kcal/日）
　　　＝基礎代謝量（kcal/日）×身体活動レベル＋エネルギー蓄積量（kcal/日）

表11-6　推定エネルギー必要量（kcal/日）

性　別	男　性			女　性		
身体活動レベル*1	Ⅰ	Ⅱ	Ⅲ	Ⅰ	Ⅱ	Ⅲ
0〜5　（月）	—	550	—	—	500	—
6〜8　（月）	—	650	—	—	600	—
9〜11（月）	—	700	—	—	650	—
1〜2　（歳）	—	950	—	—	900	—
3〜5　（歳）	—	1,300	—	—	1,250	—
6〜7　（歳）	1,350	1,550	1,750	1,250	1,450	1,650
8〜9　（歳）	1,600	1,850	2,100	1,500	1,700	1,900
10〜11（歳）	1,950	2,250	2,500	1,850	2,100	2,350
12〜14（歳）	2,300	2,600	2,900	2,150	2,400	2,700
15〜17（歳）	2,500	2,800	3,150	2,050	2,300	2,550
18〜29（歳）	2,300	2,650	3,050	1,700	2,000	2,300
30〜49（歳）	2,300	2,700	3,050	1,750	2,050	2,350
50〜64（歳）	2,200	2,600	2,950	1,650	1,950	2,250
65〜74（歳）	2,050	2,400	2,750	1,550	1,850	2,100
75以上（歳）*2	1,800	2,100	—	1,400	1,650	—
妊婦（付加量）*3初期				+50	+50	+50
中期				+250	+250	+250
後期				+450	+450	+450
授乳婦（付加量）				+350	+350	+350

(注)　*1　身体活動レベルは，低い，ふつう，高いの三つのレベルとして，それぞれⅠ，
　　　　　Ⅱ，Ⅲで示した。
　　　*2　レベルⅡは自立している者，レベルⅠは自宅にいてほとんど外出しない者に相当
　　　　　する。
　　　　　レベルⅠは高齢者施設で自立に近い状態で過ごしている者にも適用できる値であ
　　　　　る。
　　　*3　妊婦個々の体格や妊娠中の体重増加量及び胎児の発育状況の評価を行うことが必
　　　　　要である。
　　注1：活用に当たっては，食事摂取状況のアセスメント，体重及びBMIの把握を行い，エネ
　　　　　ルギーの過不足は，体重の変化又はBMIを用いて評価すること。
　　注2：身体活動レベルⅠの場合，少ないエネルギー消費量に見合った少ないエネルギー摂取
　　　　　量を維持することになるため，健康の保持・増進の観点からは，身体活動量を増加さ
　　　　　せる必要がある。

成長期の身体活動レベルは表10-7（p.120）の数値を活用する。組織合成による増
加エネルギー，すなわちエネルギー蓄積量は，表11-7による。

（3）乳　　　児

乳児の推定エネルギー必要量は，小児の場合と同様，身体活動に必要なエネルギー
に加えて，組織合成に要するエネルギー消費量とエネルギー蓄積量を余分に摂取する
必要がある。そのうち，組織合成に消費されるエネルギーは総エネルギー消費量に含
まれるため，

　　　乳児推定エネルギー必要量（kcal/日）
　　　　＝総エネルギー消費量（kcal/日）＋エネルギー蓄積量（kcal/日）

表11-7　成長に伴う組織増加分のエネルギー（エネルギー蓄積量）

性　別	男　性				女　性			
年　齢	A. 参照 体重 (kg)	B. 体重 増加量 (kg/年)	組織増加分		A. 参照 体重 (kg)	B. 体重 増加量 (kg/年)	組織増加分	
			C. エネルギー 密度 (kcal/g)	D. エネルギー 蓄積量 (kcal/日)			C. エネルギー 密度 (kcal/g)	D. エネルギー 蓄積量 (kcal/日)
0〜5（月）	6.3	9.4	4.4	115	5.9	8.4	5.0	115
6〜8（月）	8.4	4.2	1.5	15	7.8	3.7	1.8	20
9〜11（月）	9.1	2.5	2.7	20	8.4	2.4	2.3	15
1〜2（歳）	11.5	2.1	3.5	20	11.0	2.2	2.4	15
3〜5（歳）	16.5	2.1	1.5	10	16.1	2.2	2.0	10
6〜7（歳）	22.2	2.6	2.1	15	21.9	2.5	2.8	20
8〜9（歳）	28.0	3.4	2.5	25	27.4	3.6	3.2	30
10〜11（歳）	35.6	4.6	3.0	40	36.3	4.5	2.6	30
12〜14（歳）	49.0	4.5	1.5	20	47.5	3.0	3.0	25
15〜17（歳）	59.7	2.0	1.9	10	51.9	0.6	4.7	10

体重増加量(B)は，比例配分的な考え方により，参照体重(A)から以下のようにして計算した。
例：9〜11か月の女性における体重増加量（kg/年）

$$X＝[（9〜11か月（10.5か月時）の参照体重）−（6〜8か月（7.5か月時）の参照体重）]/$$
$$[0.875（歳）−0.625（歳）]＋[（1〜2歳の参照体重）−（9〜11か月の参照体重）]/[2（歳）−0.875（歳）]$$

体重増加量＝X/2＝$[（8.4−7.8）/0.25＋（11.0−8.4）/1.125]/2≒2.4$

組織増加分のエネルギー密度(C)は，アメリカ/カナダの食事摂取基準より計算。
組織増加分のエネルギー蓄積量(D)は，体重増加量(B)と組織増加分のエネルギー密度(C)の積として求めた。
例：9〜11か月の女性における組織増加分のエネルギー（kcal/日）

$$＝[（2.4（kg/年）×1,000/365日）]×2.3（kcal/g）＝14.8≒15$$

として求められる。

FAO/WHO/UNUは，母乳栄養児および人工乳栄養児の乳児総エネルギー消費量は，体重だけを独立変数とする次の回帰式で求められるとした。

　　母乳栄養児：総エネルギー消費量（kcal/日）＝92.8×参照体重（kg）−152.0
　　人工乳栄養児：総エネルギー消費量（kcal/日）＝82.6×参照体重（kg）−29.0

乳児期の総エネルギー消費量は，母乳栄養児は人工栄養児より少ないといわれる。

（4）　妊婦・授乳婦

妊婦の推定エネルギー必要量は，妊娠前の推定エネルギー必要量に，妊娠時に適切な栄養を維持する付加量を加えて求められる。

妊婦については，体重の増加に伴うエネルギー消費量および蓄積量を配慮し，妊娠前期，妊娠中期，妊娠後期の3区分に分け，推定エネルギー必要量が求められている。

なお，エネルギー蓄積量は，初期44 kcal/日，中期167 kcal/日，後期170 kcal/日

表11-8　妊婦付加量

妊娠期	$\left(\begin{array}{c}\text{妊娠による総エネルギー}\\\text{消費量の変化}\textbf{(kcal/日)}\end{array}\right)+$	$\left(\begin{array}{c}\text{エネルギー蓄積量}\\\textbf{(kcal/日)}\end{array}\right)=$	合計 (kcal/日)	付加量 (kcal/日)
妊娠初期	(＋)19	44	63	＋50
妊娠中期	(＋)77	167	244	＋250
妊娠後期	(＋)285	170	455	＋450

であるが，これに総エネルギー消費量の変化を加え，数字を50 kcal単位に丸めて表11-8の妊婦付加量（kcal/日）が示されている。

授乳婦の推定エネルギー必要量は妊娠前の推定エネルギー必要量に，授乳に伴う付加量を加えたものである。その付加量は母乳含有エネルギー量から出産に伴う体重減少エネルギー量を差し引いたものと考えられる。母乳含有エネルギー量663 kcal/L，哺乳量0.78 L/日とすると

母乳エネルギー量（kcal/日）＝0.78 L/日×663 kcal/L≒517 kcal/日

となる。

一方，分娩（出産）後における体重減少は0.8 kg/月であり，体重1 kg当たりエネルギー量6,500 kcalとすると，体重減少量0.8 kg/月のエネルギー量は次のようになる。

体重減少分のエネルギー量（kcal/日）＝6,500 kcal/kg体重×0.8 kg/月÷30日
　　≒173 kcal/日

したがって，付加量は母乳エネルギー量から体重減少エネルギー量を差し引くと求められる。

517 kcal/日－173 kcal/日＝344 kcal/日　⇒　付加量350 kcal/日

2.5　たんぱく質

たんぱく質とは，20種類のL-アミノ酸がペプチド結合してできた化合物である。たんぱく質は他の栄養素から体内で合成できず，必ず摂取しなければならない。したがって，たんぱく質は必須栄養素である。たんぱく質を構成するアミノ酸は20種である。ヒトはその20種のうち，11種を他のアミノ酸または中間代謝物から合成することができる。それ以外の9種は食事から直接に摂取しなければならず，それらを必須アミノ酸（不可欠アミノ酸）と呼ぶ。必須アミノ酸はヒスチジン，イソロイシン，ロイシン，リシン，メチオニン，フェニルアラニン，トレオニン，トリプトファン，バリンである。

たんぱく質は，生物の重要な構成成分の一つであり，また，酵素やホルモンとして代謝の調節，物質輸送，抗体として生体防御に働いている。また，アミノ酸は，たん

ぱく質合成の素材であるだけでなく，神経伝達物質やビタミン，その他の重要な生理活性物質の前駆体ともなっている。さらに，酸化されるとエネルギーとしても利用される。

　体たんぱく質は，合成と分解を繰り返しており，動的平衡状態を保っている。たんぱく質の種類によりその代謝回転速度は異なるが，いずれも分解されてアミノ酸となり，その一部は不可避的に尿素などとして体外に失われる。したがって，成人においてもたんぱく質を食事から補給する必要がある。なお，授乳婦は母乳に含まれるたんぱく質もこれに含まれる。このほかに，成長期には新生組織の蓄積に必要なたんぱく質を摂取しなければならない。妊婦の場合は胎児及び胎盤などの成長もこれに相当する。

（１）　指標設定の基本的な考え方

　乳児に目安量を，１歳以上の全ての年齢区分に，推定平均必要量，推奨量及び目標量を定めることとし，耐容上限量はいずれの年齢区分にも定められていない。たんぱく質の栄養素としての重要性に鑑み，全ての性・年齢区分において，数値の算定に当たっては四捨五入でなく，切り上げを用いた。また，必要に応じて，前後の年齢区分における値を参考にした数値の平滑化が行われている。

（２）　健康の保持・増進

１）　欠乏の回避

①　推定平均必要量，推奨量の策定方法

たんぱく質の必要量は，次式として表される。

（たんぱく質の必要量）＝（体外損失分）＋（新生組織蓄積分）

①－１　対外損失分

・たんぱく質維持必要量

　１歳以上すべての年齢区分に対して男女ともに，たんぱく質維持必要量を0.66g/kg 体重/日とした。これに参照体重を乗じて１人１日当たりのたんぱく質維持必要量とした。

（たんぱく質維持必要量（g/日））
　　＝（たんぱく質維持必要量（g/kg 体重/日））×（参照体重（kg））

・利用効率

　成人を対象として日常食混合たんぱく質の利用効率を実測した研究から，日常食混合たんぱく質の利用効率を90％と見積もった。一方，１～９歳小児における利用効率には，９～14か月児について検討された70％を用いた。さらに，体重維持の場合の利用効率は成長に伴い成人の値90％に近づくと考え，表11－9に示す値を用い

表11-9　日常食混合たんぱく質の利用効率

年齢区分 （歳）	利用効率（％） （男女共通）
1～9	70
10～11	75
12～14	80
15～17	85
18以上	90

て推定平均必要量を算出した。

（推定平均必要量）
　　＝（たんぱく質維持必要量）／（日常食混合たんぱく質の利用効率）

・授乳
　　母乳に必要な母体のたんぱく質必要量は，母乳中たんぱく質量を食事性たんぱく質から母乳たんぱく質への変換効率で除したものであるとして付加分を算出した。

（推定平均必要量の付加分）
　　＝（母乳中たんぱく質量）／（食事性たんぱく質から母乳たんぱく質への変換効率）

　離乳開始期までの6か月間を母乳のみによって授乳した場合，1日当たりの平均泌乳量を0.78L/日，この間の母乳中のたんぱく質濃度の平均値は12.6g/Lとした。また，食事性たんぱく質から母乳たんぱく質への変換効率は，1985年のFAO/WHO/UNUによる報告に基づき70％とした。

・変動係数
　窒素出納維持量には，研究者間で大きな幅が見られる。そこで，変動係数を12.5％とし，推定平均必要量から推奨量を求めるときの推奨量算定係数を1.25とし，全ての年齢区分（乳児を除く）で用いた。

　推奨量＝推定平均必要量×（推奨量算定係数）

① - 2　新生組織蓄積分
・小児
　1～17歳の小児において成長に伴い蓄積されるたんぱく質蓄積量を要因加算法によって表11-10に示したとおりに算出した。
　推定平均必要量（新生組織蓄積分）は，次式によって求めた。

　推定平均必要量（新生組織蓄積分）＝たんぱく質蓄積量／蓄積効率

・妊婦
　妊娠期の体たんぱく質蓄積量は体カリウム増加量より間接的に算定した。妊娠後期の平均の体カリウム増加量は2.08mmol/日であり，これにカリウム・窒素比（2.15mmolカリウム/g窒素），及びたんぱく質換算係数（6.25）を用いてたんぱく質蓄積量を以下により算出した。

表11-10　小児のたんぱく質推定平均必要量，推奨量

年齢 （歳）	参照体重 （A） （kg）	体重増加量 （B） （kg/年）	体たんぱく質 （C） （％）	たんぱく質 蓄積量 （D） （g/kg体重/日）	蓄積効率 （E） （％）	たんぱく質 維持必要量 （F） （g/kg体重/日）	利用効率 （G） （％）	推定平均 必要量 （g/日）	推奨量 （g/日）
男子									
1～2	11.5	2.1	13.2	0.064	40	0.66	70	12.7	15.9
3～5	16.5	2.1	14.7	0.050	40	0.66	70	17.6	22.0
6～7	22.2	2.7	15.5	0.051	40	0.66	70	23.8	29.7
8～9	28.0	3.2	14.5	0.046	40	0.66	70	29.6	37.0
10～11	35.6	4.7	13.9	0.050	40	0.66	75	35.8	44.7
12～14	49.0	5.1	13.9	0.039	40	0.66	80	45.2	56.5
15～17	59.7	2.0	15.0	0.014	40	0.66	85	48.4	60.6
女子									
1～2	11.0	2.2	13.0	0.070	40	0.66	70	12.3	15.4
3～5	16.1	2.1	14.1	0.051	40	0.66	70	17.2	21.5
6～7	21.9	2.5	14.1	0.045	40	0.66	70	23.1	28.9
8～9	27.4	3.4	13.7	0.046	40	0.66	70	29.0	36.2
10～11	36.3	5.1	14.6	0.057	40	0.66	75	37.1	46.4
12～14	47.5	3.0	14.8	0.026	40	0.66	80	42.3	52.8
15～17	51.9	0.7	11.9	0.004	40	0.66	85	40.8	51.0

ただし，蓄積量（D）＝（B×1,000÷365）×（C÷100）÷A
推定平均必要量（g/日）＝（D÷E×100）＋（F÷G×100）×A
推奨量（g/日）＝推定平均必要量（g/日）×1.25

（たんぱく質蓄積量）
　＝（体カリウム蓄積量）／（カリウム・窒素比）×（たんぱく質換算係数）

　なお，体たんぱく質蓄積量は，妊娠中の体重増加量により変化することを考慮に入れる必要がある。すなわち，最終的な体重増加量を11kgとし妊娠各期におけるたんぱく質蓄積量の比（初期：中期：後期＝0：1：3.9）を用いて，それぞれの期間の1日当たりの体たんぱく質蓄積量を算出した。

　このようにして各研究から得られた値を単純平均して算出すると，初期：0g/日，中期：1.94g/日，後期：8.16g/日となる（表11-11）。たんぱく質の蓄積効率を43％として，以下の式により算出した。

　推定平均必要量（新生組織蓄積分）
　　＝（たんぱく質蓄積量）／（たんぱく質の蓄積効率）

　算出された値を丸めて，各期の付加量（推定平均必要量）を，初期＋0g，中期＋5g，後期＋20gとした。なお，推奨量は初期＋0g，中期＋5g，後期＋25gとされた。

表11-11　妊娠期における体たんぱく質蓄積量

対象人数	体カリウム増加量（mmol/日）	体たんぱく質蓄積量（g/日）	妊娠中における観察期間	中期の体たんぱく質蓄積量（g/日）	後期の体たんぱく質蓄積量（g/日）
10	3.41	9.91	後期		9.91
27	1.71	4.97	中期・後期	2.03	7.91
22	2.02	5.87	中期・後期	2.40	9.35
34	1.18	3.43	中期・後期	1.40	5.46
			平均値	1.94	8.16

①－3　値の平滑化

前後の年齢区分の値を考慮して値の平滑化を行った。男性（18～29歳）の推奨量を前後の年齢区分に合わせた。男性（75歳以上）の推定平均必要量及び推奨量を前の年齢区分の値に合わせた。女性（75歳以上）の推奨量を前の年齢区分の値に合わせた。

②　目安量の策定方法

・乳児（目安量）

乳児のたんぱく質必要量は窒素出納法では決められない。一方，健康な乳児が健康な授乳婦から摂取する母乳は乳児が健全に発育するのに必要なたんぱく質を質・量ともに十分に含んでいると考えられる。離乳期に入ると，哺乳量が減るとともに食事（離乳食）からのたんぱく質摂取量が増える。そこで，乳児（0～11か月）を更に3区分し，0～5か月，6～8か月，9～11か月とした。

目安量＝（（母乳中たんぱく質濃度）×（哺乳量））＋（食事（離乳食）からのたんぱく質摂取量）

なお，母乳のたんぱく質利用効率（乳児用調製粉乳で使われる）と牛乳たんぱく質の利用効率はともに70％程度であるとされている。したがって，人工栄養で育児を行う場合でも，目安量は母乳で育児を行う場合と同じと考え，両者の区別は設けなかった。

2）　過剰摂取の回避

①　耐容上限量の策定方法　　耐容上限量は，たんぱく質の過剰摂取により生じる健康障害を根拠に設定されなければならない。最も関連が深いと考えられるのは腎機能への影響である。しかし，たんぱく質の耐容上限量を設定し得る明確な根拠となる報告は十分ではないため，耐容上限量は設定されなかった。

3）　生活習慣病等の発症予防

①　生活習慣病及びフレイルとの関連　　たんぱく質の摂取不足が最も直接に量的に強い影響を及ぼし得ると考えられる疾患は高齢者におけるフレイル（frailty）及びサルコペニア（sarcopenia）である。

サルコペニアを予防するためには，高齢者が，若年及び中年成人に比べて多く

のたんぱく質摂取が必要である。たんぱく質摂取量とフレイルの発症率に関する調査から，フレイル及びサルコペニアの発症予防を目的とした場合，高齢者（65歳以上）では少なくとも1.0g/kg体重/日以上のたんぱく質を摂取することが望ましいと考えられる。

② 目標量（下限）の策定方法

・成人・高齢者・小児（目標量）　　たんぱく質摂取量は低すぎても高すぎても，他のエネルギー産生栄養素とともに主な生活習慣病の発症及び重症化に関連する。したがって目標量を範囲として定める必要がある。また，高齢者では特にフレイル及びサルコペニアの発症予防も考慮した値であることが望まれる。推奨量と目標量のそれぞれの定義から考えて，推奨量を満たした上で，主な生活習慣病やフレイルの発症予防を目的とする場合に目標量を満たさなければならない。すなわち，目標量（下限）は推奨量以上でなければならない。

・妊婦・授乳婦（目標量）　　18〜49歳（身体活動レベルⅠ（低い））の妊婦及び授乳婦では，妊婦（中期）は11.0〜11.6％エネルギー，妊婦（後期）は12.7〜13.3％エネルギー，授乳婦は13.3〜14.0％エネルギーとなる。以上より，目標量（下限）は1歳から49歳（男女共通，非妊婦及び非授乳婦）及び妊婦（中期）で13％エネルギー，50〜64歳（男女共通，非妊婦及び非授乳婦）で14％エネルギー，65歳以上（男女共通）及び妊婦（後期），授乳婦で15％エネルギーとした。

③ 目標量（上限）の策定方法

・成人・高齢者・小児（目標量）　　目標量（上限）は耐容上限量を考慮すべきである。成人，特に高齢者においては2.0g/kg体重/日未満に留めるのが適当とした。この値は，参照体重における身体活動レベルⅡの推定エネルギー必要量に対するたんぱく質由来のエネルギーの割合を求めると，18〜64歳で19〜22％エネルギー，75歳以上で22〜23％エネルギーの範囲となる。したがって，目標量（上限）は1歳以上の全年齢区分において20％エネルギーとなるようにした。

　以上により，たんぱく質の食事摂取基準は表11-12の通りとした。

（3）　生活習慣病等の重症化予防

1）　フレイル

フレイルまたはサルコペニアを有する高齢者を対象として，運動負荷に加えてたんぱく質を負荷して，筋肉量，筋機能等の改善を検討した介入試験は相当数存在するものの，フレイルを改善させるためのたんぱく質摂取量に関して結論を出すことはできなかった。

2）　慢性腎臓病

低たんぱく質（0.8g/体重/日より低摂取）は慢性腎臓病の病状の進行を遅らせるために有用であると考えられるものの，推奨すべき摂取量の範囲やそのような食事療法を行った場合の効果の確実さについては，まだ結論が得られていない。

表11-12　たんぱく質の食事摂取基準
（推定平均必要量，推奨量，目安量：g/日，目標量：％エネルギー）

性　別	男　性				女　性			
年齢等	推定平均 必要量	推奨量	目安量	目標量*1	推定平均 必要量	推奨量	目安量	目標量*1
0～5　（月）	—	—	10	—	—	—	10	—
6～8　（月）	—	—	15	—	—	—	15	—
9～11（月）	—	—	25	—	—	—	25	—
1～2　（歳）	15	20	—	13～20	15	20	—	13～20
3～5　（歳）	20	25	—	13～20	20	25	—	13～20
6～7　（歳）	25	30	—	13～20	25	30	—	13～20
8～9　（歳）	30	40	—	13～20	30	40	—	13～20
10～11（歳）	40	45	—	13～20	40	50	—	13～20
12～14（歳）	50	60	—	13～20	45	55	—	13～20
15～17（歳）	50	65	—	13～20	45	55	—	13～20
18～29（歳）	50	65	—	13～20	40	50	—	13～20
30～49（歳）	50	65	—	13～20	40	50	—	13～20
50～64（歳）	50	65	—	14～20	40	50	—	14～20
65～74（歳）*2	50	60	—	15～20	40	50	—	15～20
75以上（歳）*2	50	60	—	15～20	40	50	—	15～20
妊婦(付加量)(初期)					＋0	＋0	—	13～20
（中期）					＋5	＋5	—	13～20
（後期）					＋20	＋25	—	15～20
授乳婦（付加量）					＋15	＋20	—	15～20

（注）　＊1　範囲に関してはおおむねの値を示したものであり，弾力的に運用すること。
　　　＊2　65歳以上の高齢者について，フレイル予防を目的とした量を定めることは難しい
　　　　　　が，身長・体重が参照体位に比べて小さい者や，特に75歳以上であって加齢に伴い
　　　　　　身体活動量が大きく低下した者など，必要エネルギー摂取量が低い者では，下限が
　　　　　　推奨量を下回る場合があり得る。この場合でも，下限は推奨量以上とすることが望
　　　　　　ましい。

2.6　脂　　質

　脂質はエネルギー産生栄養素の一種であるため，たんぱく質や炭水化物の摂取量を
考慮して指標が設定されている。このため，脂質の食事摂取基準は，1歳以上につい
ては目標量として総エネルギー摂取量に占める割合，すなわちエネルギー比率（％エ
ネルギー）で示されている。なお，乳児については目安量として％エネルギーで示さ
れている。また，飽和脂肪酸については，生活習慣病の予防の観点から目標量をエネ
ルギー比率（％エネルギー）で示されている。一方，必須脂肪酸のn-6系脂肪酸，及
びn-3系脂肪酸については目安量を絶対量（g/日）でされている。

（1） 脂質（脂肪エネルギー比率）

脂質はエネルギー供給源として重要である（表11-13）。

表11-13　脂質の食事摂取基準（％エネルギー）

性　別	男　性		女　性	
年齢等	目安量	目標量[*1]	目安量	目標量[*1]
0〜5　（月）	50	—	50	—
6〜11　（月）	40	—	40	—
1〜2　（歳）	—	20〜30	—	20〜30
3〜5　（歳）	—	20〜30	—	20〜30
6〜7　（歳）	—	20〜30	—	20〜30
8〜9　（歳）	—	20〜30	—	20〜30
10〜11　（歳）	—	20〜30	—	20〜30
12〜14　（歳）	—	20〜30	—	20〜30
15〜17　（歳）	—	20〜30	—	20〜30
18〜29　（歳）	—	20〜30	—	20〜30
30〜49　（歳）	—	20〜30	—	20〜30
50〜64　（歳）	—	20〜30	—	20〜30
65〜74　（歳）	—	20〜30	—	20〜30
75以上　（歳）	—	20〜30	—	20〜30
妊　婦			—	20〜30
授乳婦			—	20〜30

㊟　＊1　範囲に関してはおおむねの値を示したものである。

1）　欠乏量の回避のための目安量の策定方法

・乳児（0〜5か月）（目安量）

　乳児（0〜5か月）（目安量）の算定は，母乳の栄養を基礎としている。母乳中の脂肪濃度を3.5g/100gとし，100g中の脂質由来のエネルギーは3.5g×9kcal＝31.5kcal/100gとなる。母乳100g中の総エネルギーは65kcalであるので，脂肪エネルギー比率は48.46％エネルギーとなり，丸めて50％エネルギーを目安量とした。

・乳児（6〜11か月）（目安量）

　乳児（6〜11か月）（目安量）の算定は，離乳食と母乳の栄養を基礎としている。6か月頃の乳児は離乳食への切り替えが始まる時期であり，6〜11か月の乳児は母乳（または乳児用調製粉乳）と離乳食の両方から栄養を得ている。この時期は幼児への移行期と考え，0〜5か月児の目安量と1〜2歳児の目安量の中間値が37.2％エネルギーとなり，丸め処理を行って40％エネルギーを目安量とした。

2）　生活習慣病との関連

脂質（総脂質）摂取量との関連が認められている生活習慣病は少ない。

3）　目標量の策定方法
・成人・高齢者・小児（目標量）

　成人・高齢者・小児に対しては，飽和脂肪酸の目標量をもとに目標量が設定された。目標量の上限は，日本人の脂質及び飽和脂肪酸摂取量の特徴に基づき，飽和脂肪酸の目標量の上限（7％エネルギー）を超えないと期待される脂質摂取量の上限として30％エネルギーとした。目標量の下限は，日本人の $n-6$ 系脂肪酸と $n-3$ 系脂肪酸摂取量の中央値（目安量）がそれぞれ4～5％エネルギーと約1％エネルギーであり，一価不飽和脂肪酸摂取量の中央値は少なくとも6％エネルギーである。さらに，グリセロール部分を考慮して，脂肪エネルギー比率を20％エネルギーとした。

・妊婦・授乳婦（目標量）

　生活習慣病の発症予防の観点から見て，妊婦及び授乳婦が同年齢の非妊娠・非授乳中の女性と異なる量の総脂質を摂取すべきとするエビデンスは見い出せない。したがって，目標量は非妊娠・非授乳中の女性と同じとした。

（2）　飽和脂肪酸

高 LDL コレステロール血症や，心筋梗塞をはじめとする循環器疾患，肥満のリスク要因であるため，目標量を算定すべき栄養素とした（表11-14）。

・成人・高齢者（目標量）

　日本人が現在摂取している飽和脂肪酸量を測定し，その中央値をもって目標量（上限）とした。最近の調査で得られた摂取量（中央値）を基に，活用の利便性を考慮し，目標量（上限）を7％エネルギーとした。

・小児（目標量）

　最近の調査で得られた摂取量（中央値）を基に，活用の利便性を考慮し，目標量（上限）を，3～14歳は10％エネルギー，15～17歳は8％エネルギーとした。

・妊婦・授乳婦（目標量）

　妊婦・授乳婦の目標量は，非妊娠・非授乳中の女性と同じとした。

（3）　$n-6$ 系脂肪酸

$n-6$ 系脂肪酸は生体内で合成することができないので経口摂取する必要がある。

・成人・高齢者・小児（目安量）

　国民健康・栄養調査の結果から，$n-6$ 系脂肪酸摂取量の中央値を1歳以上の目安量（必須脂肪酸としての量）とした。なお，必要に応じて値の平滑化を行った。

・乳児（目安量）

　母乳脂質成分と基準哺乳量から目安量を設定した。0～5か月の乳児は母乳（または乳児用調製粉乳）から栄養を得ている。一方，6～11か月の乳児は母乳（または乳児用調製粉乳）と離乳食の両方から栄養を得ている。0～5か月児の目安量は，

表11-14　飽和脂肪酸・n-6系脂肪酸・n-3系脂肪酸の食事摂取基準[*1,2]

性　別	飽和脂肪酸 （％エネルギー）		n-6系脂肪酸 （g/日）		n-3系脂肪酸 （g/日）	
	男　性	女　性	男　性	女　性	男　性	女　性
年齢等	目標量	目標量	目安量	目安量	目安量	目安量
0～5　（月）	—	—	4	4	0.9	0.9
6～11　（月）	—	—	4	4	0.8	0.8
1～2　（歳）	—	—	4	4	0.7	0.8
3～5　（歳）	10以下	10以下	6	6	1.1	1.0
6～7　（歳）	10以下	10以下	8	7	1.5	1.3
8～9　（歳）	10以下	10以下	8	7	1.5	1.3
10～11　（歳）	10以下	10以下	10	8	1.6	1.6
12～14　（歳）	10以下	10以下	11	9	1.9	1.6
15～17　（歳）	8以下	8以下	13	9	2.1	1.6
18～29　（歳）	7以下	7以下	11	8	2.0	1.6
30～49　（歳）	7以下	7以下	10	8	2.0	1.6
50～64　（歳）	7以下	7以下	10	8	2.2	1.9
65～74　（歳）	7以下	7以下	9	8	2.2	2.0
75以上　（歳）	7以下	7以下	8	7	2.1	1.8
妊　婦		7以下		9		1.6
授乳婦		7以下		10		1.8

(注)　*1　飽和脂肪酸と同じく，脂質異常症及び循環器疾患に関与する栄養素としてコレステロールがある。コレステロールに目標量は設定しないが，これは許容される摂取量に上限が存在しないことを保証するものではない。また，脂質異常症の重症化予防の目的からは，200mg/日未満に留めることが望ましい。

　　　*2　飽和脂肪酸と同じく，冠動脈疾患に関与する栄養素としてトランス脂肪酸がある。日本人の大多数は，トランス脂肪酸に関するWHOの目標（1％エネルギー未満）を下回っており，トランス脂肪酸の摂取による健康への影響は，飽和脂肪酸の摂取によるものと比べて小さいと考えられる。ただし，脂質に偏った食事をしている者では，留意する必要がある。トランス脂肪酸は人体にとって不可欠な栄養素ではなく，健康の保持・増進を図る上で積極的な摂取は勧められないことから，その摂取量は1％エネルギー未満に留めることが望ましく，1％エネルギー未満でもできるだけ低く留めることが望ましい。

母乳中のn-6系脂肪酸濃度（5.16g/L）に基準哺乳量を乗じて求めた。6～11か月児の場合は，0～5か月児の目安量と，1～2歳児の国民健康・栄養調査の中央値の平均値とした。

・妊婦・授乳婦（目安量）

　国民健康・栄養調査の結果から算出された妊婦のn-6系脂肪酸摂取量の中央値は，9.13g/日であり，胎児の発育に問題ないと想定し，目安量を9g/日とした。

　国民健康・栄養調査の結果から授乳婦のn-6系脂肪酸摂取量の中央値は10.17g/日であった。この値を必須脂肪酸としての欠乏症状が認められない量であり，かつn-6系脂肪酸を十分含む母乳を分泌できる量と考え，目安量を10g/日とした。

（4）　$n-3$系脂肪酸

$n-3$系脂肪酸は生体内で合成できず，欠乏すれば皮膚炎などが発症する。

・成人・高齢者・小児（目安量）

国民健康・栄養調査の結果から算出された$n-3$系脂肪酸摂取量の中央値を1歳以上の目安量（必須脂肪酸としての量：g/日）とした。

・乳児（目安量）

母乳は，乳児にとって理想的な栄養源と考え，母乳脂質成分と基準哺乳量から目安量を設定した。0～5か月の乳児は母乳（または乳児用調製粉乳）から栄養を得ているが，6～11か月の乳児は母乳（または乳児用調製粉乳）と離乳食の両方から栄養を得ている。0～5か月児の目安量は，母乳中の$n-3$系脂肪酸濃度（1.16g/L）に基準哺乳量を乗じて求めた。また，6～11か月児の場合は，0～5か月児の目安量と1～2歳児の国民健康・栄養調査の中央値の平均とした。

・妊婦・授乳婦（目安量）

妊娠中は，神経シナプスや網膜などの器官作成のため，アラキドン酸やDHAなどの$n-3$系脂肪酸の摂取が必要とされる。国民健康・栄養調査の結果から妊婦の$n-3$系脂肪酸摂取量の中央値は1.48g/日であり，これが胎児の発育に問題ない値と考える。そこで摂取量が多かった30～49歳女性（非妊娠）の摂取量（中央値）を参考として用いて目安量を1.6g/日とした。

国民健康・栄養調査の結果から授乳婦の$n-3$系脂肪酸摂取量の中央値は1.81g/日である。この値が必須脂肪酸としての欠乏症状が認められない量であり，かつ，分泌可能な量と考えられる。そこで摂取量が多かった30～49歳女性（非妊娠）の摂取量（中央値）を参考として用いて目安量を1.8g/日とした。

（5）　その他の脂質

1）　一価不飽和脂肪酸，トランス脂肪酸

一価不飽和脂肪酸は，必須脂肪酸でなく，同時に，主な生活習慣病への量的影響も明らかではないため，目標量は策定しなかった。トランス脂肪酸は，必須脂肪酸でないため，必要量は存在しない。一方，冠動脈疾患の明らかな危険因子の一つであり，目標量の算定を考慮すべき栄養素であるとされたが，目標量は策定しなかった。日本人においてはトランス脂肪酸の摂取量は1％エネルギー未満に留め，1％エネルギー未満でもできるだけ低く留めることが望ましいと考えられる。

（6）　食事性コレステロール

食事性コレステロールについては，コレステロール摂取量が増えれば血中コレステロールは増加する報告があるが，両者の間に明確な閾値は観察されていない。また，コレステロール摂取量と心筋梗塞など循環器疾患の発症率及び死亡率との間に有意な関連が観察されなかったため，目標量は策定しなかったが，これをもってコレステ

ロール摂取量の上限を設けなくてもよいとは言えないとしている。

2.7 炭水化物，食物繊維，アルコール

（1） 炭 水 化 物

炭水化物の食事摂取基準では，１歳以上についての目標量が設定された。炭水化物は，難消化性のオリゴ糖，糖アルコール，食物繊維などを除き，消化吸収されるものは約４kcal/g のエネルギーを生成する。しかし難消化性炭水化物も腸内細菌の分解を受け，０～２kcal/g のエネルギー量があるものと考えられる。

エネルギー源には炭水化物のほか，脂質とたんぱく質が存在するが，エネルギー源としての炭水化物の特性は，その分解されたグルコースが脳・神経組織，赤血球，腎尿細管，精巣，酸素不足の骨格筋など，他の熱量素では供給できない組織にエネルギーを供給する。特に脳は体重の２％程度の重量であるが，その個体の基礎代謝の約20％をグルコース分解エネルギーで消費する。これは１日基礎代謝量を 1,500 kcal とすると，脳のエネルギー消費量は 300 kcal になり，これはグルコース 75 g に相当する。上記のように脳以外にもグルコースエネルギー源を利用することから，グルコースの最低必要量は 100g/日と推定される。

しかし，肝臓は必要に応じて糖新生を行い血液中にグルコースを供給する。また，乳児以上はこの量よりも相当多く摂取しているが，糖尿病を除けば理論的にも疫学的にも健康上の問題を引き起こすことは考えにくい。したがって炭水化物については推奨量，耐容上限量，目安量は設定しないこととなった。

脂質やたんぱく質によるエネルギー源は，そのはたらき以外に必須脂肪酸や必須アミノ酸供給の役割を担っている。したがって，炭水化物摂取基準の策定には，脂質ならびにたんぱく質とのバランスにより決定する必要がある。

2020年版の食事摂取基準では，成人におけるたんぱく質目標量13～20％エネルギー，脂質目標量20～30％エネルギーを考慮し，目標量を決定した。

　　　　成人の炭水化物目標量　50～65％エネルギー

１歳以上の小児についても同様な炭水化物の目標量とした（表11-15）。

表11-15　炭水化物の食事摂取基準（％エネルギー）

性　別	男　性	女　性
年齢等	目標量[*1,2]	目標量[*1,2]
０～５（月）	—	—
６～11（月）	—	—
１～２（歳）	50～65	50～65
３～５（歳）	50～65	50～65
６～７（歳）	50～65	50～65
８～９（歳）	50～65	50～65
10～11（歳）	50～65	50～65
12～14（歳）	50～65	50～65
15～17（歳）	50～65	50～65
18～29（歳）	50～65	50～65
30～49（歳）	50～65	50～65
50～64（歳）	50～65	50～65
65～74（歳）	50～65	50～65
75以上（歳）	50～65	50～65
妊　婦		50～65
授乳婦		50～65

（注）　*１　範囲については，おおむねの値を示したものである。
　　　　*２　アルコールを含む。ただし，アルコールの摂取を勧めるものではない。

表11-16　食物繊維の食事摂取基準（g/日）

性　別	男　性	女　性
年齢等	目標量	目標量
0〜5（月）	—	—
6〜11（月）	—	—
1〜2（歳）	—	—
3〜5（歳）	8以上	8以上
6〜7（歳）	10以上	10以上
8〜9（歳）	11以上	11以上
10〜11（歳）	13以上	13以上
12〜14（歳）	17以上	17以上
15〜17（歳）	19以上	18以上
18〜29（歳）	21以上	18以上
30〜49（歳）	21以上	18以上
50〜64（歳）	21以上	18以上
65〜74（歳）	20以上	17以上
75以上（歳）	20以上	17以上
妊婦		18以上
授乳婦		18以上

（2）　食物繊維

　食物繊維の摂取量と生活習慣病との関係において，心筋梗塞の発症並びに死亡を始め多くの生活習慣病において，負の相関が認められている。また，循環器疾患の強い危険因子である血圧や血清LDL-コレステロール値との間でも，負の相関が示唆されている。しかし，これらの相関には明らかな閾値は認められない。したがって目標値そのものに大きな意義はなく，「極端でない程度でできるだけ多めに摂取することが望ましい」と理解すべきである。理想的には24g/日以上，14g/1,000kcal以上を目標量とすべきであるが，国民健康・栄養調査での摂取量の中央値は，全ての年齢階級でかなり低かった。

　そこで，日本人（18歳以上）における食物繊維の摂取量の中央値（13.7g/日）と24g/日との中間値18.9g/日を目標量の算出するための参照値とし，さらに各参照体重を用い外挿により，性および年齢階級ごとの目標量を算出した（表11-16）。

（3）　アルコール

　195か国のデータを統合したメタ・アナリシスは，飲酒が関連するあらゆる健康障害を総合的に考慮するとアルコールとして 10g/日を超えるアルコール摂取は健康障害のリスクであり，また，10g/日未満であってもそのリスクが下がるわけではないと報告している。メタ・アナリシスでは総死亡率を低く保つための閾値（上限）を100g/週としている。アルコール（エタノール）は，人にとって必須の栄養素ではないため，食事摂取基準としては，アルコールの過剰摂取による健康障害への注意喚起を行うに留め，指標は算定しなかった。

2.8　エネルギー産生栄養素バランス

　エネルギー産生栄養素バランスは，「エネルギーを産生する栄養素（energy-providing nutrients, macronutrients），すなわち，たんぱく質，脂質，炭水化物（アルコールを含む）とそれらの構成成分が総エネルギーに占めるべき割合（％エネルギー）」として，これらの構成比を指標としたものである。これらの栄養素のバランスは，栄養素及び栄養素の構成成分の摂取不足を回避するとともに，過剰摂取による生活習慣病の発症予防と，その重症化予防を目的としている。

　食事摂取基準の策定に当たっては，必要量が算定されているたんぱく質の量を初めに定め，次に目安量が算定されている脂質を定め，これらの残余を炭水化物としてそれ

表11-17　エネルギー産生栄養素バランス（％エネルギー）

性　別	男　性				女　性			
年齢等	目標量[*1,2]				目標量[*1,2]			
	たんぱく質[*3]	脂質[*4]		炭水化物[*5,6]	たんぱく質[*3]	脂質[*4]		炭水化物[*5,6]
		脂質	飽和脂肪酸			脂質	飽和脂肪酸	
0～11（月）	―	―	―	―	―	―	―	―
1～2（歳）	13～20	20～30	―	50～65	13～20	20～30	―	50～65
3～5（歳）	13～20	20～30	10以下	50～65	13～20	20～30	10以下	50～65
6～7（歳）	13～20	20～30	10以下	50～65	13～20	20～30	10以下	50～65
8～9（歳）	13～20	20～30	10以下	50～65	13～20	20～30	10以下	50～65
10～11（歳）	13～20	20～30	10以下	50～65	13～20	20～30	10以下	50～65
12～14（歳）	13～20	20～30	10以下	50～65	13～20	20～30	10以下	50～65
15～17（歳）	13～20	20～30	8以下	50～65	13～20	20～30	8以下	50～65
18～29（歳）	13～20	20～30	7以下	50～65	13～20	20～30	7以下	50～65
30～49（歳）	13～20	20～30	7以下	50～65	13～20	20～30	7以下	50～65
50～64（歳）	14～20	20～30	7以下	50～65	14～20	20～30	7以下	50～65
65～74（歳）	15～20	20～30	7以下	50～65	15～20	20～30	7以下	50～65
75以上（歳）	15～20	20～30	7以下	50～65	15～20	20～30	7以下	50～65
妊婦　初期					13～20	20～30	7以下	50～65
中期					13～20			
後期					15～20			
授乳婦					15～20			

(注)　*1　必要なエネルギー量を確保した上でのバランスとすること。
*2　範囲に関してはおおむねの値を示したものであり，弾力的に運用すること。
*3　65歳以上の高齢者について，フレイル予防を目的とした量を定めることは難しいが，身長・体重が参照体位に比べて小さい者や，特に75歳以上であって加齢に伴い身体活動量が大きく低下した者など，必要エネルギー摂取量が低い者では，下限が推奨量を下回る場合があり得る。この場合でも，下限は推奨量以上とすることが望ましい。
*4　脂質については，その構成成分である飽和脂肪酸など，質への配慮を十分に行う必要がある。
*5　アルコールを含む。ただし，アルコールの摂取を勧めるものではない。
*6　食物繊維の目標量を十分に注意すること。

ぞれ目標量を定めている（表11-17）。

2.9　脂溶性ビタミン

（1）　ビタミンA

1）　プロビタミンAの変換効率

食品由来のβ-カロテン等はビタミンAとしての利用される。したがって，食品由来β-カロテン等はレチノール活性当量（RAE）として換算する（表11-18注1参照）。

2）欠乏の回避

ビタミンAの体外排泄量は，ビタミンAの栄養状態に関係なく体内貯蔵量のおよそ2％とほぼ一定であると考えられる。すなわち，**体重1kg当たり1日のビタミンA体外排泄量（μg/kg体重/日）＝体内ビタミンA最小蓄積量（20μg/g×21g/kg×10/9）×ビタミンA体外排泄処理率（2/100）＝9.3μg/kg体重/日となる。**言い換えれば体重1kg当たり1日のビタミンAの必要量は9.3μgRAE/kg体重/日と推定される。この値を推定平均必要量の参照値とする。

・成人・高齢者（推定平均必要量，推奨量）

　推定平均必要量の参照値と参照体重から概算し，18歳以上の成人男性の推定平均必要量を600〜650μgRAE/日，成人女性は450〜500μgRAE/日とした。推奨量は，必要量に推奨量算定係数1.4を乗じ，成人男性850〜900μgRAE/日，成人女性650〜700μgRAE/日とした。高齢者についても成人と同様に算定した。

・小児（推定平均必要量，推奨量）

　角膜乾燥症の発症リスクを予防するため1〜5歳の小児の場合に200μgRAE/日

表11-18　ビタミンAの食事摂取基準（μgRAE/日）[*1]

性　別	男　性				女　性			
年齢等	推定平均必要量[*2]	推奨量[*2]	目安量[*3]	耐容上限量[*3]	推定平均必要量[*2]	推奨量[*2]	目安量[*3]	耐容上限量[*3]
0〜5（月）	—	—	300	600	—	—	300	600
6〜11（月）	—	—	400	600	—	—	400	600
1〜2（歳）	300	400	—	600	250	350	—	600
3〜5（歳）	350	450	—	700	350	500	—	850
6〜7（歳）	300	400	—	950	300	400	—	1,200
8〜9（歳）	350	500	—	1,200	350	500	—	1,500
10〜11（歳）	450	600	—	1,500	400	600	—	1,900
12〜14（歳）	550	800	—	2,100	500	700	—	2,500
15〜17（歳）	650	900	—	2,500	500	650	—	2,800
18〜29（歳）	600	850	—	2,700	450	650	—	2,700
30〜49（歳）	650	900	—	2,700	500	700	—	2,700
50〜64（歳）	650	900	—	2,700	500	700	—	2,700
65〜74（歳）	600	850	—	2,700	500	700	—	2,700
75以上（歳）	550	800	—	2,700	450	650	—	2,700
妊婦（付加量）初期					＋0	＋0	—	—
中期					＋0	＋0	—	—
後期					＋60	＋80	—	—
授乳婦（付加量）					＋300	＋450	—	—

（注）　*1　レチノール活性当量（μgRAE）＝レチノール（μg）＋β-カロテン（μg）×1/12＋α-カロテン（μg）×1/24＋β-クリプトキサンチン（μg）×1/24＋その他のプロビタミンAカロテノイド（μg）×1/24
　　　　*2　プロビタミンAカロテノイドを含む。
　　　　*3　プロビタミンAカロテノイドを含まない。

以上の推奨量にする必要がある。そこで，成人男女の推定平均必要量を基にして，成長因子，体重比の0.75乗を用いた体表面積推定値により外挿し，推定平均必要量を算出した。ただし，5歳以下の小児では体重当たりの肝重量をもとにして算出した。推奨量は，推定平均必要量に推奨量算定係数1.4を乗じた値とした。

・妊婦の付加量（推定平均必要量，推奨量）

　妊婦のビタミンA必要量を考える場合には，胎児への移行蓄積量を付加する必要がある。肝臓への移行蓄積量は1,800μg程度であり，最後の3か月でこの量のほとんどが蓄積される。したがって，初期及び中期における付加量を0（ゼロ）とし，後期における推定平均必要量の付加量を丸め処理を行って60μgRAE/日とした。推奨量の付加量は，算定係数1.4を乗じ丸め処理を行って80μgRAE/日とした。

・授乳婦の付加量（推定平均必要量，推奨量）

　授乳婦の場合には，母乳中に分泌される量（320μgRAE/日）を付加することとし，丸め処理を行って300μgRAE/日を推定平均必要量の付加量とした。推奨量の付加量は，推奨量算定係数1.4を乗じ，丸め処理を行って450μgRAE/日とした。

・乳児（目安量）

　母乳中のビタミンA濃度（初乳を含めた分娩後6か月間の母乳の平均値411μgRAE/L）に基準哺乳量を乗じると，母乳栄養児のビタミンA摂取量は320μgRAE/日となるため，300μgRAE/日を0〜5か月児の目安量とした。6〜11か月児については，0〜5か月児の目安量を体重比の0.75乗で外挿して算出した。

3）　過剰摂取の回避

・成人・高齢者（耐容上限量）

　成人では肝臓へのビタミンAの過剰蓄積による肝臓障害を指標にし，最低健康障害発現量を13,500μgRAE/日とした。不確実性因子を5として耐容上限量は2,700μgRAE/日とした。

・乳児・小児（耐容上限量）

　乳児ではビタミンA過剰摂取による頭蓋内圧亢進の症例報告を基に，健康障害非発現量を6,000μgRAE/日とした。不確実性因子を10として乳児の耐容上限量は600μgRAE/日とした。小児については，18〜29歳の体重比から外挿して設定した。

（2）　ビタミンD

血中の25-ヒドロキシビタミンD濃度を，栄養生化学的な指標として用いた。

1）　欠乏の回避

・成人・高齢者・小児（目安量）

　摂取量調査結果の中央値を丸めた8.5μg/日を目安量とした。しかしながら，日照曝露によって産生される量を考慮した活用が求められる。65歳以上にも，適切な

表11-19　ビタミンDの食事摂取基準（μg/日）*1

性　別	男　性		女　性	
年齢等	目安量	耐容上限量	目安量	耐容上限量
0～5　（月）	5.0	25	5.0	25
6～11（月）	5.0	25	5.0	25
1～2　（歳）	3.0	20	3.5	20
3～5　（歳）	3.5	30	4.0	30
6～7　（歳）	4.5	30	5.0	30
8～9　（歳）	5.0	40	6.0	40
10～11（歳）	6.5	60	8.0	60
12～14（歳）	8.0	80	9.5	80
15～17（歳）	9.0	90	8.5	90
18～29（歳）	8.5	100	8.5	100
30～49（歳）	8.5	100	8.5	100
50～64（歳）	8.5	100	8.5	100
65～74（歳）	8.5	100	8.5	100
75以上（歳）	8.5	100	8.5	100
妊　婦			8.5	―
授乳婦			8.5	―

(注)　*1　日照により皮膚でビタミンDが産生されることを踏まえ，フレイル予防を図る者はもとより，全年齢区分を通じて，日常生活において可能な範囲内での適度な日光浴を心掛けるとともに，ビタミンDの摂取については，日照時間を考慮に入れることが重要である。

日照曝露を受けることを推奨し，18～64歳に対して算定した目安量を適用した。

　小児では，成人で得られた目安量を基に成長因子を考慮し，体重比の0.75乗を用いて体表面積を推定する方法により外挿して求めた。

・乳児（目安量）

　乳児におけるD欠乏によるくる病防止の観点から設定した。母乳に由来するビタミンD摂取量を2.38μg/日と見積もり，適度な日照を受ける環境にある6～11か月児の目安量を5μg/日とした。日照を受ける機会が少なくても同じ値とした。

・妊婦・授乳婦（目安量）

　適当量の日照を受けることを推奨し，非妊娠時と同じ8.5μgを妊婦の目安量とした。授乳婦においても，母乳への分泌量に基づいての策定は困難と考え，非授乳時の18歳以上の目安量と同じ8.5μg/日とした。

2)　過剰摂取の回避

・成人・高齢者・小児・乳児（耐容上限量）

　成人および高齢者においては，250μg/日未満での高カルシウム血症の報告はみられないため，これを健康障害非発現量とし，耐容上限量を100μg/日とした。

　乳児では，アメリカ・カナダの食事摂取基準にならい25μg/日を乳児の耐容上限量とした。小児では，18～29歳の値（100μg/日）と乳児の値（25μg/日）の間を，参照体重を用いて体重比から外挿した。

・妊婦・授乳婦（耐容上限量）

　妊婦・授乳婦に高カルシウム血症発症リスクが高いという報告がないことから，成人（妊婦・授乳婦除く）と同じ100μg/日を耐容上限量とした。

3)　フレイル予防

フレイル予防に当たっては，日常生活において可能な範囲内での適度な日照により皮膚でビタミンDが産生されることを心がけるとともに，ビタミンDの摂取については，日照時間を考慮に入れることが重要である。

表11-20　ビタミンEの食事摂取基準（mg/日）*¹

性　別	男　性		女　性	
年齢等	目安量	耐容上限量	目安量	耐容上限量
0～5（月）	3.0	―	3.0	―
6～11（月）	4.0	―	4.0	―
1～2（歳）	3.0	150	3.0	150
3～5（歳）	4.0	200	4.0	200
6～7（歳）	5.0	300	5.0	300
8～9（歳）	5.0	350	5.0	350
10～11（歳）	5.5	450	5.5	450
12～14（歳）	6.5	650	6.0	600
15～17（歳）	7.0	750	5.5	650
18～29（歳）	6.0	850	5.0	650
30～49（歳）	6.0	900	5.5	700
50～64（歳）	7.0	850	6.0	700
65～74（歳）	7.0	850	6.5	650
75以上（歳）	6.5	750	6.5	650
妊　婦			6.5	―
授乳婦			7.0	―

（注）　＊1　α-トコフェロールについて算定した。α-トコフェロール以外のビタミンEは含んでいない。

表11-21　ビタミンKの食事摂取
基準（μg/日）

性　別	男　性	女　性
年齢等	目安量	目安量
0～5（月）	4	4
6～11（月）	7	7
1～2（歳）	50	60
3～5（歳）	60	70
6～7（歳）	80	90
8～9（歳）	90	110
10～11（歳）	110	140
12～14（歳）	140	170
15～17（歳）	160	150
18～29（歳）	150	150
30～49（歳）	150	150
50～64（歳）	150	150
65～74（歳）	150	150
75以上（歳）	150	150
妊　婦		150
授乳婦		150

（3）　ビタミンE

α-トコフェロールのみを指標にビタミンEの食事摂取基準を策定した。

1）　欠乏の回避

・成人・高齢者・小児（目安量）

国民健康・栄養調査における性別及び年齢区分ごとの摂取量の中央値を加重平均した値を丸め目安量とした。高齢者でも，同様に摂取量の中央値を目安量とした。小児においても，摂取量の中央値を基に目安量を設定した。ただし11歳以下においては，男女の平均値を目安量に用いた。

・乳児（目安量）

日本人の母乳中のα-トコフェロール量の平均値（約3.5～4.0mg/L）に基準哺乳量を乗じ，丸め処理を行って3.0mg/日を0～5か月児の目安量とした。6～11か月児については，体重比の0.75乗を用いて体表面積を推定する方法で外挿すると，男児が3.85mg/日，女児が3.80mg/日となるため，4.0mg/日を目安量とした。

・妊婦・授乳婦（目安量）

妊婦については，国民健康・栄養調査の摂取量の中央値（6.4mg/日）を参考にし，6.5mg/日を目安量とした。授乳婦については，児の発育に問題ないと想定される中央値（6.6mg/日）を参考にし，7.0mg/日を目安量とした。

2）　過剰摂取の回避

・成人・高齢者・小児・乳児（耐容上限量）

介入試験の結果から，健康障害非発現量は800mg/日と考えられる。不確実性因子を1として，小児を含め，800mg/日と参照体重を用いて耐容上限量を算出した。

乳児については，母乳や離乳食では過剰摂取にはならないため，耐容上限量を設定しなかった。

（4）　ビタミンK

1）　欠乏の回避

正常な血液凝固能を維持するのに必要な摂取量を基準とし

て目安量を設定した。

・成人・高齢者・小児（目安量）

　現在の食事摂取においてビタミンKの栄養はほぼ充足していると考えられる。納豆非摂取者のビタミンK摂取量（154.1±87.8μg/日）においても明らかな健康障害は認められていないことから，150μg/日を目安量とした。高齢者においても50〜64歳と同じ値とした。また，小児では，成人で得られた目安量を基に成長因子を考慮し，体重比の0.75乗を用いて体表面積を推定する方法により外挿した。

・乳児（目安量）

　新生児メレナ（消化管出血）や時発性乳児ビタミンK欠乏症（頭蓋内出血）の対応のための出生直後のビタミンK経口投与が行われていることを前提として，0〜5か月児では，母乳中のビタミンK濃度（5.17μg/L）に基準哺乳量（0.78L/日）を乗じて，目安量を4μg/日とした。6〜11か月児では，母乳以外の食事からの摂取量も考慮して目安量を7μg/日とした。

・妊婦・授乳婦（目安量）

　ビタミンKは胎盤を通過しにくく，妊婦と非妊婦でビタミンKの必要量に本質的に差異はないことから，妊婦の目安量は非妊娠時の目安量と同様に150μg/日とした。

　授乳婦においては，非授乳時の目安量と同様に150μg/日とした。

２）　過剰摂取の回避

メナキノン-4が骨粗鬆症治療薬として45mg/日の用量で処方されており，これまでに安全性に問題はないため，ビタミンKの耐容上限量は設定しなかった。

2.10　水溶性ビタミン

（1）　ビタミンB_1

ビタミンB_1は，摂取量が飽和量を満たすまではほとんど尿中に排泄されず，飽和量を超えると，急激に尿中排泄量が増大することから，この変曲点（＝飽和量）を必要量とした。また，ビタミンB_1の必要量はエネルギー消費量当たりで算定した。

１）　欠乏の回避

・成人・小児・高齢者（推定平均必要量，推奨量）

　ビタミンB_1の変曲点は，チアミン塩酸塩量として0.45mg/1,000kcalであった。この値を1〜64歳の推定平均必要量を算定するための参照値とし，対象年齢区分の推定エネルギー必要量を乗じて推定平均必要量を算定した。推奨量は，推定平均必要量に1.2を乗じた値とした。高齢者については，成人と同様に算定した。

・妊婦の付加量（推定平均必要量，推奨量）

　妊娠によるエネルギー付加量（身体活動レベルⅡの初期の＋50kcal/日，中期の＋250kcal/日，後期の＋450kcal/日）に推定平均必要量算定の参照値0.45mg/1,000kcalを乗じると，初期は0.023mg/日，中期は0.113mg/日，後期は0.203mg/日と算定さ

表11-22　ビタミンB_1の食事摂取基準（mg/日）[*1,2]

性　別	男　性			女　性		
年齢等	推定平均必要量	推奨量	目安量	推定平均必要量	推奨量	目安量
0〜5　（月）	—	—	0.1	—	—	0.1
6〜11（月）	—	—	0.2	—	—	0.2
1〜2　（歳）	0.4	0.5	—	0.4	0.5	—
3〜5　（歳）	0.6	0.7	—	0.6	0.7	—
6〜7　（歳）	0.7	0.8	—	0.7	0.8	—
8〜9　（歳）	0.8	1.0	—	0.8	0.9	—
10〜11（歳）	1.0	1.2	—	0.9	1.1	—
12〜14（歳）	1.2	1.4	—	1.1	1.3	—
15〜17（歳）	1.3	1.5	—	1.0	1.2	—
18〜29（歳）	1.2	1.4	—	0.9	1.1	—
30〜49（歳）	1.2	1.4	—	0.9	1.1	—
50〜64（歳）	1.1	1.3	—	0.9	1.1	—
65〜74（歳）	1.1	1.3	—	0.9	1.1	—
75以上（歳）	1.0	1.2	—	0.8	0.9	—
妊　婦（付加量）				+0.2	+0.2	
授乳婦（付加量）				+0.2	+0.2	—

(注)　＊1　チアミン塩化物塩酸塩（分子量＝337.3）の重量として示した。
　　　＊2　身体活動レベルⅡの推定エネルギー必要量を用いて算定した。
　　　　　　特記事項：推定平均必要量は，ビタミンB_1の欠乏症である脚気を予防するに足る最小必要量からではなく，尿中にビタミンB_1の排泄量が増大し始める摂取量（体内飽和量）から算定。

れる。妊娠期は特に代謝が亢進されるため，妊娠後期で算定された値を丸めた0.2mg/日を，全妊娠期を通じた推定平均必要量の付加量とした。推奨量の付加量は，付加量に推奨量算定係数1.2を乗じて得た値（0.244mg/日）を，丸め処理を行って0.2mg/日とした。

・授乳婦の付加量（推定平均必要量，推奨量）

　授乳婦の推定平均必要量の付加量は，母乳中のビタミンB_1濃度（0.13mg/L）に泌乳量を乗じ，相対生体利用率60％から算出し，丸め処理を行って0.2mg/日とした。推奨量の付加量は，付加量（0.169mg/日）に1.2を乗じて0.2mg/日とした。

・乳児（目安量）

　0〜5か月の乳児の目安量は，母乳中のビタミンB_1濃度（0.13mg/L）に基準哺乳量を乗じ，丸め処理をして0.1mg/日とした。6〜11か月児の目安量は，0〜5か月児と18〜29歳の推定平均必要量をもとに丸め処理をして0.2mg/日とした。

表11-23　ビタミンB_2の食事摂取基準（mg/日）[*1]

性　別	男　性			女　性		
年齢等	推定平均 必要量	推奨量	目安量	推定平均 必要量	推奨量	目安量
0〜5（月）	―	―	0.3	―	―	0.3
6〜11（月）	―	―	0.4	―	―	0.4
1〜2（歳）	0.5	0.6	―	0.5	0.5	―
3〜5（歳）	0.7	0.8	―	0.6	0.8	―
6〜7（歳）	0.8	0.9	―	0.7	0.9	―
8〜9（歳）	0.9	1.1	―	0.9	1.0	―
10〜11（歳）	1.1	1.4	―	1.0	1.3	―
12〜14（歳）	1.3	1.6	―	1.2	1.4	―
15〜17（歳）	1.4	1.7	―	1.2	1.4	―
18〜29（歳）	1.3	1.6	―	1.0	1.2	―
30〜49（歳）	1.3	1.6	―	1.0	1.2	―
50〜64（歳）	1.2	1.5	―	1.0	1.2	―
65〜74（歳）	1.2	1.5	―	1.0	1.2	―
75以上（歳）	1.1	1.3	―	0.9	1.0	―
妊　婦（付加量）				+0.2	+0.3	―
授乳婦（付加量）				+0.5	+0.6	―

（注）　＊1　身体活動レベルⅡの推定エネルギー必要量を用いて算定した。
　　　　　特記事項：推定平均必要量は，ビタミンB_2の欠乏症である口唇炎，口角炎，舌炎
　　　　　などの皮膚炎を予防するに足る最小必要量からではなく，尿中にビタ
　　　　　ミンB_2の排泄量が増大し始める摂取量（体内飽和量）から算定。

（2）ビタミンB_2

　ビタミンB_2の必要量は，ビタミンB_1と同様に変曲点（＝飽和量）を必要量と考え
た。また，ビタミンB_2の必要量はエネルギー消費量当たりで算定した。

1）　欠乏の回避

・成人・小児・高齢者（推定平均必要量，推奨量）

　1〜64歳の推定平均必要量を算定するための参照値を0.50mg/1,000kcalとし，
対象年齢区分の推定エネルギー必要量を乗じて推定平均必要量を算定した。推奨量
は，推定平均必要量に1.2を乗じた値とした。高齢者においても同様に算定した。

・妊婦の付加量（推定平均必要量，推奨量）

　妊娠中のエネルギー付加量に必要量算定の参照値を乗じると，初期は0.03mg/
日，中期は0.13mg/日，後期は0.23mg/日となる。妊娠後期の値を妊娠全期を通じ
た必要量として付加量を0.2mg/日とし，推奨量は1.2を乗じ0.3mg/日とした。

・授乳婦の付加量（推定平均必要量，推奨量）

　授乳婦の推定平均必要量の付加量は，母乳中のビタミンB_2濃度（0.40mg/L），泌
乳量，相対生体利用率（60%）用いて算出し，丸め処理をして0.5mg/日とした。推
奨量は，推定平均必要量の付加量に1.2を乗じ，丸め処理した0.6mg/日とした。

表11-24　ナイアシンの食事摂取基準（**mgNE/日**）[*1,2]

性　　別	男　　性				女　　性			
年齢等	推定平均 必要量	推奨量	目安量	耐容 上限量[*3]	推定平均 必要量	推奨量	目安量	耐容 上限量[*3]
0〜5（月）[*4]	—	—	2	—	—	—	2	—
6〜11（月）	—	—	3	—	—	—	3	—
1〜2（歳）	5	6	—	60（15）	4	5	—	60（15）
3〜5（歳）	6	8	—	80（20）	6	7	—	80（20）
6〜7（歳）	7	9	—	100（30）	7	8	—	100（30）
8〜9（歳）	9	11	—	150（35）	8	10	—	150（35）
10〜11（歳）	11	13	—	200（45）	10	10	—	150（45）
12〜14（歳）	12	15	—	250（60）	12	14	—	250（60）
15〜17（歳）	14	17	—	300（70）	11	13	—	250（65）
18〜29（歳）	13	15	—	300（80）	9	11	—	250（65）
30〜49（歳）	13	15	—	350（85）	10	12	—	250（65）
50〜64（歳）	12	14	—	350（85）	9	11	—	250（65）
65〜74（歳）	12	14	—	300（80）	9	11	—	250（65）
75以上（歳）	11	13	—	300（75）	9	10	—	250（60）
妊　婦（付加量）					＋0	＋0	—	—
授乳婦（付加量）					＋3	＋3	—	—

㊟　＊1　ナイアシン当量（NE）＝ナイアシン＋1/60トリプトファンで示した。
　　＊2　身体活動レベルⅡの推定エネルギー必要量を用いて算定した。
　　＊3　ニコチンアミドの重量（mg/日），（　）内はニコチン酸の重量（mg/日）。
　　＊4　単位は mg/日。

・乳児（目安量）

　0〜5か月の乳児の目安量は，母乳中のビタミンB₂濃度（0.40mg/L）に基準哺乳量を乗じ，丸め処理をして，0.3mg/日とした。6〜11か月児の目安量は，0〜5か月児の目安量及び18〜29歳の推定平均必要量のそれぞれから算出し，さらに，これらの値を平均し，丸め処理をして，0.4mg/日を男女共通の目安量とした。

（3）　ナイアシン

ナイアシン当量（niacin equivalent：NE）という単位で設定した。

ナイアシン当量（mgNE）＝ナイアシン（mg）＋1/60トリプトファン（mg）

ナイアシンの必要量は，エネルギー摂取量当たりで算定した。

1）　欠乏の回避
・成人・高齢者・小児（推定平均必要量，推奨量）

　ナイアシン欠乏症のペラグラの発症を予防できる最小摂取量から，推定平均必要量を求めた。欠乏とならない最小ナイアシン摂取量は，4.8mgNE/1,000kcal であり，この値を18〜64歳の推定平均必要量算定の参照値とし，対象年齢区分の推定エ

ネルギー必要量を乗じて推定平均必要量を算定した。推奨量は，推定平均必要量に1.2を乗じた値とした。65歳以上の高齢者および1歳以上の小児についても，成人と同様に算定した。

・妊婦の付加量（推定平均必要量，推奨量）

妊婦では，トリプトファンからニコチンアミドへの転換率が非妊娠時に比べて増大するため，エネルギー要求量の増大に伴う必要量の増大をまかなっており，付加量は設定しなかった。

・授乳婦の付加量（推定平均必要量，推奨量）

トリプトファンからの転換率は，出産後速やかに非妊娠時の値に戻る。乳婦の推定平均必要量の付加量は，母乳中のナイアシン濃度（2.0mg/L）に泌乳量を乗じ，相対生体利用率60%を考慮して算出すると2.6mg/日となり丸め処理を行って3mg/日とした。推奨量の付加量は，1.2を乗じ丸め処理を行って3mg/日とした。

・乳児（目安量）

0～5か月児の目安量は，母乳中のニコチンアミド濃度（2.0mg/L）に基準哺乳量を乗じた1.56mg/日を丸め処理を行い2mg/日とした。なお，この時期にはトリプトファンからニコチンアミドは供給されないため，摂取単位はmg/日とした。

6～11か月児の目安量は，0～5か月児の目安量及び18～29歳の推定平均必要量それぞれから算出した。丸め処理を行って3mg/日を男女共通の目安量とした。

2）　過剰摂取の回避

・成人・高齢者・小児（耐容上限量）

健康障害非発現量は成人における大量摂取データを基にニコチンアミドで25mg/kg体重，ニコチン酸で6.25mg/kg体重とした。不確実性因子を5として，成人のニコチンアミドの耐容上限量算定の参照値を5mg/kg体重/日，ニコチン酸の耐容上限量算定の参照値を1.25mg/kg体重/日とした。

（4）　ビタミンB_6

1）　欠乏の回避

ビタミンB_6の必要量はたんぱく質摂取量当たりで算定した。

・成人・小児・高齢者（推定平均必要量，推奨量）

欠乏に起因する障害がおきない血漿ピリドキサールリン酸濃度を30nmol/Lを維持できるビタミンB_6量はピリドキシンとして0.014mg/gたんぱく質である。食事性ビタミンB_6量に換算するために，相対生体利用率73%で除した0.019mg/gたんぱく質を1～64歳の推定平均必要量算定の参照値とし，推定平均必要量を算定した。推奨量は，推定平均必要量に1.2を乗じた値とした。65歳以上についても同様に算定した。

・妊婦の付加量（推定平均必要量，推奨量）

付加量は，胎盤や胎児に必要な体たんぱく質の蓄積を考慮して設定した。すなわ

表11-25　ビタミン B₆ の食事摂取基準（mg/日）*¹

性　別	男　性				女　性			
年齢等	推定平均必要量	推奨量	目安量	耐容上限量*²	推定平均必要量	推奨量	目安量	耐容上限量*²
0〜5 （月）	—	—	0.2	—	—	—	0.2	—
6〜11 （月）	—	—	0.3	—	—	—	0.3	—
1〜2 （歳）	0.4	0.5	—	10	0.4	0.5	—	10
3〜5 （歳）	0.5	0.6	—	15	0.5	0.6	—	15
6〜7 （歳）	0.7	0.8	—	20	0.6	0.7	—	20
8〜9 （歳）	0.8	0.9	—	25	0.8	0.9	—	25
10〜11 （歳）	1.0	1.1	—	30	1.0	1.1	—	30
12〜14 （歳）	1.2	1.4	—	40	1.0	1.3	—	40
15〜17 （歳）	1.2	1.5	—	50	1.0	1.3	—	45
18〜29 （歳）	1.1	1.4	—	55	1.0	1.1	—	45
30〜49 （歳）	1.1	1.4	—	60	1.0	1.1	—	45
50〜64 （歳）	1.1	1.4	—	55	1.0	1.1	—	45
65〜74 （歳）	1.1	1.4	—	50	1.0	1.1	—	40
75以上 （歳）	1.1	1.4	—	50	1.0	1.1	—	40
妊　婦（付加量）					+0.2	+0.2	—	—
授乳婦（付加量）					+0.3	+0.3	—	—

(注)　＊1　たんぱく質の推奨量を用いて算定した（妊婦・授乳婦の付加量は除く）。
　　　＊2　ピリドキシン（分子量＝169.2）の重量として示した。

ち，成人（非妊娠時）でのピリドキシンの推定平均必要量算定の参照値（0.014mg/g たんぱく質）と妊娠期のたんぱく質の蓄積量を基に算定し，これに相対生体利用効率を考慮した値とした。妊娠期は代謝が亢進される時期であり，妊娠後期で算定された値を，妊娠全期を通じた必要量とした。妊婦における推定平均必要量の付加量は，妊娠後期のたんぱく質要求量の増大から算定された0.156mg/日を丸め処理した0.2mg/日とした。推奨量の付加量は，1.2を乗じ丸めた0.2mg/日とした。

・授乳婦の付加量（推定平均必要量，推奨量）

授乳婦の推定平均必要量の付加量は，母乳中のビタミン B₆ 濃度（0.25mg/L）に泌乳量を乗じ，相対生体利用率（73%）を考慮して算出された値（0.267mg/日）を丸め処理して0.3mg/日とした。推奨量の付加量は，1.2を乗じ0.3mg/日とした

・乳児（目安量）

0〜5か月の乳児の目安量は，母乳中の濃度（0.25mg/L）に基準哺乳量を乗じ，丸め処理をして，0.2mg/日とした。6〜11か月児の目安量は，0〜5か月児の目安量，及び18〜29歳の推定平均必要量の外挿値より得られた値の平均値とした。

2）　過剰摂取の回避

大量摂取により感覚神経障害が生じるため，1歳以上に耐容上限量を設定した。

（5）　ビタミン B_{12}

1）　欠乏の回避

・成人・高齢者・小児（推定平均必要量，推奨量）

　悪性貧血患者を正常に保つために必要な平均的な投与量は$1.5\mu g$/日程度である。この量には，悪性貧血患者がビタミンB_{12}を再吸収できないための損失量$0.5\mu g$/日が含まれている。したがって，健康な成人における必要量は$1.0\mu g$/日となる。吸収率は50%であるため推定平均必要量を$2.0\mu g$/日と算定した。推奨量は，1.2を乗じ，$2.4\mu g$/日とした。高齢者においても成人（18〜64歳）と同じ値とした。

　小児については，成人（18〜29歳）の値を基に，体重比の0.75乗を用いて推定した体表面積比と，成長因子を考慮して算定した。

・妊婦の付加量（推定平均必要量，推奨量）

　胎児は平均$0.1〜0.2\mu g$/日のビタミンB_{12}を蓄積する。そこで，妊婦に対する付加量として，中間値の$0.15\mu g$/日を採用し，吸収率（50%）を考慮して，$0.3\mu g$/日を推定平均必要量の付加量とした。推奨量の付加量は，1.2を乗じ$0.4\mu g$/日とした。

・授乳婦の付加量（推定平均必要量，推奨量）

　授乳婦の推定平均必要量の付加量は，母乳中の濃度（$0.45\mu g$/L）に泌乳量を乗

表11-26　ビタミンB_{12}の食事摂取基準（μg/日）[*1]

性　別	男　性			女　性		
年齢等	推定平均必要量	推奨量	目安量	推定平均必要量	推奨量	目安量
0〜5　（月）	—	—	0.4	—	—	0.4
6〜11（月）	—	—	0.5	—	—	0.5
1〜2　（歳）	0.8	0.9	—	0.8	0.9	—
3〜5　（歳）	0.9	1.1	—	0.9	1.1	—
6〜7　（歳）	1.1	1.3	—	1.1	1.3	—
8〜9　（歳）	1.3	1.6	—	1.3	1.6	—
10〜11（歳）	1.6	1.9	—	1.6	1.9	—
12〜14（歳）	2.0	2.4	—	2.0	2.4	—
15〜17（歳）	2.0	2.4	—	2.0	2.4	—
18〜29（歳）	2.0	2.4	—	2.0	2.4	—
30〜49（歳）	2.0	2.4	—	2.0	2.4	—
50〜64（歳）	2.0	2.4	—	2.0	2.4	—
65〜74（歳）	2.0	2.4	—	2.0	2.4	—
75以上（歳）	2.0	2.4	—	2.0	2.4	—
妊　婦（付加量）				+0.3	+0.4	—
授乳婦（付加量）				+0.7	+0.8	—

（注）　＊1　シアノコバラミン（分子量＝1,355.37）の重量として示した。

じ，吸収率（50％）を考慮して算出すると0.702μg/日となり，丸め処理を行って0.7μg/日とした。推奨量の付加量は，1.2を乗じ，丸め処理を行って0.8μg/日とした。

・乳児（目安量）

　0〜5か月の乳児の目安量は，母乳中の濃度（0.451μg/L）に基準哺乳量を乗じた0.35μg/日を，丸め処理をして0.4μg/日とした。6〜11か月児の目安量は，0〜5か月児の目安量及び18〜29歳の推定平均必要量の平均値とし，丸め処理をした0.5μg/日を男女共通の目安量とした。

2） 過剰摂取の回避

過剰摂取が健康障害を示す科学的根拠がないため，耐容上限量は設定しなかった。

（6） 葉　　酸

1） 欠乏の回避

・成人・高齢者・小児（推定平均必要量，推奨量）

　推定平均必要量は，巨赤芽球性貧血を予防するための最小摂取量200μg/日とし

表11-27　葉酸の食事摂取基準（μg/日）*1

性　別	男　性				女　性			
年齢等	推定平均必要量	推奨量	目安量	耐容上限量*2	推定平均必要量	推奨量	目安量	耐容上限量*2
0〜5 （月）	—	—	40	—	—	—	40	—
6〜11 （月）	—	—	60	—	—	—	60	—
1〜2 （歳）	80	90	—	200	90	90	—	200
3〜5 （歳）	90	110	—	300	90	110	—	300
6〜7 （歳）	110	140	—	400	110	140	—	400
8〜9 （歳）	130	160	—	500	130	160	—	500
10〜11 （歳）	160	190	—	700	160	190	—	700
12〜14 （歳）	200	240	—	900	200	240	—	900
15〜17 （歳）	220	240	—	900	200	240	—	900
18〜29 （歳）	200	240	—	900	200	240	—	900
30〜49 （歳）	200	240	—	1,000	200	240	—	1,000
50〜64 （歳）	200	240	—	1,000	200	240	—	1,000
65〜74 （歳）	200	240	—	900	200	240	—	900
75以上 （歳）	200	240	—	900	200	240	—	900
妊婦（付加量）*3,4					+200	+240	—	—
授乳婦（付加量）					+80	+100	—	—

(注)　*1　プテロイルモノグルタミン酸（分子量＝441.40）の重量として示した。
　　　*2　通常の食品以外の食品に含まれる葉酸（狭義の葉酸）に適用する。
　　　*3　妊娠を計画している女性，妊娠の可能性がある女性及び妊娠初期の妊婦は，胎児の神経管閉鎖障害のリスク低減のために，通常の食品以外の食品に含まれる葉酸（狭義の葉酸）を400μg/日摂取することが望まれる。
　　　*4　付加量は，中期及び後期にのみ設定した。

た。推奨量は，1.2を乗じた240μg/日とした。高齢者においても同じ値とした。小児については，参照体重と成長因子等を用いて算定した。

・妊婦の付加量（推定平均必要量，推奨量）

妊婦の赤血球中葉酸濃度を適正量に維持することができる100μg/日を推定平均必要量をとし，相対生体利用率（50%）から，200μg/日を妊婦（中期及び後期）の推定平均必要量の付加量とした。推奨量は1.2を乗じて，240μg/日とした。

・授乳婦の付加量（推定平均必要量，推奨量）

授乳婦の推定平均必要量の付加量は，母乳中の葉酸濃度（54μg/L）に泌乳量を乗じ，相対生体利用率（50%）を考慮して算定した84μg/日となり，丸め処理を行って80μg/日とした。推奨量の付加量は1.2を乗じ丸めて100μg/日とした。

・乳児（目安量）

0〜5か月の乳児の目安量は，母乳中の葉酸濃度（54μg/L）に基準哺乳量（0.78L/日）を乗じると42μg/日となるため，丸め処理をして40μg/日とした。6〜11か月児の目安量は，60μg/日を男女共通の目安量とした。

2）　過剰摂取の回避

・成人・高齢者・小児（耐容上限量）

アメリカ・カナダの食事摂取基準のデータから，最低健康障害発現量を5mg/日とし，耐容上限量算定の参照値を18μg/kg体重/日とした。

表11-28　パントテン酸およびビオチンの食事摂取基準

性　別	パントテン酸 （mg/日）		ビオチン （μg/日）	
	男　性	女　性	男　性	女　性
年齢等	目安量	目安量	目安量	目安量
0〜5　（月）	4	4	4	4
6〜11（月）	5	5	5	5
1〜2　（歳）	3	4	20	20
3〜5　（歳）	4	4	20	20
6〜7　（歳）	5	5	30	30
8〜9　（歳）	6	5	30	30
10〜11（歳）	6	6	40	40
12〜14（歳）	7	6	50	50
15〜17（歳）	7	6	50	50
18〜29（歳）	5	5	50	50
30〜49（歳）	5	5	50	50
50〜64（歳）	6	5	50	50
65〜74（歳）	6	5	50	50
75以上（歳）	6	5	50	50
妊　婦	/	5	/	50
授乳婦	/	6	/	50

3）　神経管閉鎖障害発症の予防

受胎前後の葉酸投与が，神経管閉鎖障害のリスク低減に有効であることが数多くの研究で明らかにされている。報告等から神経管閉鎖障害発症の予防のために摂取すべき葉酸の量を，プテロイルモノグルタミン酸として，400μg/日とした。しかし，多くの場合，妊娠を知るのは，神経管の形成に重要な時期（受胎後およそ28日間）よりも遅い。したがって，妊娠初期だけでなく，妊娠を計画している女性，妊娠の可能性がある女性は上記の値を摂取することが神経管閉鎖障害発症の予防に重要である。

（7）　パントテン酸

1）　欠乏の回避

・成人・高齢者・乳児・小児（目安量）

成人（18〜64歳）の摂取量の中央値は，4〜6mg/日であり，この値を目安量とした。65歳以上，および小児においても同様とした。乳児

においては日本人の母乳中のパントテン酸の濃度（5.0mg/L）に基準哺乳量を乗じ，丸め処理をして，4mg/日を目安量とした。6～11か月児の目安量は，0～5か月児の目安量から外挿した。

・妊婦・授乳婦（目安量）

　妊婦および授乳婦の摂取量は，文献の中央値を丸めて目安量とした。

２）　過剰摂取の回避

耐容上限量を設定できるだけの十分な報告がないため，策定しなかった。

（8）　ビオチン

推定平均必要量を設定できないことから，摂取量の値を用いて，目安量を策定した。

１）　欠乏の回避

・成人・高齢者・乳児・小児（目安量）

　トータルダイエット法による値を採用し，成人（18～64歳）の目安量を50μg/日とした。高齢者においても成人と同じ値とした。

　0～5か月の乳児の目安量は，母乳中のビオチン濃度（5μg/L）に基準哺乳量を乗じ，丸め処理を行って4μg/日とした。6～11か月児の目安量は，0～5か月児の目安量から外挿した。小児については，成人（18～29歳）の目安量の50μg/日を基に算出した。

・妊婦・授乳婦（目安量）

　妊婦においては，非妊娠時の目安量を適用することとした。授乳婦においては非授乳時の目安量を適用することとした。

２）　過剰摂取の回避

十分な報告がないため，耐容上限量は設定しなかった。

（9）　ビタミンC

１）　欠乏の回避

・成人・高齢者・小児（推定平均必要量，推奨量）

　心臓血管系の疾病予防効果及び有効な抗酸化作用が期待できるのは，摂取量は83.4mg/日であり，丸め処理を行って85mg/日を推定平均必要量とした。推奨量は，100mg/日とした。高齢者においても成人と同じ量とした。小児においても成人（18～29歳）の値を基にそれぞれの推定平均必要量及び推奨量とした。

・妊婦の付加量・授乳婦の付加量（推定平均必要量，推奨量）

　7mg/日程度のビタミンCの付加で新生児の壊血病を防ぐことができたということから，妊婦の推定平均必要量の付加量は10mg/日とした。この値に1.2を乗じ丸め処理を行なって推奨量の付加量も10mg/日とした。

　授乳婦の推定平均必要量の付加量は，母乳中のビタミンC濃度（50mg/L）に哺

乳量を乗じ，相対生体利用率（100%）を考慮して算定し丸め処理を行って40mg/日とした。推奨量の付加量は1.2を乗じ，丸め処理を行って45mg/日とした。

・乳児（目安量）

　0〜5か月児は，母乳中のビタミンC濃度（50mg/L）に基準哺乳量を乗じ，丸め処理を行って40mg/日とした。6〜11か月児は，0〜5か月児の目安量及び18〜29歳の推定平均必要量をもとに目安量を求めた。

2）　過剰摂取の回避

ビタミンCは広い摂取範囲で安全と考えられており，耐容上限量は設定しなかった。しかし，いわゆるサプリメント類から1g/日以上の量を摂取することは推奨できない。また，慢性腎疾患患者では，ビタミンCの過剰の補給は，尿路結石や高尿酸血症を来すので避けるべきである。

表11-29　ビタミンCの食事摂取基準（mg/日）[*1]

性　別	男　性			女　性		
年齢等	推定平均必要量	推奨量	目安量	推定平均必要量	推奨量	目安量
0〜5　（月）	—	—	40	—	—	40
6〜11（月）	—	—	40	—	—	40
1〜2　（歳）	35	40	—	35	40	—
3〜5　（歳）	40	50	—	40	50	—
6〜7　（歳）	50	60	—	50	60	—
8〜9　（歳）	60	70	—	60	70	—
10〜11（歳）	70	85	—	70	85	—
12〜14（歳）	85	100	—	85	100	—
15〜17（歳）	85	100	—	85	100	—
18〜29（歳）	85	100	—	85	100	—
30〜49（歳）	85	100	—	85	100	—
50〜64（歳）	85	100	—	85	100	—
65〜74（歳）	80	100	—	80	100	—
75以上（歳）	80	100	—	80	100	—
妊　婦（付加量）				+10	+10	—
授乳婦（付加量）				+40	+45	—

　（注）　＊1　L−アスコルビン酸（分子量=176.12）の重量で示した。
　　　　　特記事項：推定平均必要量は，ビタミンCの欠乏症である壊血病を予防するに足る最小量からではなく，心臓血管系の疾病予防効果及び抗酸化作用の観点から算定。

2.12　多量ミネラル

（1）　ナトリウム

1）　欠乏の回避

ナトリウムについては，日本人の食事摂取基準（2015年版）と同様に，不可避損失

量を補うという観点から推定平均必要量を設定したが，推奨量は算定しなかった。

・成人・高齢者（推定平均必要量，推奨量）

　成人のナトリウム不可避損失量の合計は，1.173mg/kg体重/日とされており，600mg/日（食塩相当量1.5g/日）を成人における男女共通の推定平均必要量とした。

・妊婦・授乳婦の付加量（推定平均必要量，推奨量）

　妊娠による，母体の組織増加，胎児，胎盤を維持するために必要なナトリウム量は約21.85gと推定される。この増加は9か月の間に起こるので，ナトリウム付加量は0.08g/日（食塩相当量0.2g/日）に相当する。この量は通常の食事で十分補えるので，妊婦にナトリウムを付加する必要はない。

　母乳中にはナトリウム105mg/日（食塩相当量0.27g/日）が含まれる。通常の食事で十分補えるので，授乳婦についても特にナトリウムを付加する必要はない。

・乳児（目安量）

　0〜5か月児においては，1日当たりのナトリウム摂取量は105mg/日（食塩相当量0.27g/日）となるため，目安量を100mg/日（食塩相当量0.3g/日）とした。

　6〜11か月児においては，母乳および離乳食の1日当たりのナトリウム摂取量の合計から，目安量を600mg/日（食塩相当量1.5g/日）とした。

表11-30　ナトリウムの食事摂取基準（mg/日，（　）は食塩相当量［g/日]）*1

性　別	男　性			女　性		
年齢等	推定平均必要量	目安量	目標量	推定平均必要量	目安量	目標量
0〜5（月）	—	100(0.3)	—	—	100(0.3)	—
6〜11（月）	—	600(1.5)	—	—	600(1.5)	—
1〜2（歳）	—	—	(3.0未満)	—	—	(3.0未満)
3〜5（歳）	—	—	(3.5未満)	—	—	(3.5未満)
6〜7（歳）	—	—	(4.5未満)	—	—	(4.5未満)
8〜9（歳）	—	—	(5.0未満)	—	—	(5.0未満)
10〜11（歳）	—	—	(6.0未満)	—	—	(6.0未満)
12〜14（歳）	—	—	(7.0未満)	—	—	(6.5未満)
15〜17（歳）	—	—	(7.5未満)	—	—	(6.5未満)
18〜29（歳）	600(1.5)	—	(7.5未満)	600(1.5)	—	(6.5未満)
30〜49（歳）	600(1.5)	—	(7.5未満)	600(1.5)	—	(6.5未満)
50〜64（歳）	600(1.5)	—	(7.5未満)	600(1.5)	—	(6.5未満)
65〜74（歳）	600(1.5)	—	(7.5未満)	600(1.5)	—	(6.5未満)
75以上（歳）	600(1.5)	—	(7.5未満)	600(1.5)	—	(6.5未満)
妊　婦				600(1.5)	—	(6.5未満)
授乳婦				600(1.5)	—	(6.5未満)

（注）　*1　高血圧及び慢性腎臓病（CKD）の重症化予防のための食塩相当量の量は，男女とも6.0g/日未満とした。

2）　過剰摂取の回避，生活習慣病の発症予防

ナトリウムは，生活習慣病の発症予防および重症化予防が重要であり，耐容上限量は設定しなかった。高血圧の発症予防並びに治療において，食事を含めた生活習慣の改善を図るべきである。

・成人・高齢者（目標量）

WHOのガイドラインが成人に対して強く推奨しているのは食塩相当量として5 g/日未満であるが，実施可能性を考慮し，5 g/日と平成28年国民健康・栄養調査における摂取量の中央値との中間値をとり，この値未満を成人の目標量とした。

・小児（目標量）

WHOガイドラインの成人の値（5 g/日未満）を参照体重を用いて外挿して算定した値と，現在の摂取量の中央値（平成28年国民健康・栄養調査の結果）の中間値を小児の目標とした。

3）　生活習慣病の重症化予防

国内外のガイドラインを検討した結果，高血圧およびCKDの重症化予防を目的とした量は，食塩相当量6 g/日未満とする。

（2）　カリウム

カリウムの不可避損失量を補い平衡を維持するのに必要な値と，現在の摂取量から目安量を設定した。また，高血圧を中心とした生活習慣病の発症予防の観点から目標量を設定した。

1）　欠乏の回避

・成人・高齢者・小児（目安量）

国民健康・栄養調査の結果において，カリウム摂取量2,500mg/日は無理のない摂取量であり，これを根拠に，男性では目安量を2,500mg/日とした。女性は，男性とのエネルギー摂取量の違いを考慮して，2,000mg/日を目安量とした。

小児については，成人の値をもとに参照体重から目安量を算定した。

・乳児（目安量）

0～5か月児では，母乳からの摂取量を丸め処理して400mg/日とした。同様に6～11か月児では母乳と離乳食に由来する摂取量より700mg/日と算定した。

・妊婦（目安量）

妊娠期間中に胎児の組織を構築するために1日当たりの必要量は46mg/日となるが，妊娠可能な年齢における非妊娠時の目安量と同じ2,000mg/日とした。

・授乳婦（目安量）

国民健康・栄養調査の結果ではカリウム摂取量の中央値（2,124mg/日）はカリウム平衡を維持できる摂取量であるため，丸め処理をし2,200mg/日とした。

2）　過剰摂取の回避

サプリメントなどを使用しない限りは，過剰摂取になるリスクは低いと考えられ

表11-31　カリウムの食事摂取基準（mg/日）

性　別	男　性		女　性	
年齢等	目安量	目標量	目安量	目標量
0～5（月）	400	—	400	—
6～11（月）	700	—	700	—
1～2（歳）	900	—	900	—
3～5（歳）	1,000	1,400以上	1,000	1,400以上
6～7（歳）	1,300	1,800以上	1,200	1,800以上
8～9（歳）	1,500	2,000以上	1,500	2,000以上
10～11（歳）	1,800	2,200以上	1,800	2,000以上
12～14（歳）	2,300	2,400以上	1,900	2,400以上
15～17（歳）	2,700	3,000以上	2,000	2,600以上
18～29（歳）	2,500	3,000以上	2,000	2,600以上
30～49（歳）	2,500	3,000以上	2,000	2,600以上
50～64（歳）	2,500	3,000以上	2,000	2,600以上
65～74（歳）	2,500	3,000以上	2,000	2,600以上
75以上（歳）	2,500	3,000以上	2,000	2,600以上
妊　婦			2,000	2,600以上
授乳婦			2,200	2,600以上

る。このため，耐容上限量は設定しなかった。

3）　主な生活習慣病の発症予防

　コホート研究のメタ・アナリシスでは，カリウム摂取の増加は脳卒中のリスクを減らしたが，心血管疾患や冠動脈疾患のリスクには有意な影響はなかった。さらに，一般集団を対象とした疫学研究で，ナトリウム／カリウム摂取比が心血管病リスク増加や全死亡に重要であるという報告もあり，その摂取は食塩との関連で評価すべきであると考えられる。2012年に発表されたWHOのガイドラインでは，カリウム摂取量90mmol（3,510mg）/日以上を推奨している。これはWHOが行ったメタ・アナリシスにおいて，90～120mmol/日のカリウム摂取で収縮期血圧が7.16mmHg有意に低下したことを根拠としている。

・成人・高齢者・小児（目標量）

　国民健康・栄養調査の結果に基づく日本人の成人（18歳以上）におけるカリウム摂取量の中央値（2,168mg/日）と，WHOガイドライン（3,510mg/日）との中間値である2,839mg/日を，目標量を算出するための参照値とし目標量を算定した。小児についても，成人と同じ方法で目標量を算出した。

（3）　カルシウム

　要因加算法を採用し，骨量を維持するために必要な量として，推定平均必要量および推奨量を設定した。

表11-32　カルシウムの食事摂取基準（mg/日）

性　別	男　性				女　性			
年齢等	推定平均必要量	推奨量	目安量	耐容上限量	推定平均必要量	推奨量	目安量	耐容上限量
0〜5（月）	—	—	200	—	—	—	200	—
6〜11（月）	—	—	250	—	—	—	250	—
1〜2（歳）	350	450	—	—	350	400	—	—
3〜5（歳）	500	600	—	—	450	550	—	—
6〜7（歳）	500	600	—	—	450	550	—	—
8〜9（歳）	550	650	—	—	600	750	—	—
10〜11（歳）	600	700	—	—	600	750	—	—
12〜14（歳）	850	1,000	—	—	700	800	—	—
15〜17（歳）	650	800	—	—	550	650	—	—
18〜29（歳）	650	800	—	2,500	550	650	—	2,500
30〜49（歳）	600	750	—	2,500	550	650	—	2,500
50〜64（歳）	600	750	—	2,500	550	650	—	2,500
65〜74（歳）	600	750	—	2,500	550	650	—	2,500
75以上（歳）	600	700	—	2,500	500	600	—	2,500
妊　婦（付加量）					+0	+0	—	—
授乳婦（付加量）					+0	+0	—	—

1）　欠乏の回避

・成人・高齢者・小児（推定平均必要量，推奨量）

　1歳以上については要因加算法を用いて推定平均必要量および推奨量を設定した。体内カルシウム蓄積量，尿中排泄量，経皮的損失量と見かけのカルシウム吸収率を用いて推定平均必要量を算定した。推奨量は，推奨量算定係数1.2を乗じた値とした。

・妊婦の付加量・授乳婦の付加量（推定平均必要量，推奨量）

　新生児の身体には約28〜30gのカルシウムが含まれており，この大半は妊娠後期に母体から供給され，蓄積される。一方，妊娠中は母体の代謝動態が変化し，腸管からのカルシウム吸収率は著しく増加する。そのため，妊婦に対する付加量は設定しなかった。同様の理由で，授乳婦に対しても付加量は設定しなかった。

・乳児（目安量）

　乳児については，母乳から必要なカルシウム量を摂取できるとし，母乳中のカルシウム濃度および哺乳量から目安量を算出した。0〜5か月児については，200mg/日を目安量とした。6か月以降の乳児については，母乳由来の摂取量（131mg/日）と，離乳食由来の摂取量（128mg/日）足し合わせたカルシウム摂取量は261mg/日となり，丸め処理を行って250mg/日を目安量とした。

2）　過剰摂取の回避

・成人・高齢者（耐容上限量）

　日本人の食事摂取基準（2015年版）と同様，不確実性因子を1.2，最低健康障害発現量を3,000mg/日とし，耐容上限量は2,500mg/日とした。

（4）　マグネシウム

1）　欠乏の回避

・成人・高齢者・小児（推定平均必要量，推奨量）

　成人の出納試験をもとに推定平均必要量を4.5mg/kg体重/日とした。これに参照体重を乗じて推定平均必要量とし，推奨量は，推奨量算定係数1.2を乗じた値とした。

　小児に対しては，小児の出納試験をもとに推定平均必要量を5mg/kg体重/日とし，成人と同様の処理をして推奨量とした。

・妊婦の付加量（推定平均必要量，推奨量）

　妊婦に対する出納試験の結果によると，430mg/日の摂取で正の出納を示している。妊娠時の除脂肪体重増加量（平均7.5kg），除脂肪体重1kg当たりの含有量（470mg），見かけの吸収率（40%）から1日当たりの付加量は31.5mgとなり，丸め

表11-33　マグネシウムの食事摂取基準（mg/日）

性　別	男　性				女　性			
年齢等	推定平均必要量	推奨量	目安量	耐容上限量[*1]	推定平均必要量	推奨量	目安量	耐容上限量[*1]
0～5（月）	—	—	20	—	—	—	20	—
6～11（月）	—	—	60	—	—	—	60	—
1～2（歳）	60	70	—	—	60	70	—	—
3～5（歳）	80	100	—	—	80	100	—	—
6～7（歳）	110	130	—	—	110	130	—	—
8～9（歳）	140	170	—	—	140	160	—	—
10～11（歳）	180	210	—	—	180	220	—	—
12～14（歳）	250	290	—	—	240	290	—	—
15～17（歳）	300	360	—	—	260	310	—	—
18～29（歳）	280	340	—	—	230	270	—	—
30～49（歳）	310	370	—	—	240	290	—	—
50～64（歳）	310	370	—	—	240	290	—	—
65～74（歳）	290	350	—	—	230	280	—	—
75以上（歳）	270	320	—	—	220	260	—	—
妊　婦（付加量）					+30	+40	—	—
授乳婦（付加量）					+0	+0	—	—

（注）　*1　通常の食品以外からの摂取量の耐容上限量は，成人の場合350mg/日，小児では5mg/kg体重/日とした。それ以外の通常の食品からの摂取の場合，耐容上限量は設定しない。

処理をして30mgとした。推奨量は，推奨量算定係数1.2を乗じた値とした。

・**授乳婦の付加量**（推定平均必要量，推奨量）

授乳期と非授乳期の尿中マグネシウム濃度は同じであるため，授乳婦にマグネシウムを付加する必要はないと判断した。

・**乳児**（目安量）

日本人における母乳中のマグネシウム濃度の平均値（27mg/L），0〜5か月児における基準哺乳量（0.78L/日），丸め処理により20mg/日を目安量とした。

6〜11か月児については，母乳由来の摂取量（14mg/日）と，離乳食由来のマグネシウム摂取量（46mg/日）を足し合わせ，60mg/日を目安量とした。

2）　過剰摂取の回避

成人におけるサプリメント等からのマグネシウム摂取による最低健康障害発現量をもとに耐容上限量を，成人の場合350mg/日，小児では5mg/kg体重/日とした。

（5）　リ　　ン

1）　欠乏の回避

・**成人・高齢者・小児**（目安量）

平成28年国民健康・栄養調査によると，リンの摂取量の中央値は957mg/日であり，この値をもとに目安量を策定した。

表11-34　リンの食事摂取基準（**mg/日**）

性　別	男　性		女　性	
年齢等	目安量	耐容上限量	目安量	耐容上限量
0〜5　（月）	120	—	120	—
6〜11　（月）	260	—	260	—
1〜2　（歳）	500	—	500	—
3〜5　（歳）	700	—	700	—
6〜7　（歳）	900	—	800	—
8〜9　（歳）	1,000	—	1,000	—
10〜11　（歳）	1,100	—	1,000	—
12〜14　（歳）	1,200	—	1,000	—
15〜17　（歳）	1,200	—	900	—
18〜29　（歳）	1,000	3,000	800	3,000
30〜49　（歳）	1,000	3,000	800	3,000
50〜64　（歳）	1,000	3,000	800	3,000
65〜74　（歳）	1,000	3,000	800	3,000
75以上　（歳）	1,000	3,000	800	3,000
妊　婦			800	—
授乳婦			800	—

・**乳児**（目安量）

日本人の母乳中リン濃度の平均値（150mg/L），基準哺乳量を乗じて得られる117mg/日に，丸め処理を行って120mg/日を0〜5か月児の目安量とした。6〜11か月児については，母乳中と離乳食由来のリン摂取量から260mg/日を目安量とした。

・**妊婦**（目安量）

妊娠時のリンの吸収率は妊娠時より高いことから，非妊娠時の摂取量に加えて多く摂取する必要はないと判断できる。これらを考慮し，目安量を800mg/日とした。

・**授乳婦**（目安量）

授乳婦でも血清リン濃度は高値であり，骨吸収量の増加と尿中排泄量の減少が観察されていることから，非授乳時の摂取量に加えてリンを摂取する必要はないと判断できる。これらを考慮し，授乳婦の目安量を800mg/日とした。

2） 過剰摂取の回避

リンは，様々な食品に含まれている。加工食品などでは食品添加物としてのリンの使用も多いが，使用量の表示義務がないため，食品添加物等の寄与率は不明である。

・成人・高齢者（耐容上限量）

リン摂取量と血清リン濃度上昇の関係に基づき，耐容上限量を設定した。血清無機リンが正常上限となる摂取量が3,686mg/日となる。これを健康障害非発現量と考え，この値に不確定因子と丸め処理から3,000mg/日を成人の耐容上限量とした。

3） 生活習慣病の発症予防

糖尿病，高血圧，慢性腎臓病（CKD）などと関係が指摘されているものの，どの程度リンを制限すればよいかについての科学的根拠は十分ではない。

2.12 微量ミネラル

（1） 鉄

鉄の推定平均必要量と推奨量は，0～5か月児を除き要因加算法を用いることにした。0～5か月児に関しては，母乳からの摂取で十分であると考え目安量とした。

1） 欠乏の回避

要因加算法に用いる要因とし以下のものがある。

①**基本的鉄損失**：平均0.96mg/日であり，この平均値に体重比による外挿し，性別および年齢区分ごとの値を算出する。

②**成長に伴う鉄蓄積**：（ⅰ）ヘモグロビン中の鉄蓄積として6～11か月，1～9歳，10～17歳について算定式を用いて求める。例えば10～17歳に対して次式を用いる。**ヘモグロビン中の鉄蓄積量（mg/日）＝（参照体重（kg）×ヘモグロビン濃度増加量（g/L/年）＋体重増加量（kg/年）×ヘモグロビン濃度（g/L））×体重当たり血液量［0.075L/kg］×ヘモグロビン中の鉄濃度［3.39mg/g］÷365日** （ⅱ）非貯蔵性組織鉄の増加：増加は下記の式から推定する。**体重当たり組織鉄重量（0.7mg/kg）×年間体重増加量（kg/年）÷365（日）** （ⅲ）貯蔵鉄の増加：貯蔵鉄の増加分について，1～2歳では総鉄蓄積量の12%という報告がある。そこで，6か月から2歳までは，貯蔵鉄の増加分が総鉄蓄積量（上記の2要因を含めた合計3要因）の12%になるように上記の2要因の値から推定した。そして，3歳以後は，直線的に徐々に減少し，9歳で0（ゼロ）になると仮定した。

③**月経血による鉄損失**：月経血による鉄損失の補填に必要な鉄摂取量を10～17歳で3.06mg/日，18歳以上で3.64mg/日と推定した。

④**吸収率**：日本人の鉄の主な給源が植物性食品であり，非ヘム鉄の摂取量が多いことを考慮して，FAO/WHOが採用している吸収率である15%を，妊娠女性を除く全ての年齢区分に適用した。

⑤**必要量の個人間変動**：変動係数は6か月～5歳を20%，6～14歳を15歳以上と同じ10%とした。月経のある女児については，推奨量設定に係る変動係数は10%と

表11-35　鉄の食事摂取基準（mg/日）

性　別	男　性				女　性					
					月経なし		月経あり			
年齢等	推定平均必要量	推奨量	目安量	耐容上限量	推定平均必要量	推奨量	推定平均必要量	推奨量	目安量	耐容上限量
0〜5　（月）	—	—	0.5	—	—	—	—	—	0.5	—
6〜11（月）	3.5	5.0	—	—	3.5	4.5	—	—	—	—
1〜2　（歳）	3.0	4.5	—	25	3.0	4.5	—	—	—	20
3〜5　（歳）	4.0	5.5	—	25	4.0	5.5	—	—	—	25
6〜7　（歳）	5.0	5.5	—	30	4.5	5.5	—	—	—	30
8〜9　（歳）	6.0	7.0	—	35	6.0	7.5	—	—	—	35
10〜11（歳）	7.0	8.5	—	35	7.0	8.5	10.0	12.0	—	35
12〜14（歳）	8.0	10.0	—	40	7.0	8.5	10.0	12.0	—	40
15〜17（歳）	8.0	10.0	—	50	5.5	7.0	8.5	10.5	—	40
18〜29（歳）	6.5	7.5	—	50	5.5	6.5	8.5	10.5	—	40
30〜49（歳）	6.5	7.5	—	50	5.5	6.5	9.0	10.5	—	40
50〜64（歳）	6.5	7.5	—	50	5.5	6.5	9.0	11.0	—	40
65〜74（歳）	6.0	7.5	—	50	5.0	6.0	—	—	—	40
75以上（歳）	6.0	7.0	—	50	5.0	6.0	—	—	—	40
妊婦（付加量）初期					+2.0	+2.5	—	—	—	—
中期・後期					+8.0	+9.5	—	—	—	—
授乳婦（付加量）					+2.0	+2.5	—	—	—	—

　した上で，推奨量とその基となる推定平均必要量については，月経血による鉄損失を考慮し，月経のない者とは分けて算出することとした。

・成人；男性・成人；月経のない女性（推定平均必要量，推奨量）

　推定平均必要量＝基本的鉄損失÷吸収率（0.15）とした。推奨量は，個人間の変動係数を10％と見積もり，推定平均必要量に推奨量算定係数1.2を乗じた値とした。

・成人；月経のある女性（推定平均必要量，推奨量）

　推定平均必要量＝〔基本的鉄損失＋月経血による鉄損失（0.55mg/日）〕÷吸収率（0.15）とした。推奨量は，推奨量算定係数1.2を乗じた値とした。

・小児；男児・小児；月経のない女児（推定平均必要量，推奨量）

　推定平均必要量＝〔基本的鉄損失＋ヘモグロビン中の鉄蓄積量＋非貯蔵性組織鉄の増加量＋貯蔵鉄の増加量〕÷吸収率（0.15）とした。推奨量は，1〜5歳では推奨量算定係数1.4を，6歳以上は，推奨量算定係数1.2をそれぞれ乗じた値とした。

・小児；月経のある女児（推定平均必要量，推奨量）

　10歳以上の女児で月経がある場合には，月経血による鉄損失を考慮し，

　推定平均必要量＝〔基本的鉄損失＋ヘモグロビン中の鉄蓄積量＋非貯蔵性組織鉄の増加量＋貯蔵鉄の増加量＋月経血による鉄損失（0.46mg/日）〕÷吸収率（0.15）

とした。推奨量は，個人間の変動係数として推定平均必要量に推奨量算定係数1.2を乗じた値とした。

・乳児（0〜5か月）（目安量）

母乳中の鉄濃度（0.35mg/L）と哺乳量（0.78L/日）とから得られた値（0.273mg/日）を丸めて目安量とした。

・乳児（6〜11か月）（推定平均必要量，推奨量）

鉄欠乏性貧血は乳児期の後期（離乳期）に好発するため0〜5か月児の目安量から外挿によって算定しても貧血の予防には不十分な値になる危険性が高い。そこで，小児（月経血による鉄損失がない場合）と同様に以下の式で推定平均必要量を算定した。また，推奨量は推定平均必要量に推奨量算定係数1.4を乗じた値とした。

推定平均必要量＝〔基本的鉄損失＋ヘモグロビン中の鉄蓄積量＋非貯蔵性組織鉄の増加量＋貯蔵鉄の増加量〕÷吸収率（0.15）

・妊婦の付加量・授乳婦の付加量（推定平均必要量，推奨量）

妊娠期に必要な鉄は，基本的鉄損失に加え，①胎児の成長に伴う鉄貯蔵，②臍帯・胎盤中への鉄貯蔵，③循環血液量の増加に伴う赤血球量の増加による鉄需要の増加，があり，それぞれ，妊娠の初期，中期，後期によって異なる。さらに，吸収率も異なる。以上より，丸めて初期2.0mg/日，中期・後期8.0mg/日を推定平均必要量の付加量とした。また，推奨量の付加量を，初期2.5mg/日，中期・後期9.5mg/日とした。一方，授乳婦については，母乳鉄濃度（0.35mg/L），基準哺乳量（0.78L/日），吸収率（15%）から算出される値を丸めて推定平均必要量の付加量とし，1.2を乗じた値を丸めて推奨量の付加量とした。

2） 過剰摂取の回避

・成人・高齢者（耐容上限量）

鉄沈着症を指標にした場合の最低健康障害発現量と考え，不確実性因子2を適用し15歳以上男性に対する耐容上限量を一律に50mg/日とし，15歳以上の女性に対しては，男性との体重差を考慮し，耐容上限量を一律に40mg/日とした。

・小児（耐容上限量）

鉄剤や鉄サプリメントの誤飲による急性鉄中毒が生じる限界値を最低健康障害発現量とし，急性中毒を用いたことなどを考慮し，1〜2歳の耐容上限量を2mg/kg体重/日と算定した。3〜14歳については15歳以上との連続性をもたせた。

（2） 亜　　鉛

1） 欠乏の回避

・成人・高齢者（推定平均必要量，推奨量）

要因加算法においては，まず腸管以外への体外排泄量，腸管内因性排泄量から総排泄量を求め，次に，この総排泄量を補う真の吸収量の達成に必要な摂取量を算出する。総排泄量は次式のとおりとなる。

表11-36　亜鉛の食事摂取基準（mg/日）

性　別	男　性				女　性			
年齢等	推定平均必要量	推奨量	目安量	耐容上限量	推定平均必要量	推奨量	目安量	耐容上限量
0〜5（月）	—	—	2	—	—	—	2	—
6〜11（月）	—	—	3	—	—	—	3	—
1〜2（歳）	3	3	—	—	2	3	—	—
3〜5（歳）	3	4	—	—	3	3	—	—
6〜7（歳）	4	5	—	—	3	4	—	—
8〜9（歳）	5	6	—	—	4	5	—	—
10〜11（歳）	6	7	—	—	5	6	—	—
12〜14（歳）	9	10	—	—	7	8	—	—
15〜17（歳）	10	12	—	—	7	8	—	—
18〜29（歳）	9	11	—	40	7	8	—	35
30〜49（歳）	9	11	—	45	7	8	—	35
50〜64（歳）	9	11	—	45	7	8	—	35
65〜74（歳）	9	11	—	40	7	8	—	35
75以上（歳）	9	10	—	40	6	8	—	30
妊婦（付加量）					＋1	＋2	—	—
授乳婦（付加量）					＋3	＋4	—	—

総排泄量＝0.6280×真の吸収量＋0.2784＋（尿中排泄量＋体表消失量＋精液中または月経血中消失量）

日本の18〜29歳における総排泄量（＝真の吸収量）は，男性9.117mg/日，女性6.378mg/日と推定される。これらの値を18〜29歳における推定平均必要量とし，男女それぞれの年齢区分の参照体重に基づき，体重比の0.75乗を用いて外挿し，男女それぞれの年齢区分における推定平均必要量を算定した。推奨量は，推定平均必要量に推奨量算定係数1.2を乗じて算出した。

・小児（推定平均必要量，推奨量）

12〜17歳については成人と同様に算出した。しかし，成人の算定には精液および月経血損失量分を含むため，1〜11歳ではこれを補正して算出した。

・妊婦の付加量（推定平均必要量，推奨量）

妊婦の血清中亜鉛濃度は，妊娠期間が進むにつれて低下するため，妊娠に伴う付加量が必要と判断される。妊娠期間中の亜鉛の平均蓄積量（0.40mg/日）を一般的な女性の吸収率（30%）で除して得られる1.33mg/日を丸めた1mg/日を妊婦への推定平均必要量の付加量とし，推奨量の付加量は2mg/日とした。

・授乳婦の付加量（推定平均必要量，推奨量）

日本人の母乳中亜鉛濃度平均値を2.01mg/Lとして，0〜5か月児の基準哺乳量を乗じ，授乳婦の吸収率（53%）で除して得られる2.96mg/日を丸めた3mg/日を

授乳婦への推定平均必要量の付加量とした。また，個人間の変動係数1.2を乗じると3.6mg/日となることから，授乳婦への推奨用の付加量は4mg/日とした。

・乳児（目安量）

　日本人の母乳中の亜鉛濃度の代表値（2.01mg/日）と基準哺乳量（0.78L/日）から母乳への亜鉛損失量は1.57mg/日と計算される。以上より，0～5か月児の日安量を2mg/日とした。6～11か月児に関して，策定した0～5か月児の目安量（2mg/日）を体重比の0.75乗を用いて外挿し，男女の値を平均すると2.6mg/日となり，丸め処理をして3mg/日を6～11か月児の目安量とした。

2）　過剰摂取の回避

・成人・高齢者（耐容上限量）

　大量の亜鉛の継続的摂取は，銅の吸収阻害による銅欠乏が生じる。亜鉛サプリメント使用による総摂取量60mg/日で過剰症の報告が出たことから，この値を亜鉛の最低健康障害発現量と考え，耐容上限量を算定した。

（3）　銅

銅の平衡維持量と血漿・血清銅濃度を銅の栄養状態の指標とした。

1）　欠乏の回避

・成人・高齢者・小児（推定平均必要量，推奨量）

　研究報告から0.8mg/日を銅の最小必要量と判断した。この値を参照値として，参照体重に基づき，体重比の0.75乗を用いて推定平均必要量を算定した。推奨量は，これに1.2を乗じた値とした。小児においては成人の値から外挿した。

・妊婦の付加量（推定平均必要量，推奨量）

　胎児の銅保有量を13.7mg，銅の吸収率を55%とみなし，妊娠期間280日より得られる0.089mg/日を丸めた0.1mg/日を妊婦の推定平均必要量の付加量とした。推奨量の付加量は，1.2を乗じて得た値を丸めて0.1mg/日とした。

・授乳婦の付加量（推定平均必要量，推奨量）

　分娩後0～5か月の日本人の母乳中銅濃度の平均値（0.35mg/L），基準哺乳量，銅の吸収率（55%）を用いて，0.35×0.78÷0.55より得た0.496mg/日を丸めた0.5mg/日とした。推奨量の付加量は，1.2を乗じ丸めて0.6mg/日とした。

・乳児（目安量）

　0～5か月児の目安量は，分娩後0～5か月の母乳中の銅濃度の平均値（0.35mg/L）に，基準哺乳量を乗じて得られる値（0.273mg/日）を丸めて0.3mg/日とした。6～11か月児に関して，0～5か月児の目安量（0.273mg/日）を外挿して得た値と，成人の推定平均必要量を外挿して得た値を平均して求めた。

2）　過剰摂取の回避

・成人・高齢者（耐容上限量）

　健康障害非発現量を10mg/日とみなし，耐容上限量を男女一律7mg/日とした。

表11-37　銅の食事摂取基準（mg/日）

性　別	男　性				女　性			
年齢等	推定平均必要量	推奨量	目安量	耐容上限量	推定平均必要量	推奨量	目安量	耐容上限量
0〜5（月）	—	—	0.3	—	—	—	0.3	—
6〜11（月）	—	—	0.3	—	—	—	0.3	—
1〜2（歳）	0.3	0.3	—	—	0.2	0.3	—	—
3〜5（歳）	0.3	0.4	—	—	0.3	0.3	—	—
6〜7（歳）	0.4	0.4	—	—	0.4	0.4	—	—
8〜9（歳）	0.4	0.5	—	—	0.4	0.5	—	—
10〜11（歳）	0.5	0.6	—	—	0.5	0.6	—	—
12〜14（歳）	0.7	0.8	—	—	0.6	0.8	—	—
15〜17（歳）	0.8	0.9	—	—	0.6	0.7	—	—
18〜29（歳）	0.7	0.9	—	7	0.6	0.7	—	7
30〜49（歳）	0.7	0.9	—	7	0.6	0.7	—	7
50〜64（歳）	0.7	0.9	—	7	0.6	0.7	—	7
65〜74（歳）	0.7	0.9	—	7	0.6	0.7	—	7
75以上（歳）	0.7	0.8	—	7	0.6	0.7	—	7
妊　婦（付加量）					+0.1	+0.1	—	—
授乳婦（付加量）					+0.5	+0.6	—	—

（4）　マンガン

1）　欠乏の回避

・成人・高齢・小児者（目安量）

　成人のマンガン摂取量の報告の中で摂取量の少なかったものを基準値として用い，男性4.0mg/日，女性3.5mg/日を全年齢区分に共通の目安量とした。小児においては，成人の目安量から外挿した。

・乳児（目安量）

　母乳中の濃度の平均値（11μg/L）に，0〜5か月児の基準哺乳量を乗じて得られた値（8.6μg/日）を丸めて，目安量を0.01mg/日とした。6〜11か月児の目安量は，0〜5か月児の目安量の外挿値と，成人の目安量の外挿値の値の平均値（0.592mg/日）を丸めた0.5mg/日とした。

・妊婦・授乳婦（目安量）

　妊婦に関する情報がないため，非妊娠時の目安量を適用した。授乳婦においては，授乳によるマンガンの損失は無視できると考え，非授乳時の目安量を適用した。

2）　過剰摂取の回避

サプリメントの不適切な利用や厳密な菜食など特異な食事形態により過剰摂取が生じる可能性がある。

表11-38　マンガンの食事摂取基準（**mg**/日）

性　　別	男　　性		女　　性	
年齢等	目安量	耐容上限量	目安量	耐容上限量
0 ～ 5 （月）	0.01	―	0.01	―
6 ～11 （月）	0.5	―	0.5	―
1 ～ 2 （歳）	1.5	―	1.5	―
3 ～ 5 （歳）	1.5	―	1.5	―
6 ～ 7 （歳）	2.0	―	2.0	―
8 ～ 9 （歳）	2.5	―	2.5	―
10～11 （歳）	3.0	―	3.0	―
12～14 （歳）	4.0	―	4.0	―
15～17 （歳）	4.5	―	3.5	―
18～29 （歳）	4.0	11	3.5	11
30～49 （歳）	4.0	11	3.5	11
50～64 （歳）	4.0	11	3.5	11
65～74 （歳）	4.0	11	3.5	11
75以上 （歳）	4.0	11	3.5	11
妊　　婦			3.5	―
授乳婦			3.5	―

・成人・高齢者（耐容上限量）

　健康障害非発現量としている11mg/日を用い共通の耐容上限量とした。

（5）ヨ　ウ　素

人体中ヨウ素の70～80％は甲状腺に存在し，甲状腺ホルモンを構成する。

1）　欠乏の回避

・成人・高齢者・小児（推定平均必要量，推奨量）

　95μg/日を男女共通の推定平均必要量とし，変動係数，推奨量算定係数で処理し推奨量を130μg/日をとした。小児については成人の推定平均必要量を外挿した。

・妊婦の付加量（推定平均必要量，推奨量）

　新生児の甲状腺内ヨウ素量の中間値である75μg/日を妊婦への推定平均必要量の付加量とした。推奨量の付加量は，1.4を乗じて110μg/日とした。

・授乳婦の付加量（推定平均必要量，推奨量）

　0 ～ 5 か月児の目安量である100μg/日を推定平均必要量の付加量とし，この値に1.4を乗じて推奨量の付加量を140μg/日とした。

・乳児（目安量）

　アメリカ・カナダの食事摂取基準における 0 ～ 6 か月児の目安量を参照して100μg/日とした。 6 ～11か月児に関しては，この値をもとに外挿して目安量とした。

表11-39　ヨウ素およびセレンの食事摂取基準

| 性　別 | ヨウ素（μg/日） | | | | | | | | セレン（μg/日） | | | | | | | |
| | 男　性 | | | | 女　性 | | | | 男　性 | | | | 女　性 | | | |
年齢等	推定平均必要量	推奨量	目安量	耐容上限量	推定平均必要量	推奨量	目安量	耐容上限量	推定平均必要量	推奨量	目安量	耐容上限量	推定平均必要量	推奨量	目安量	耐容上限量
0〜5（月）	—	—	100	250	—	—	100	250	—	—	15	—	—	—	15	—
6〜11（月）	—	—	130	250	—	—	130	250	—	—	15	—	—	—	15	—
1〜2（歳）	35	50	—	300	35	50	—	300	10	10	—	100	10	10	—	100
3〜5（歳）	45	60	—	400	45	60	—	400	10	15	—	100	10	10	—	100
6〜7（歳）	55	75	—	550	55	75	—	550	15	15	—	150	15	15	—	150
8〜9（歳）	65	90	—	700	65	90	—	700	15	20	—	200	15	20	—	200
10〜11（歳）	80	110	—	900	80	110	—	900	20	25	—	250	20	25	—	250
12〜14（歳）	95	140	—	2,000	95	140	—	2,000	25	30	—	350	25	30	—	300
15〜17（歳）	100	140	—	3,000	100	140	—	3,000	30	35	—	400	20	25	—	350
18〜29（歳）	95	130	—	3,000	95	130	—	3,000	25	30	—	450	20	25	—	350
30〜49（歳）	95	130	—	3,000	95	130	—	3,000	25	30	—	450	20	25	—	350
50〜64（歳）	95	130	—	3,000	95	130	—	3,000	25	30	—	450	20	25	—	350
65〜74（歳）	95	130	—	3,000	95	130	—	3,000	25	30	—	450	20	25	—	350
75以上（歳）	95	130	—	3,000	95	130	—	3,000	25	30	—	400	20	25	—	350
妊婦（付加量）					+75	+110	—	—[*1]					+5	+5	—	—
授乳婦（付加量）					+100	+140	—	—[*1]					+15	+20	—	—

(注)　＊1　妊婦及び授乳婦の耐容上限量は，2,000μg/日とした。

2）　過剰摂取の回避

日本人は，海藻類，特にコンブから多くのヨウ素を摂取している。

・成人・高齢者（耐容上限量）

　我が国の報告からヨウ素の健康障害非発現量，最低健康障害発現量を求め，耐容上限量を3,000μg/日とした。

・小児（耐容上限量）

　上記の食習慣を考慮して700μg/日を8〜9歳の男女共通の耐容上限量とした。1〜7歳と10〜11歳は，8〜9歳の耐容上限量を体重比を用いて外挿した。また，15〜17歳は成人と同じ3,000μg/日とした。

・乳児（耐容上限量）

　報告をもとに耐容上限量を250μg/日とした。

・妊婦・授乳婦（耐容上限量）

　妊婦については，妊娠中はヨウ素過剰への感受性が高いと考えられる。授乳婦についても母乳のヨウ素濃度を極端に高くしない観点から，ヨウ素の過剰摂取に注意する必要がある。妊婦と授乳婦の耐容上限量を2,000μg/日とした。

（6）　セ　レ　ン

・成人・小児（推定平均必要量，推奨量）

　文献から参照値を24.2μg/日とし，体重比を用いて外挿して推定平均必要量を求め，推奨量は推奨量算定係数1.2を乗じた値とした。小児においても成人の推定平均必要量の参照値より算定した。

・妊婦・授乳婦の付加量（推定平均必要量，推奨量）

　栄養状態が適切であれば，セレン含有量は約250μg/kg体重と推定されていることから，1,200μgが妊娠に伴って必要なセレン量となる。5μg/日を妊婦における推定平均必要量の付加量とし，推奨量の付加量は，推奨量算定係数1.2を乗じた値（5.71μg/日）を丸めた5μg/日とした。授乳婦に対しては，日本人の母乳中セレン濃度の代表値を17μg/Lとし，基準哺乳量，食品中セレンの吸収率等より推定平均必要量の付加量を15μg/日とし，推奨量の付加量を，20μg/日とした。

・乳児（目安量）

　0～5か月児の目安量は，母乳中のセレン濃度（17μg/L）に基準哺乳量を乗じて得られる値を丸めて15μg/日とした。6～11か月児に関しては，0～5か月児の目安量と成人の推定平均必要量の参照値からそれぞれ外挿したのち平均し15μg/日とした。

2）　過剰摂取の回避

・成人・高齢者・小児（耐容上限量）

　文献より成人および高齢者の健康障害非発現量（800μg/日）を体重（60kg）で除し，不確実性因子2を適用した6.7μg/kg/日を参照値とした。これに参照体重を乗じて成人の耐容上限量を設定した。小児についても，成人の耐容上限量の参照値を適用し耐容上限量を設定した。

（7）　ク　ロ　ム

1）　欠乏の回避

・成人・高齢者（目安量）

　食品成分表を用いた献立から算出されたクロム摂取量は約10μg/日であった。この値を成人および高齢者の目安量とした。

・乳児（目安量）

　1.00μg/Lを日本人の母乳中クロム濃度の代表値とし，基準哺乳量を乗じると0.78μg/日となり，丸めた0.8μg/日を0～5か月児の目安量とした。6～11か月児に関しては，0～5か月児の目安量を体重比の0.75乗を用いて外挿し，男女の値を平均して得られる1.00μg/日を目安量とした。

2）　過剰摂取の回避

・成人・高齢者（耐容上限量）

　吸収量の増加がインスリン感受性を低下させることから，1,000μg/日を成人に

表11-40　クロムおよびモリブデンの食事摂取基準

性　別	クロム（μg/日）				モリブデン（μg/日）							
	男　性		女　性		男　性				女　性			
年齢等	目安量	耐容上限量	目安量	耐容上限量	推定平均必要量	推奨量	目安量	耐容上限量	推定平均必要量	推奨量	目安量	耐容上限量
0〜5（月）	0.8	—	0.8	—	—	—	2	—	—	—	2	—
6〜11（月）	1.0	—	1.0	—	—	—	5	—	—	—	5	—
1〜2（歳）	—	—	—	—	10	10	—	—	10	10	—	—
3〜5（歳）	—	—	—	—	10	10	—	—	10	10	—	—
6〜7（歳）	—	—	—	—	10	15	—	—	10	15	—	—
8〜9（歳）	—	—	—	—	15	20	—	—	15	15	—	—
10〜11（歳）	—	—	—	—	15	20	—	—	15	20	—	—
12〜14（歳）	—	—	—	—	20	25	—	—	20	25	—	—
15〜17（歳）	—	—	—	—	25	30	—	—	20	25	—	—
18〜29（歳）	10	500	10	500	20	30	—	600	20	25	—	500
30〜49（歳）	10	500	10	500	25	30	—	600	20	25	—	500
50〜64（歳）	10	500	10	500	25	30	—	600	20	25	—	500
65〜74（歳）	10	500	10	500	20	30	—	600	20	25	—	500
75以上（歳）	10	500	10	500	20	25	—	600	20	25	—	500
妊　婦			10	—	妊　婦（付加量）				+0	+0	—	—
授乳婦			10	—	授乳量（付加量）				+3	+3	—	—

における最低健康障害発現量とし，成人の耐容上限量を一律に500μg/日とした。

（8）　モリブデン

1）　欠乏の回避

・成人・高齢者・小児（推定平均必要量，推奨量）

　文献から25μg/日を推定平均必要量の参照値とし，参照体重により推定平均必要量を算出し，これに1.3を乗じて推奨量とした。小児についても同様に算定した。

・乳児（目安量）

　日本人の母乳中モリブデン濃度の代表値を3.0μg/Lをとし，基準哺乳量を乗じたのち丸めた2μg/日を0〜5か月児の目安量とした。6〜11か月児に関しては，0〜5か月児の目安量（2.34μg/日）と成人の推定平均必要量からそれぞれ外挿し平均値（4.61μg/日）を丸めて5μg/日とした。

・授乳婦の付加量（推定平均必要量，推奨量）

　日本人の母乳中モリブデン濃度，基準哺乳量，日本人女性の食事中モリブデンの吸収率（93%）を用いて算定される2.52μg/日（3.0×0.78÷0.93）を丸めた3μg/日を授乳婦の付加量（推定平均必要量）とした。付加量（推奨量）は，推奨量算定係数

1.3を乗じて得られる3.27μg/日を丸めた３μg/日とした。

２）　過剰摂取の回避

・成人・高齢者（耐容上限量）

　アメリカ人を対象にした実験および日本の女性菜食者のモリブデン摂取量を総合的に判断し設定した。

2.12　食事摂取基準の活用

（１）　対象と摂取源・摂取量

　食事摂取基準を適用する対象は，健康な個人ならびに集団だけでなく，軽度の生活習慣病を有するために特定保健指導など，保健指導の対象となる人も含まれる。

　その摂取源とされる食事には，経口摂取されるエネルギー源や栄養素が含まれる物質である。したがって，一般の食品のほか，ドリンク剤，栄養剤，栄養強化食品，特定保健用食品，栄養機能食品およびサプリメントなど，疾病の治療を目的とせず，健康増進を目的とするエネルギー源，栄養素を含む食品も含まれる。

　食事摂取基準は，毎日習慣的に摂取するエネルギー源・栄養素量の基準である。習慣的摂取とは，具体的に示すことは困難であるが，１か月程度の期間と考えられる。したがって，１日の中で特定の食事で摂取すべき量や特別食に含まれる量ではない。特定の食事を供給する場合は，その集団の全食事からの摂取状態を考慮した上で，特定の食事における計画を立てることが望ましい。

（２）　活用方法

　健康な個人または集団を対象として，健康の保持・増進，生活習慣病の予防のための食事改善に食事摂取基準を活用する場合はPDCAサイクルに基づく活用を基本とする。PDCAの概要を図11-3に示した。

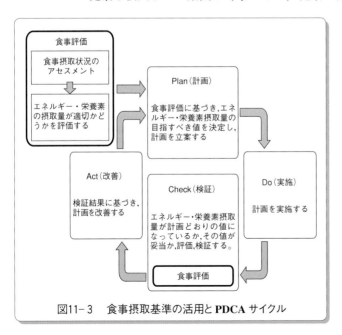

図11-3　食事摂取基準の活用とPDCAサイクル

（３）　目的に応じた活用上の留意点

１）　個人の食事改善を目的とした活用

　食事摂取状況のアセスメントを行い，個人の対象となる個人の摂取量から，摂取不足や過剰摂取の可能性を推定する。次に不足や過剰を防ぎ，生活習慣病の発症予防のための適切な摂取量となるよう目標となる

数値を提案し食事改善の計画，実施につなげる。

　目標とする BMI や栄養素摂取量に近づけるため，具体的な情報等を提供し，個人の食事改善を実現するための栄養教育の企画，実施並びに検証を行う（表11-41）。

2）　集団の食事改善を目的とした活用

　食事摂取状況のアセスメントを行い対象となる集団の摂取不足や過剰摂取の可能性

表11-41　個人の食事改善を目的として食事摂取基準を活用する場合の基本的事項

目　的	用いる指標	食事摂取状況のアセスメント	食事改善の計画と実施
エネルギー摂取の過不足の評価	体重変化量 BMI	○体重変化量を測定 ○測定された BMI が，目標とする BMI の範囲を下回っていれば「不足」，上回っていれば「過剰」のおそれがないか，他の要因も含め，総合的に判断	○BMI が目標とする範囲内に留まること，又はその方向に体重が改善することを目的として立案 〈留意点〉おおむね4週間ごとに体重を計測記録し，16週間以上フォローを行う
栄養素の摂取不足の評価	推定平均必要量 推奨量 目安量	○測定された摂取量と推定平均必要量及び推奨量から不足の可能性とその確率を推定 ○目安量を用いる場合は，測定された摂取量と目安量を比較し，不足していないことを確認	○推奨量よりも摂取量が少ない場合は，推奨量を目指す計画を立案 ○摂取量が目安量付近かそれ以上であれば，その量を維持する計画を立案 〈留意点〉測定された摂取量が目安量を下回っている場合は，不足の有無やその程度を判断できない
栄養素の過剰摂取の評価	耐容上限量	○測定された摂取量と耐容上限量から過剰摂取の可能性の有無を推定	○耐容上限量を超えて摂取している場合は耐容上限量未満になるための計画を立案 〈留意点〉耐容上限量を超えた摂取は避けるべきであり，それを超えて摂取していることが明らかになった場合は，問題を解決するために速やかに計画を修正，実施
生活習慣病の発症予防を目的とした評価	目標量	○測定された摂取量と目標量を比較。ただし，発症予防を目的としている生活習慣病が関連する他の栄養関連因子及び非栄養性の関連因子の存在とその程度も測定し，これらを総合的に考慮した上で評価	○摂取量が目標量の範囲内に入ることを目的とした計画を立案 〈留意点〉発症予防を目的としている生活習慣病が関連する他の栄養関連因子及び非栄養性の関連因子の存在と程度を明らかにし，これらを総合的に考慮した上で，対象とする栄養素の摂取量の改善の程度を判断。また，生活習慣病の特徴から考えて，長い年月にわたって実施可能な改善計画の立案と実施が望ましい

がある人の割合を推定する。次に不足や過剰を防ぎ，生活習慣病の発症予防のための適切な摂取量となるよう目標となる数値を提案し食事改善の計画，実施につなげる。

目標とする BMI や栄養素摂取量に近づけるためには，改善目標の設定やそのモニタリングを行い，改善のための公衆栄養計画の企画，実施並びに検証を行う（表11-42）。

表11-42　集団の食事改善を目的として食事摂取基準を活用する場合の基本的事項

目　的	用いる指標	食事摂取状況のアセスメント	食事改善の計画と実施
エネルギー摂取の過不足の評価	体重変化量 BMI	○体重変化量を測定 ○測定された BMI の分布から，BMI が目標とする BMI の範囲を下回っている，あるいは上回っている者の割合を算出	○BMI が目標とする範囲内に留まっている者の割合を増やすことを目的として計画を立案 〈留意点〉一定期間をおいて2回以上の評価を行い，その結果に基づいて計画を変更し，実施
栄養素の摂取不足の評価	推定平均必要量 目安量	○測定された摂取量の分布と推定平均必要量から，推定平均必要量を下回る者の割合を算出 ○目安量を用いる場合は，摂取量の中央値と目安量を比較し，不足していないことを確認	○推定平均必要量では，推定平均必要量を下回って摂取している者の集団内における割合をできるだけ少なくするための計画を立案 ○目安量では，摂取量の中央値が目安量付近かそれ以上であれば，その量を維持するための計画を立案 〈留意点〉摂取量の中央値が目安量を下回っている場合，不足状態にあるかどうかは判断できない
栄養素の過剰摂取の評価	耐容上限量	○測定された摂取量の分布と耐容上限量から，過剰摂取の可能性を有する者の割合を算出	○集団全員の摂取量が耐容上限量未満になるための計画を立案 〈留意点〉耐容上限量を超えた摂取は避けるべきであり，超えて摂取している者がいることが明らかになった場合は，問題を解決するために速やかに計画を修正，実施
生活習慣病の発症予防を目的とした評価	目標量	○測定された摂取量の分布と目標量から，目標量の範囲を逸脱する者の割合を算出する。ただし，発症予防を目的としている生活習慣病が関連する他の栄養関連因子及び非栄養性の関連因子の存在と程度も測定し，これらを総合的に考慮した上で評価	○摂取量が目標量の範囲内に入る者又は近づく者の割合を増やすことを目的とした計画を立案 〈留意点〉発症予防を目的としている生活習慣病が関連する他の栄養関連因子及び非栄養性の関連因子の存在とその程度を明らかにし，これらを総合的に考慮した上で，対象とする栄養素の摂取量の改善の程度を判断。また，生活習慣病の特徴から考え，長い年月にわたって実施可能な改善計画の立案と実施が望ましい

３．栄養補給

3.1　健常者の栄養補給

　栄養状態を評価判定された個人または集団は，日本人の食事摂取基準の推定エネルギー必要量，推奨量，目安量の栄養摂取量を基準にして，それぞれの性別，体位，身体活動レベルに沿う摂取栄養量の適量を求めることができる。その求められた適量栄養量を食事で栄養補給するため，健常者の場合には栄養を充足すべく食事構成，すなわち献立がつくられ，調理して摂取される。

　この食事には味覚，嗅覚，視覚，聴覚，触覚の五感にうったえたおいしさと，衛生的にも安全性がなければならない。すなわち食欲を上手にコントロールして適正な栄養補給をすることが健康の基本である。なお，子どもや高齢者には，それぞれに合う食材で，調理に工夫を行い，食べやすくして栄養補給することも忘れてはならない。また，妊婦，授乳婦は栄養補給量を特別に多く必要とするので，配慮した食事にしたいものである。そして，手作りの料理で，家族がともに楽しく食事して健康な生活を送るよう心掛けよう。

3.2　強制栄養法

　栄養補給において，健常者のような普通食をとれないときや，食事によって疾病の予防・治療・回復など，栄養療法を目的とする場合には，強制栄養法がとられる。この栄養療法は過去に結核療法や脚気（かっけ），栄養失調症に広く使われていた。その後，いろいろな薬が開発され，疾病治療には薬物療法がとられ，栄養療法が補助的役割にすぎなくなってきた。しかし，最近のように手術により胃腸を使わず栄養補給が行われたり，また，糖尿病に代表されるような慢性疾患に対しては食事療法が主役になり，さらに，特別用途食品が国で位置づけられてくると，栄養補給が重視されるようになった。

　強制的な栄養補給は，経口栄養法，経管栄養法，経静脈栄養法の３つに大別することができる。

　①　**経口栄養法**　　手術直後で通常食が摂取できない場合には，かゆ状の食事や病状に応じた流動食が用いられる。いわゆる食事療法では，高血圧患者には低塩食を，腎臓病患者には低たんぱく質食を，糖尿病患者にはエネルギー制限食を，さらに高尿酸血症・痛風患者には核酸をあまり含まない食事を，脂質異常症者，肝臓病者などにも，それぞれ治療食が供せられている。

　②　**経管栄養法**　　これは経腸栄養法ともいわれる。口腔・食道・胃に障害があり，経口栄養法ができない場合，鼻腔から細いチューブを入れるか，胃瘻（ろう）を造設し，直接腸に流動食を注入して栄養補給する方法である。チューブはビニール製またはポリエチレン製である。注入する流動物は，ほとんど消化され，各栄養素が含有するものが使われるが，これとは別に，全く消化機能がない場合は，成分

栄養剤（エレメンタリダイエット）を用いることがある。これを成分栄養法という。

経管栄養法 $\left\{\begin{array}{l}\text{経管流動食（ほどんど消化される流動食）} \\ \text{成分栄養（消化機能が全くなく，成分栄養剤使用）}\end{array}\right.$

③ **経静脈栄養法**　この方法は胃腸がまったく使えないため，静脈を通じて直接栄養補給する方法である。これには末梢静脈から行う場合と，中心静脈から行う場合がある。

経静脈栄養法 $\left\{\begin{array}{l}\text{末梢静脈栄養法（部分静脈栄養法）} \\ \text{中心静脈栄養法（完全静脈栄養法）}\end{array}\right.$

末梢静脈栄養法は，一時的に不足する栄養を補給する方法であり，主に水，電解質を補正するのが目的である。したがって，与えられるエネルギーは約1,000 kcal/日以下で，比較的短期間に経口栄養まで回復できる患者に使われることが多い。

中心静脈栄養法は，上大静脈から必要十分量を含む栄養輸液を与え，エネルギーと窒素を補給して患者の栄養状態をこの輸液で保持することを目的としている。高カロリーの栄養素適正投与方法の例は表11-43のようである。

表11-43　高カロリー輸液時の栄養素

栄養素	適正投与方法
炭水化物（糖質）	エネルギー源としてブドウ糖を主体とした糖を用いる。 糖尿病，感染症，大手術後などで耐糖能が低下している患者への過剰投与は避ける。
脂　　肪	脂肪は脂肪乳剤を用い，エネルギー源と必須脂肪酸の補給を目的に投与される。 高脂血症や脂肪の処理能の低下している患者への投与は避けなければならない。
たんぱく質	アミノ酸を投与する。 治療目的や病態に応じて，アミノ酸製剤を選択する。
電解質	主要電解質は市販の基本液に配合されている。
微量元素	短期間の高カロリー輸液施行時でも亜鉛は必須である。長期の場合には亜鉛以外も必要になる。
ビタミン	高カロリー輸液中は各種のビタミンをバランスよく投与する必要がある。 高カロリー輸液用総合ビタミン剤が簡便である。

出典）中村美和子・長谷川恭子編：『わかりやすい栄養学』，p.171，廣川書店（2000）

第 12 章

栄養と健康

1．低栄養における健康状態

1.1　低栄養による体重減少

　ヒトは一般に低栄養におくと生体エネルギーの補給が不足し，体成分の一部を燃焼して生命現象を営むエネルギーにするため，体は消耗する。そして，体重が減少する。このことは健康人でも体重をコントロールする場合にしばしば用いられる方法である。特に，ウエイト制がとられている運動選手，糖尿病患者や美容にも使われている。

　図12-1は，34名の青年が毎日 3,150 kcal，110 g のたんぱく質を含む食事をとり，体重を一定状態に保ってから，食事量を 55％減のエネルギー 1,418 kcal，たんぱく質 50 g に減じ，約半年間（24週）実験し，減食による体重変化をみたものである。明確な体重減少がみられている。

　現在でも世界のどこかで飢餓による低栄養状態にある場所が存在する。その多くはエネルギーとたんぱく質の不足による。そして，多くの乳幼児がマラスムスにより，衰弱死しているのである。わが国の第二次世界大戦直後における栄養失調も，これに類するものである。

　高齢者は老化現象によって食事栄養量を確保できず，思わぬ低栄養に陥ることがある。これは味覚などの低下とともに食欲の減退，筋力の劣えとともに食事動作がにぶ

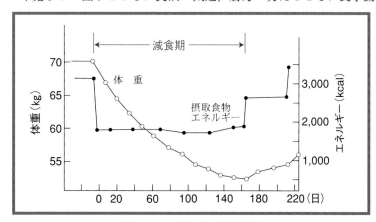

図12-1　減食時の体重減少
出典）井上太郎：『異常環境の生理と栄養』，光生館（1980）

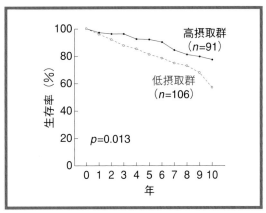

図12-2　70歳老人の牛乳の高摂取群と低摂取群の生存率の比較（男性）
出典）柴田博：『長寿と食生活』，建帛社（2000）

くなり，咀しゃく力・嚥下反射の低下，消化液の分泌が少なくなるなどによる。また，老化に伴うストレスや偏食も影響する。

70歳高齢者の牛乳に対する高摂取群と低摂取群の生存率比較では，明らかに低栄養の低摂取群の方が生存率が低いという報告がある（図12-2）。

高齢者の低栄養の予防には，食事摂取量の減少を少なくするため，調理法を工夫して，とろみ食，キザミ食やミキサー食を取り入れ，咀しゃく力や嚥下困難をなくする。そして食事量確保とともに，栄養バランスを保つよう心掛ける必要がある。

1.2　断食の限界

宗教的な断食やハンガーストライキなどは，減食でなく完全に摂食を断つのである。その際における餓死の限界は，どのくらいなのであろうか。

断食における体の消耗については，体重の減少に応じて次の4つに分けられるという。

第1期　体重が10%減少するまでの期間。この時期は生理機能が正常状態にあるので，断食に伴う代謝移行のため，最も苦しい期間である。

第2期　体重が20%減少するまでの期間。栄養補給のない代謝に移った時期である。

第3期　体重が30%減少するまでの期間。第2期とともに第3期までの期間は長くかかる。

第4期　飢餓により，体の消耗が激しく，衰弱し，病変を起こして死に至る時期で，体重は約40%減少する。

以上のように，断食で死に至るまでの日数は，肥満度により多少違いはあるが，体重40%減を死の限界とすると，50〜60日である。

断食とともに断水すると，その死は早まり，18日位が限界といわれている。

2．生活条件と栄養

2.1　生体の順応

ヒトの生活は，快適な環境におかれることが望ましい。しかし，われわれの環境は

常に安定とは限らず，人為的に変化をもたらすことも少なくない。このような場合，人体はその直接的影響を受けるが，次第に順応することのできる仕組みを備えている。すなわち，生体がもつ代謝調節による恒常性維持が行われるからである。

　たとえば，寒冷な環境におかれると，エネルギーの消費が増加して，これに対応する。冬の基礎代謝量が夏よりも高いのはこれである。また，暑いときには皮膚から汗が出て，体温の上昇を防ぐことができる。

　摂取する食物が不足するか過剰のときには，体内代謝に幾分影響を与えるが，人体はある限度までこれに順応していく。例えば，ヒトの鉄消化吸収率は生体の要求度により影響される。すなわち，貧血状態のヒトの吸収率は正常なヒトに比べ高い。

　　正常者の鉄吸収率　　 8 〜25%　　平均 12.3%
　　貧血者の鉄吸収率　　 3 〜81%　　平均 39.3%

2.2　ストレスと栄養

　ストレス（stress）とは，生体への精神的，肉体的な刺激である。ストレスを与えるいろいろな有害作因をストレッサーという。

　このストレスに対し，恒常性維持のため，交感神経や副交感神経などの自律神経や，副腎皮質刺激ホルモン（ACTH）や副腎皮質ホルモンが放出され，生体防衛が行われる。しかしストレスが強いと，生体内代謝も影響を受ける。

　外傷などのストレスでは，基礎代謝量が一時的に亢進し，アミノ酸プールから組織修復のためアミノ酸が動員され，たんぱく質合成を行う。特に，図12-3にみられるように，大火傷ではたんぱく質の大分解が起こり，新しいたんぱく質の合成とともに，アミノ酸からの糖新生が行われる。精神的緊張や寒冷などでも窒素排泄量が増え，たんぱく質必要量が増加するといわれる。

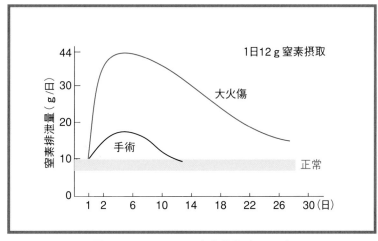

図12-3　ストレスと窒素代謝（**Kinney**）
出典）（図12-1 と同じ）

2.3　免疫・感染と栄養

　ある病原体または毒素に生体が反応することによって，その病原菌に対する抵抗性をもつ状態を免疫（immunity）という。また，寄生虫，カビ，細菌，ウイルスなどが，生体内あるいは体表面に定着し，増殖する機会をつくることを感染（infection）という。免疫は感染に対する生体防衛の手段であり，最近，栄養との関連性が重視されだした。年齢と免疫のはたらき，感染症の関係は図12-4のようである。一般に免疫のはたらきは乳幼児期から次第に上昇し，20歳前後が最も高い。そして20歳過ぎから加齢にともなって次第に低下する。したがって乳幼児や高齢者は感染症にかかりやすい。乳幼児および高齢者は栄養状態を良くし，免疫機能低下を補強することが大切であろう。

　一般に低栄養は抵抗力を低下させ，感染に対する感受性を高めることになり，合併症を起こし，疾病の症状が悪化して，死亡率を高めるという。このように低栄養が二次的に免疫能低下を導くことがある。また，これとは逆に，感染により要求される栄養必要量が高まり，欠乏症が促進されて症状を悪化させることがある。今後，免疫・感染が，たんぱく質栄養上重要になるであろう。特に抗酸化性ビタミン，アミノ酸，脂肪酸などは免疫作用を強化するという。しかし，たんぱく質の中には腸管免疫系，さらに体内の免疫系，あるいはアレルギー反応系と反応し，過敏な免疫状態となり，アレルギーを導くことがある。ある種の食品たんぱく質でアレルギーを起こすことがあるので注意しなければならない。たとえば，牛乳アレルギー，卵アレルギーなどはこれに類するものである。

　低栄養状態が各種感染症に与える影響の大きいもの，不定のもの，影響の小さいものは表12-1のとおりである。

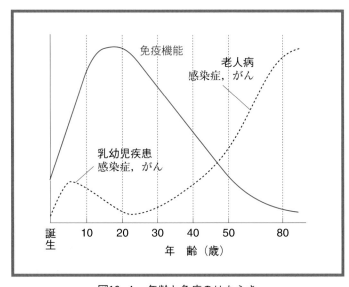

図12-4　年齢と免疫のはたらき
出典）上野川修一：『食と免疫』，学会出版センター（1999）

表12-1　低栄養状態の各種感染症への影響

分　類	影　響　力		
	大	小	不定
細　菌	肺結核 細菌性下痢 コレラ ハンセン病 百日咳 呼吸器感染	腸チフス ペスト 破傷風 細菌毒	ジフテリア スタフィロコッカス ストレプトコッカス 梅　毒 発疹チフス
ウイルス	麻疹 呼吸器感染 ヘルペス	天然痘 黄熱病 ポリオ	インフルエンザ
寄　生　虫	腸内寄生虫 トリパノソーマ症 リーシュマニア症 住血吸虫症	マラリア	ジアルディア フィラリア症
真　菌	カンジダ症 アスペルギルス症		

出典）坂本元子・西岡久寿弥：『免疫と栄養』，第一出版（1984），改変

2.4　生体リズムと栄養

　ヒトをはじめ生物は，生体がもつ種々な機能が，ある限られた範囲内で増減し，その変動が規則正しい周期性をもつ。このような変動を生体リズムまたはバイオリズム（biorhythm）という。生体リズムも栄養との関係が深い。

　たとえば，規則正しく食事することも１日を周期とする生体リズム（日内リズム（circadian rhythm）ともいう）に関係がある。また，インスリン分泌も，朝方のほうが昼や夕方よりも多い。さらに，消化酵素の活性も摂食時間に対応して高くなる。図12-5は，あらかじめ２週間，夜間または昼間一定時間帯に限って摂食させた条件のシロネズミを昼と夜にそれぞれ１ｇのブドウ糖を経口投与して，血液中のインスリン分泌を調べたものである。摂食時間を夜に限定して飼育したシロネズミは，インスリン分泌の応答能が夜高く，逆に昼間摂食に慣らしたシロネズミは，インスリン分泌が昼高いことを示している。

　このような生体リズムも，外国旅行などの時刻変更などで狂いを生じることがある。その場合には食事を規則正しくして順応させ，生体リズムを新たに形成することが大切である。

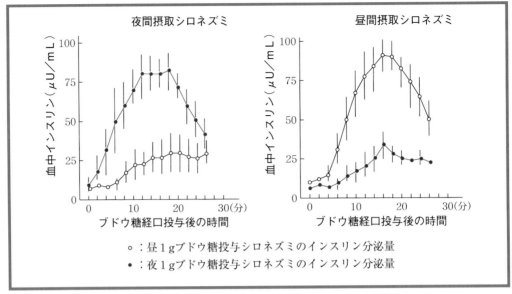

図12-5　インスリン分泌能の生体リズムと摂食時間の関係（嶋津　孝）

3．遺伝子と栄養

3.1　分子生物学の発展

　20世紀後半，微生物の遺伝子の研究は，分子生物学へと発展した。このことにより
すべての生物の生命現象が分子レベルで研究されるようになった。すなわち，生物の
細胞増殖は，細胞の中の遺伝子により支配されている。その遺伝子はDNA（デオキ
シリボ核酸；deoxyribonucleic　acid）から構成されている。そのDNAの塩基（アデニ
ン，グアニン，シトシン，チミン）配列は，ヒトの場合，99％同じであるが，1％が各
個人により違いがある。その塩基が他の塩基に置き換わる場所をスニップ（一塩基多
型single nucleotide polymorphism；SNP）とよび，ヒトでは多くのスニップがあり，
これを遺伝子多型と称している。これらは環境により変化する。

3.2　分子栄養学とは

　生物の遺伝子は，環境，例えば食事摂取に影響される。また，同じ食事摂取をして
も人により代謝に違いが生じる。このことから，分子生物学と栄養が大きくかかわり
があり，分子栄養学として研究がなされつつある。すなわち，多くの栄養現象が分子
レベル，遺伝子の発現調節にもかかわりがある。特に高血圧，糖尿病，肥満，虚血性
心疾患などの生活習慣病の発症には遺伝子多型とともに，栄養状態が密接に関係して
いる。

　そのうち，高血圧（本態性）は，肝臓でつくられたアンギオテンシノーゲンが，腎
臓からのたんぱく質分解酵素レニンによりアンギオテンシンⅠになり，さらに変換酵

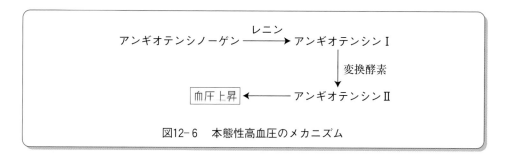

図12-6　本態性高血圧のメカニズム

素でアンギオテンシンⅡとなって血管を収縮し，血圧を上げる（図12-6）。この場合，アンギオテンシノーゲンの235番目のトレオニンがメチオニンに置き換わったSNPが高血圧を起こしにくくするという。日本人では高血圧の60％がこのトレオニン型であるが，肥満者が食事療法により減量すると回復するという。また，食塩の多量摂取は高血圧の誘因となる。

　このように遺伝子は栄養と関連する。

4．健康な食生活

4.1　わが国の食生活の問題

　1980（昭和55）年，農政審議会は「80年農政の基本方向」の中で，わが国の食生活はコメを中心とした"日本型食生活"であり，理想的な栄養バランスをもつことを自賛した。しかし最近は，たんぱく質，脂肪，炭水化物の比，いわゆるPFC比率も，炭水化物が急速に低下し，たんぱく質，脂肪の比重が上昇してきて，理想的とした日本型食生活が崩れることが懸念される。特に，動物性脂肪摂取増加は，動脈硬化などを起こす可能性が大きい。そのうえ，わが国の急速な高齢化は，生活習慣病のいっそうの増加を予想させる。

4.2　生活習慣病と内臓脂肪症候群

　生活習慣病とは，食習慣，運動習慣，休養，喫煙，飲酒などの生活習慣が，その発症・進行に関与する症候群である。これに起因する疾患は，糖尿病，肥満症，高血圧症，循環器疾患，高尿酸血症，大腸がんなどである。また，内臓脂肪症候群（メタボリックシンドローム）は，心筋梗塞などの危険が高まることからその予備群を含め，健診（特定健診）されるようになった。

　メタボリックシンドロームの疑い判定診断基準は表12-2のようであるが，平成30年国民健康・栄養調査では，40〜74歳男性で，強く疑われる者32.3％，予備群24.9％，同年代女性で同じく12.6％，8.7％であり，国民の2,000万人が該当するという。

表12-2　メタボリックシンドロームの疑い判定

> **メタボリックシンドローム（内臓脂肪症候群）が強く疑われる者**
>
> 　腹囲が男性85 cm，女性90 cm以上で，3つの項目（血中脂質，血圧，血糖）のうち2つ以上の項目に該当する者。
> 　※"項目に該当する"とは，下記の「基準」を満たしている場合，かつ／または「服薬」がある場合とする。
>
> **メタボリックシンドローム（内臓脂肪症候群）の予備群と考えられる者**
>
> 　腹囲が男性85 cm，女性90 cm以上で，3つの項目（血中脂質，血圧，血糖）のうち1つに該当する者。

腹囲	腹囲（ウエスト周囲径）男性：85 cm以上　女性：90 cm以上

項目	血中脂質	血圧	血糖
基準	・HDLコレステロール値 　　　　40 mg/dL未満 ・中性脂肪 　　　　150mg/dL以上	・最高（収縮期）血圧値 　　　　130 mmHg以上 ・最低（拡張期）血圧値 　　　　85 mmHg以上 のいずれかまたは両方	・空腹時血糖 　　　　110mg/dL以上
服薬	・コレステロールを下げる薬服用 ・中性脂肪を下げる薬服用	・血圧を下げる薬服用	・血糖を下げる薬服用 ・インスリン注射使用

4.3　食事摂取基準に対応した食品構成

　食事摂取は国民が健康を保持・増進して，正常な成長・発育を行うための毎日の栄養摂取量の目安である。しかし，これを日常の食生活に生かすのは容易でない。そこで，食事摂取基準に応じた食品群別摂取が必要である。これを食品構成という。地域に応じた食品を組み合わせ，摂取することが望まれる。

4.4　食生活指針と食事バランスガイド

　健康な生活を送るには，常に食生活の改善に心掛ける必要がある。しかし，日常摂取している食品は，数百種にものぼり，その含まれている栄養素も千差万別である。そこで基礎になる食品を中心にして，栄養成分の類似する食品で群をつくり，この群を組み合わせて栄養のバランスをとる方法が考えられている。食品群には3群，4群，5群，6群，18群など種々グループ分けがあるが，厚生労働省では「6つの基礎食品群」を発表し，その普及に努めている。

　さらに，1985（昭和60）年5月には，日本人の食生活について「指針策定委員会」を設け，検討を加えた結果を，「健康づくりのための食生活指針」として出し，国民の食生活に留意改善すべき点を示した。この食生活指針は，文部省，厚生省，農林水産省共同で2000（平成12）年，さらに2016（平成28）年に改正された。改正された食生活指針を表12-3に示した。

表12-3　食生活指針

1．食事を楽しみましょう。
・毎日の食事で，健康寿命をのばしましょう。
・おいしい食事を，味わいながらゆっくりよく噛んで食べましょう。
・家族の団らんや人との交流を大切に，また，食事づくりに参加しましょう。

2．1日の食事のリズムから，健やかな生活リズムを。
・朝食で，いきいきした1日を始めましょう。
・夜食や間食はとりすぎないようにしましょう。
・飲酒はほどほどにしましょう。

3．適度な運動とバランスのよい食事で，適正体重の維持を。
・普段から体重を量り，食事量に気をつけましょう。
・普段から意識して身体を動かすようにしましょう。
・無理な減量はやめましょう。
・特に若年女性のやせ，高齢者の低栄養にも気をつけましょう。

4．主食，主菜，副菜を基本に，食事のバランスを。
・多様な食品を組み合わせましょう。
・調理方法が偏らないようにしましょう。
・手作りと外食や加工食品・調理食品を上手に組み合わせましょう。

5．ごはんなどの穀類をしっかりと。
・穀類を毎食とって，糖質からのエネルギー摂取を適正に保ちましょう。
・日本の気候・風土に適している米などの穀類を利用しましょう。

6．野菜・果物，牛乳・乳製品，豆類，魚なども組み合わせて。
・たっぷり野菜と毎日の果物で，ビタミン，ミネラル，食物繊維をとりましょう。
・牛乳・乳製品，緑黄色野菜，豆類，小魚などで，カルシウムを十分にとりましょう。

7．食塩は控えめに，脂肪は質と量を考えて。
・食塩の多い食品や料理を控えめにしましょう。
・食塩摂取量の目標値は，男性で1日8g未満，女性で7g未満とされています。
・動物，植物，魚由来の脂肪をバランスよくとりましょう。
・栄養成分表示を見て，食品や外食を選ぶ習慣を身につけましょう。

8．日本の食文化や地域の産物を活かし，郷土の味の継承を。
・「和食」をはじめとした日本の食文化を大切にして，日々の食生活に活かしましょう。
・地域の産物や旬の素材を使うとともに，行事食を取り入れながら，自然の恵みや四季の変化を楽しみましょう。
・食材に関する知識や調理技術を身につけましょう。
・地域や家庭で受け継がれてきた料理や作法を伝えていきましょう。

9．食料資源を大切に，無駄や廃棄の少ない食生活を。
・まだ食べられるのに廃棄されている食品ロスを減らしましょう。
・調理や保存を上手にして，食べ残しのない適量を心がけましょう。
・賞味期限や消費期限を考えて利用しましょう。

10.「食」に関する理解を深め，食生活を見直してみましょう。
・子供のころから，食生活を大切にしましょう。
・家庭や学校，地域で，食品の安全性を含めた「食」に関する知識や理解を深め，望ましい習慣を身につけましょう。
・家族や仲間と，食生活を考えたり，話し合ったりしてみましょう。
・自分たちの健康目標をつくり，よりよい食生活を目指しましょう。

2016（平成28）年6月改正

　また，2000（平成12）年には21世紀における国民健康づくり運動「健康日本21」がつくられ，健康増進と生活習慣病の１次予防を包括的に実施することになった。具体的には現状を認識し，2012年（当初2010年を延長）における目標値を定め，最終的には健康寿命を延長し，人生の質（QOL）を高め，豊かな高齢期を過ごすことを目的とした。さらに，2013（平成25）年度からは「健康日本21（第２次）」が開始され，2022（令和４）年の目標値を定めている。2018（平成30）年には中間評価が公表され，一部目標項目，目標値が改定された。

　さらに，2005（平成17）年に政府は食事バランスガイドを作り，食生活指針を具体的な食事に結びつけ，「何を」「どれだけ」食べたらよいかをイラストで示した。イラストはコマをイメージして，十分な摂取が望まれる主食，副菜，主菜の順に上から並べ，その下に牛乳・乳製品と果物を並べた（図12-7）。コマが回転することは，運動を連想し，よく回転するほど，コマは立って安定する。また，コマの軸は水分とし，その補給は欠かせないとした。

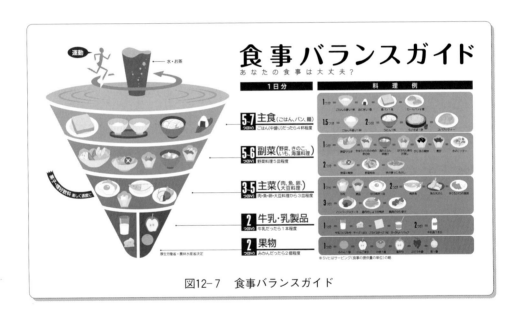

図12-7　食事バランスガイド

参考文献

林　淳三・西郷光彦：『新訂栄養学総論』，医歯薬出版（1980）

林　淳三．『栄養生化学』，建帛社（1983）

林　淳三：『栄養生理生化学』，建帛社（1985）

林淳三・菅原龍幸・鈴江緑衣郎・椎名晋一編：『原色栄養学図鑑』，建帛社（1983）

武藤泰敏：『消化・吸収』，第一出版（1981）

稲葉　充：『消化と吸収』，女子栄養大学出版部（1983）

島薗順雄：『栄養学史』，朝倉書店（1983）

山下政三：『脚気の歴史』，東京大学出版会（1983）

鈴木梅太郎：『ビタミン』，日本評論社（1943）

稲垣長典：『ビタミン』，光生館（1967）

高木和男：『食と栄養学の社会史』，（自費出版）（1985）

河村洋二郎編：『食欲の科学』，医歯薬出版（1972）

川村信一郎：『栄養』，三共出版（1972）

細谷憲政編：『新・栄養読本』，日本評論社（1983）

中野昭一編：『図説・からだの仕組と働き』，医歯薬出版（1979）

沼尻幸吉：『エネルギー代謝計算の実務』，第一出版（1976）

木村修一ほか：『栄養学総論』，同文書院（1983）

万木良平・井上太郎：『異常環境の生理と栄養』，光生館（1980）

坂本元子・西岡久寿弥：『免疫と栄養』，第一出版（1984）

須田正己：『栄養・代謝・リズム』，医歯薬出版（1981）

細谷憲政編：『栄養学(2)　代謝と生理』，有斐閣（1979）

内藤　博・吉田　勉編：『栄養学(1)　食品と栄養』，有斐閣（1979）

川上行蔵・林　淳三編：『栄養学汎論』，建帛社（1983）

小原哲二郎・細谷憲政監修：『簡明食辞林』，樹村房（1985）

内藤　博：『栄養生化学』（第4版），裳華房（1986）

吉岡政七，遠藤克己：『新生化学ガイドブック』（20版），南江堂（1985）

紺野邦夫ほか：『生化学』，文光堂（1983）

鈴木　旺ほか訳：『ホワイト生化学』（第5版）〔Ⅰ〕〔Ⅱ〕，広川書店（1975）

日本ビタミン学会編：『ビタミン学〔Ⅰ〕脂溶性ビタミン』，東京化学同人（1980）

日本ビタミン学会編：『ビタミン学〔Ⅱ〕水溶性ビタミン』，東京化学同人（1980）

Energy and protein requirements：Report of a Joint FAO/WHO/UNU

Expert Consultation, World Health Organization Technical Report Series 724
（1985）

Handbook of Vitamins, edited by Lawrence J. Machlin, Marcel Dekker, Inc.（1984）

厚生労働省：国民健康・栄養調査報告（各年）

臨床栄養：Vol96, p796～838（2000）

臨床栄養：Vol98, p715～718（2001）

足立香代子著：『検査値に基づいた栄養指導』，チーム医療（2001）

糸川嘉則・柴田克己編：『栄養学総論』，南江堂（1994）

武田英二・高橋保子著：『実践臨床栄養学メモ』，文光堂（2000）

渡邉早苗・寺本房子・丸山千寿子他：『保健・医療・福祉のための栄養学』，医歯薬出版（2000）

栄養学ハンドブック編集委員会編：『〔第三版〕栄養学ハンドブック』，技報堂出版（1996）

脊山洋右編：『食と健康Ⅲ—地中海式食事と健康』，学会センター関西，学会出版センター（2000）

林　淳三編：『高齢者の栄養と食生活』，建帛社（1996）

和田昭充・池原森男・矢野俊正編：『食と免疫』，学会センター関西，学会出版センター（1999）

山崎正利・上田浩史：栄養学雑誌，**58**, p.101～108（2000）

田中武彦ほか編：『分子栄養学概論』，建帛社（1996）

吉村　学ほか編：『栄養学と成人病』，建帛社（1997）

林　淳三監修：『Nブックス三訂基礎栄養学』，建帛社（2015）

厚生労働省：「日本人の食事摂取基準（2010年版）」（2009）

厚生労働省：「日本人の食事摂取基準（2015年版）」（2014）

厚生労働省：「日本人の食事摂取基準（2020年版）」（2019）

文部科学省：「日本食品標準成分表2015年版（七訂）」（2015）

文部科学省：「日本食品標準成分表2015年版（七訂）追補2018年」（2018）

文部科学省：「日本食品標準成分表2015年版（七訂）　アミノ酸成分表編」（2015）

文部科学省：「日本食品標準成分表2020年版（八訂）」（2020）

索　引

〔編著者〕

林　淳三
関東学院女子短期大学名誉教授　農学博士

〔執筆協力者〕

倉沢新一
関東学院大学教授　農学博士

阿左美章治
東京聖栄大学附属調理師専門学校校長　博士（農芸化学）
東京聖栄大学名誉教授

Nブックス

四訂　栄養学総論

2002年（平成14年）4月5日	初版発行～第10刷	
2010年（平成22年）2月15日	改訂版発行～第5刷	
2015年（平成27年）2月10日	三訂版発行～第4刷	
2020年（令和2年）4月10日	四訂版発行	
2021年（令和3年）2月25日	四訂版第2刷発行	

編著者　林　淳三
発行者　筑紫和男
発行所　株式会社 建帛社 KENPAKUSHA

〒112-0011 東京都文京区千石4丁目2番15号
TEL（03）3944－2611
FAX（03）3946－4377
https://www.kenpakusha.co.jp/

ISBN 978-4-7679-0665-2　C3047
©林淳三, 2002, 2010, 2015, 2020.
（定価はカバーに表示してあります。）

亜細亜印刷／常川製本
Printed in Japan